基礎からわかる
高齢者の口腔健康管理

下山和弘 著

医歯薬出版株式会社

This book was originally published in Japanese
under the title of :

KISOKARAWAKARU KOREISHA-NO KOKUKENKO KANRI
(From Basics to Applications Oral Health Management for Elderly)

Author :
SHIMOYAMA, Kazuhiro
  Professor, Faculty of Dentistry, Tokyo Dental and Medical University

© 2016 1st ed.

ISHIYAKU PUBLISHERS, INC.
  7-10, Honkomagome 1 chome, Bunkyo-ku,
  Tokyo 113-8612, Japan

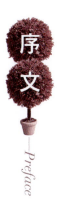

序文 —Preface

すでに第一線を退かれていると紹介された老年医学の専門家が「私ができる社会貢献は元気なうちは社会のために働き続けることです．ピンピンコロリですよ」とおっしゃった．ピンピンコロリを望む人は多いが，望みどおりになるとは限らない．しかしピンピンコロリの望みをかなえるためには食生活が大切といわれていることは周知のことであろう．

美味しいものを美味しく食べられないなら長生きしたくないという人もいる．「最期まで自らの力で食事を摂取し味わいたい」と誰しもが思っている．しかし介護施設を利用している高齢者の状況をみると，食事摂取に問題を抱えている高齢者は多い．その原因は多彩であり，う蝕や歯周病の治療により解決できる場合，義歯の調整または新製で対応できる場合もあれば，嚥下障害，運動機能障害，高次脳機能障害のため多職種協働が必要であり歯科単独での対応が困難な場合もある．しかし，心身にどのような問題がたとえあろうとも，口腔の健康を維持するための基本は口腔衛生の維持・向上であることは論をまたないであろう．介護予防では口腔機能向上が強調されているが，口腔機能向上のための基本は口腔衛生の維持・向上である．もちろん口腔機能向上と口腔衛生の維持・向上が相互に影響し合う関係にあり，良い影響を与え合うこともあり，また悪い影響を与え合うこともある．すなわち，口腔健康管理は口腔衛生管理と口腔機能管理の両輪からなっているといえる．

本書は高齢者の口腔の健康管理に携わる方々に役立つことを目指して，安全で安楽，効果的な口腔の健康管理の実施方法について解説を加えたものである．本書では，口腔健康管理の一般論とともに脳血管疾患，パーキンソン病，認知症，うつ病などの疾患をもった高齢者の口腔健康管理についても解説を行った．多くの視点から口腔健康管理に有用な情報を提供することを心掛けたが，対象者の心身の状況は千差万別である．口腔衛生管理と口腔機能管理の実際については一括りにまとめられない難しさがある．本書が口腔健康管理に携わる方々，歯科医師，歯科衛生士の方々のみならず看護・介護に携わる方々にとって日々の実践に少しでも役立つことを願っている．そして，口腔健康管理によって高齢者の生活の質が維持・向上することに本書が資することを願っている．

最後に有益な助言をいただいた秋本和宏氏，また本書の完成に労を惜しまなかった医歯薬出版関係諸氏に深く感謝の意を表します．

平成28年6月

下山和弘

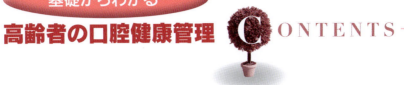

Part I 口腔健康管理の実践

Chapter 1—口腔衛生管理 ……1

1. 口腔衛生管理の基本 ……2
①口腔衛生管理の重要性／2　②口腔清掃の実施者／3　③高齢者にみられる歯科疾患および口腔内の状態／4　④口腔清掃の自立度判定／6　⑤口腔アセスメント／6　⑥介護者による口腔清掃／7　⑦口腔清掃に用いるおもな用具／28　⑧義歯清掃／42　⑨義歯の保管方法／47　⑩義歯の紛失防止／48

Chapter 2—口腔機能管理 ……49

1. 口腔機能の評価 ……50
①咀嚼機能の評価／50　②摂食嚥下障害のスクリーニングテストと検査／53　③発声・構音機能の評価／60　④含嗽（うがい）による評価／64　⑤口腔顔面失行検査／65　⑥口腔・顔面の観察／66

2. 口腔機能維持・向上のためのトレーニング ……69
①摂食嚥下リハビリテーション／69　②口腔体操・嚥下体操／73　③口唇・舌・頰の訓練／76　④開口訓練（舌骨上筋群強化目的）と頭部挙上訓練／78　⑤ブローイング訓練／79　⑥唾液腺マッサージ／79

3. 介護保険制度における口腔機能向上 ……81
①基本チェックリストによる二次予防事業対象者の選定／81　②口腔機能向上プログラム／82

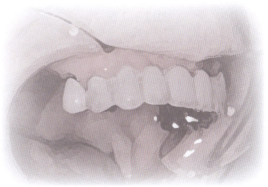

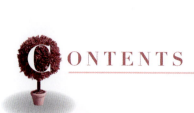

CONTENTS

Part II 基礎知識

Chapter 3―噛んで食べるということ―健康とのかかわりのなかで ……… 85
1. 摂食嚥下の過程 …………………………………………………… 86
2. 摂食嚥下機能の加齢変化と摂食嚥下障害 ……………………… 89
   ①摂食嚥下機能の障害と加齢変化／89　②摂食嚥下障害の病態／90
3. 歯の喪失が顎口腔系に及ぼす影響 ……………………………… 91
   ①歯の喪失による機能障害／91　②歯の喪失による咀嚼能力の低下／92
   ③摂食嚥下機能への影響／93
4. 咀嚼機能および咬合維持の重要性 ……………………………… 95
   ①栄養／95　②サルコペニア／97　③運動器の機能向上／98
   ④脳の活性化／100　⑤QOL（生活の質）／102　⑥寿命／104

Chapter 4―高齢者の栄養 ………………………………………………… 105
1. 栄養の問題点 ……………………………………………………… 106
2. 栄養状態の評価 …………………………………………………… 107
3. 必要栄養量の算出 ………………………………………………… 111
4. 栄養法 ……………………………………………………………… 113
   ①栄養治療／113　②経腸栄養法／114　③静脈栄養法／116
5. 高齢者ケアの意思決定プロセス ………………………………… 117
6. 高齢者の食事・食品 ……………………………………………… 119
   ①食事介助／119　②特別用途食品／120　③ユニバーサルデザインフード／121　④日本摂食・嚥下リハビリテーション学会嚥下調整食分類2013／123

Chapter 5―安全・安楽の確保 …………………………………………… 127
1. 安全・安楽の基本 ………………………………………………… 128
   ① はじめに／128　② 感染対策／129　③ 患者の安全と安楽／136
   ④ 患者の暴言・暴力／142

Chapter 6 — 高齢者の身体的な特徴 …… 145

1. 高齢者の置かれた状況 …… 146
①健 康／146　②介 護／147

2. 高齢者の医学的な特徴 …… 148

3. 老年症候群と高齢者総合機能評価 …… 149
①廃用症候群／149　②老年症候群／149　③高齢者総合機能評価／150

4. 脳血管疾患 …… 152
①脳血管疾患の分類／152　②脳卒中／152

5. パーキンソン病 …… 175
①パーキンソン病の病態／175　②治療方法／176　③口腔にみられる問題／177　④口腔衛生管理／179　⑤歯科治療時の注意点／179

6. 骨粗鬆症 …… 181
① 骨粗鬆症と骨折／181　② 歯周病との関係／181　③ ビスフォスフォネート関連顎骨壊死／182

Chapter 7 — 高齢者の精神的な特徴 …… 185

1. 高齢者の心理的な特徴 …… 186
①記 憶／186　②知 能／186　③人 格／187　④心理的特徴と対応方法／188

2. 精神疾患 …… 189
① 高齢期の気分障害（うつ病）／189　② 認知症／194

文 献 …… 209
索 引 …… 217

巻頭ダイジェスト

1 ─ 口腔健康管理とは

　口腔健康管理の目標は，生涯を通して口腔の問題に苦しむことなく人生を楽しめるようにすることです．

　口腔健康管理の基本は，口腔衛生と口腔機能の維持・向上です．口腔衛生と口腔機能の維持・向上が生活の質（QOL）の維持・向上につながります．

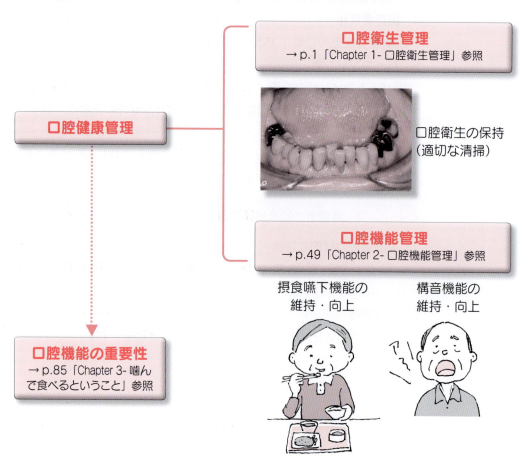

2 — 介護予防

口腔機能向上

口腔衛生を基本とした口腔機能の向上 ....
→ p.1「Chapter 1- 口腔衛生管理」
→ p.49「Chapter 2- 口腔機能管理」

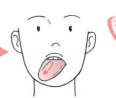

栄養改善

栄養状態の評価と栄養法 ....
→ p.85「Chapter 3- 噛んで食べるということ」
→ p.105「Chapter 4- 高齢者の栄養」

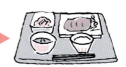

運動器の機能向上

運動機能障害に対する理解と配慮 ....
→ p.85「Chapter 3- 噛んで食べるということ」
→ p.145「Chapter 6- 高齢者の身体的な特徴」

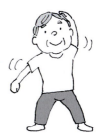

3 — 口腔清掃および歯科治療

①アセスメント

②診 断

③プラン作成

④実 施

⑤再アセスメント

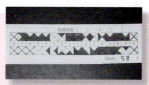
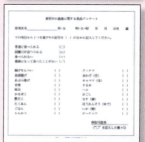
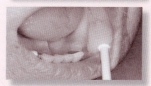

口腔→ p.1
「Chapter 1- 口腔衛生管理」
→ p.49「2. 口腔機能管理」参照

栄養→ p.105
「Chapter 4- 高齢者の栄養」参照

安全・安楽→ p.127
「Chapter 5- 安全・安楽の確保」参照

身体→ p.145
「Chapter 6- 高齢者の身体的な特徴」参照

心理・精神→ p.185
「Chapter 7- 高齢者の精神的な特徴」参照

4 — 口腔機能管理とは

生涯を通して家族や友人と談笑しながら美味しい食事を楽しむことが目標となります．

口腔機能管理の評価とトレーニング

評価

咀嚼機能
→ p.50「咀嚼機能の評価」(「Chapter 2- 口腔機能管理」) 参照

摂食嚥下機能
→ p.53「摂食嚥下障害のスクリーニングテストと検査」，p.64「含嗽（うがい）による評価」，p.65「口腔顔面失行検査」，p.66「口腔・顔面の観察」(「Chapter 2- 口腔機能管理」) 参照

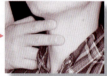

発声・構音機能
→ p.60「発声・構音機能の評価」，p.66「口腔・顔面の観察」(「Chapter 2- 口腔機能管理」) 参照

トレーニング（本書で扱うもの）

摂食嚥下リハビリテーションの間接訓練
→ p.69「摂食嚥下リハビリテーション」(「Chapter 2- 口腔機能管理」) 参照

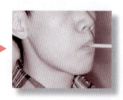

5 — 口腔衛生管理とは

生涯を通して自分の歯で噛むために，口腔機能を維持するために，口腔の清潔を維持・向上させることが目標となります（→ p.1「1. 口腔衛生管理」参照）．

セルフケア	日常的ケア	専門的ケア
・本人のケア	・介護者によるケア	・歯科医師・歯科衛生士によるケア

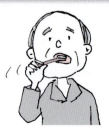 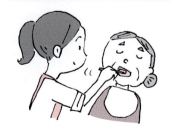 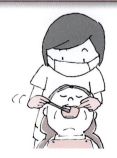

1）歯の清掃（→p.28 参照）

咬合面
歯ブラシ
電動歯ブラシ

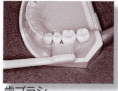
歯ブラシ

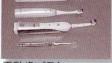
電動歯ブラシ

唇頬側および舌側（口蓋側）
歯ブラシ
電動歯ブラシ
ワンタフトブラシ

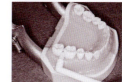
ワンタフトブラシ

隣接面
デンタルフロス
歯間ブラシ
ワンタフトブラシ

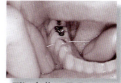
デンタルフロス

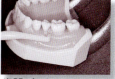
歯間ブラシ

孤立歯・鉤歯
歯ブラシ
鉤歯用ブラシ
ワンタフトブラシ

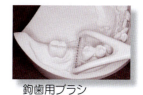
鉤歯用ブラシ

2）粘膜の清掃（→p.32 参照）

口腔前庭部，口蓋部など
粘膜ブラシ，スポンジブラシ

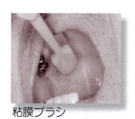
粘膜ブラシ

舌
舌ブラシ，粘膜ブラシ，スポンジブラシ

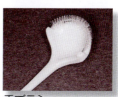
舌ブラシ

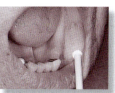
スポンジブラシ

食渣除去
スポンジブラシ，口腔ケア用ウェットティッシュ・ウェットガーゼ

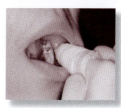
口腔ケア用ウェットティッシュ・ウェットガーゼ

Part I
口腔健康管理の実践

Chapter 1

 口腔衛生管理

- 良好な信頼関係のうえに口腔衛生管理が成り立つ．

- 信頼関係の確立に口腔衛生管理が役立つ．

- 対象者の心身および口腔の状態を的確に把握して実施する．

- 安心・安全で効果的な口腔衛生管理を実施する．

Chapter 1 口腔衛生管理

1 口腔衛生管理の基本

1 ─ 口腔衛生管理の重要性

　口腔の清潔の保持（口腔衛生管理）は口腔の健康を維持・向上させるための基本であり，口腔機能の維持・向上のために必須のものです．歯科治療によって口腔機能の維持・向上が達成されても口腔衛生管理が行われなければ，やがては口腔内が劣悪な状況になり，口腔機能の低下に向かうことになります（**図1**）．

　口腔健康管理は口腔や全身の健康を維持・増進し，QOLの維持・向上を目指すものです（**表1**）．口腔健康管理の基本は口腔衛生管理であることを忘れてはなりません．

　ここでは感染性心内膜炎を例にとり，口腔衛生管理の重要性を示すことにします．歯科治療後に感染性心内膜炎が発症することがあるため，歯科医師が留意すべき疾患です．抜歯などの観血的な歯科治療時には感染性心内膜炎の予防のためにハイリスク患者に対する抗菌薬の予防投与が考えられます．ガイドライン[2]では「わが国では歯周炎を放置している事例が多く，ハイリスク患者を診察する循環器内科医は患者の口腔内の状態にも気を配り，適切な治療を実施すべく歯科医に紹介すべきである」とされています．歯科治療やスケーリングなどの口腔内の処置を実施する前に，炎症を抑えるために口腔内の洗浄を実

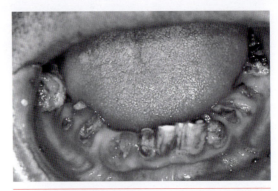

図1　要介護高齢者の口腔
口腔に関してはセルフケア，家族によるケアがまったく行われないまま自宅で数年間介護を受けていた70歳代男性の口腔内である．数年ぶりの外出は歯科受診のためであった．

表1 口腔健康管理の意義（下山，2014.[1]を一部改変）

口腔の健康の維持・増進	・口腔疾患の予防・治療：う蝕，歯周病，義歯性口内炎，口臭，ビスフォスフォネート関連顎骨壊死など ・口腔機能の維持・向上 ・口腔感覚の鋭敏化 ・爽快感の獲得
全身の健康の維持・増進	・疾病予防：誤嚥性肺炎，人工呼吸器関連肺炎，歯周病が関連する全身疾患，感染性心内膜炎など ・栄養改善 ・老年症候群の防止 ・周術期口腔機能管理：術後合併症の減少，入院在院日数の短縮
生活に与える影響	・生活意欲の向上 ・日常生活リズムの確立 ・人間（家族）関係の確立
終末期における家族ケア（家族への支援）	・患者の苦痛緩和につながるケアを家族とともに実施する

施すること，定期的に歯科医師のケアを受けること，乱暴なブラッシングは歯周組織を傷つけ菌血症の誘因になるので，口腔清掃用具の使用が適切な指導のもとで行われることが必要であるとされています[2]．

2 ― 口腔清掃の実施者

　ヴァージニア・ヘンダーソンは「歯をみがくこともしごく簡単なことであると多くの人は思っているが（実際には口腔衛生について十分に知っている人はほとんどいない），意識を失っている人の口腔を清潔に保つことは非常に技術を要し，よほど熟練した看護婦でないと有効にしかも安全に実行するのはむずかしい」とその著書のなかで述べています[3]．「意識を失っている人」となっていますが，どのような人を対象にしても実は難しいものです．

　口腔清掃は通常はセルフケア，日常的ケア，専門的ケアに分けられます（**表2**）．**セルフケア**がどのような場合でも基本となります．しかし，本人によるセルフケアは適切に行われないことがあります．このときには家族や**介護者**が歯科医師・歯科衛生士と協働して**日常的ケア**を実施することになります．しかし，セルフケアを行う意欲を失わせるようなことがあってはなりません．

　セルフケアにおいても日常的ケアにおいても，歯科医師・歯科衛生士によるアセスメントに基づくケアプランの作成・実施は重要なことです．要介護者の口腔を清掃するためのトレーニングを介護者が受けていない場合には，口腔清掃が適切に実施されていない可能性が高いものです．歯科医師・歯科衛生士の指導により，自己流に陥ったケアを効果的なものに変えることができます．

　専門的ケアは歯科医師・歯科衛生士の専門性を活かして行うものです（**表

表2 口腔衛生管理（下山, 2014.[1]）

セルフケア	・本人によるケア ・歯科医師・歯科衛生士による指導に基づくケア ・意欲および機能の向上を目指す
日常的ケア	・介護者などによるセルフケアの補完 ・歯科医師・歯科衛生士との協働に基づくケア ・意欲および機能を奪わないように配慮する ・口腔機能の維持・向上を含む
専門的ケア	・歯科医師・歯科衛生士によるケア ・口腔衛生に関連する評価を行う ・効果的な口腔清掃法の提案・指導を行う ・歯石除去・バイオフィルムの除去を行う ・口腔機能の維持・向上を含む

表3 歯科医師, 歯科衛生士の役割

① 多職種によるチームアプローチの体制を構築する
　要介護者や家族を中心とした多職種によるチームアプローチを行う.
② 要介護者, 介護者のモチベーションを高める
　口腔清掃の意義・効果を知ってもらう.
　よいところをほめて, 意欲をもたせる.
③ 口腔内の疾患, 口腔衛生状況, 口腔清掃方法を評価する
　要介護者, 介護者が行っている口腔清掃の効果判定が改善につながる.
④ 適切な口腔清掃法を提案し, 指導する
　安全, 安楽, 効率, 負担軽減を考える.
　要介護者の考え, 自立度などを考慮する.
　介護者の考えや介護能力などを考慮する.
⑤ 専門的ケアを行う

3). 歯科医師, 歯科衛生の役割は要介護者, 介護者を支援することにあります. 多職種によるチームを構築する役割も重要です.

3 ― 高齢者にみられる歯科疾患および口腔内の状態

　健常な高齢者においても, う蝕や歯周病, 歯の欠損に伴う問題, 歯科補綴装置に関する問題, 口腔乾燥や味覚異常などの種々の問題が口腔内にみられることが多くなります（**表4**）. これらの問題は多くの場合, 口腔清掃の不良に起因しています（**表5**）. 高齢者は加齢に伴い口腔衛生・口腔機能が低下し, 要介護状態になると口腔衛生・口腔機能がさらに低下していく傾向にあります. 適切な口腔健康管理が行われていないと, 通院が困難になる時期に口腔の問題が表面化し対応に苦慮することになります. 終末期にみられる口腔症状を緩和するためにも健康なときからの対応が必要です（**表6**）.
　口腔の状態を改善するための基本は口腔衛生管理と口腔機能管理です. 口腔衛生管理は要介護者に対するケアの基本といえます.

表4 高齢者にみられる歯科疾患および口腔内の状態（下山，2005.[4]）

1. う蝕をはじめとする硬組織疾患
   楔状欠損，根面う蝕，残根，咬耗・摩耗，二次う蝕など
2. 歯周病
   歯の動揺，咬合時の疼痛，歯根露出，服用薬剤による歯肉腫脹など
3. 多数歯の欠損
4. 適切な顎位の喪失，咬合平面の不良
5. 歯科補綴装置に関連する問題
   義歯不適合（高度な顎堤吸収），義歯性潰瘍，義歯性線維症，フラビーガム，クラウン・ブリッジの支台歯の破折や二次う蝕など
6. 口腔清掃の不良
   歯垢・歯石，食物残渣，舌苔など
7. 唾液分泌の減少
8. 味覚異常
9. 粘膜疾患
   白板症，扁平苔癬，口腔カンジダ症，褥瘡性潰瘍，口腔癌など
10. 顎関節疾患
    脱臼，顎関節症など
11. オーラルジスキネジア
12. 摂食嚥下障害

表5 口腔衛生管理に影響する要因（下山，2014.[1]）

口腔の汚れやすさの要因
・口腔乾燥
　①シェーグレン症候群，慢性唾液腺炎，放射線治療の副作用などによる唾液分泌量の減少
　②唾液腺の加齢変化
　③薬剤の副作用
　④口呼吸
・歯の問題
　歯根露出，歯の挺出・傾斜，歯の喪失など
・歯科補綴装置の装着
・口腔機能の低下
　口腔顔面の運動障害，感覚障害
・歯肉増殖
　薬剤の副作用
・自己管理能力の低下
　食習慣
口腔清掃の実施困難に関する要因
・疾患による身体機能障害
　脳血管疾患，パーキンソン病など
・加齢に伴う身体機能低下
　筋骨格系・感覚器系などの機能低下，運動機能の低下
・精神機能低下
　認知症，抑うつなど

表6 終末期にみられやすい口腔症状（下山ほか，2012.[5]）

口腔乾燥＊：唾液分泌量の減少，口呼吸，継続する開口状態など
歯垢・舌苔・痂皮の付着，剥離上皮の堆積
口臭：口腔清掃不良による口臭，口腔癌に伴う臭いなど
口内炎，口腔カンジダ症
味覚障害
摂食嚥下障害

＊口腔乾燥は多くの口腔症状に関係する．口腔症状は食欲不振の原因の一つである．

表7 口腔清掃の自立度判定基準（BDR指標）（寝たきり者の口腔衛生指導マニュアル作成委員会編，1993.[6]）を一部改変）

項目		自立	一部介助	全介助	介護困難	
B. 歯磨き（brushing）		a：ほぼ自分で磨く 1. 移動して実施する 2. 寝床で実施する	b：部分的には自分で磨く（不完全ながら） 1. 座位を保つ 2. 座位は保てない	c：自分で磨かない 1. 座位，半座位をとる 2. 半座位もとれない	有	無
D. 義歯着脱（denture wearing）		a：自分で着脱する	b：はずすか入れるかどちらかはする	c：自分ではまったく着脱しない	有	無
R. うがい（mouth rinsing）		a：ブクブクうがいをする	b：水を口に含む程度はする	c：口に水を含むこともできない	有	無
(付) 歯磨き状況	巧緻度	a：指示どおりに歯ブラシが届き自分で磨ける	b：歯ブラシが届かない部分がある，歯ブラシの動きが十分にとれない	c：歯ブラシの動きをとることができない，歯ブラシを口にもっていけない	有	無
	自発性	a：自分から進んで磨く	b：いわれれば自分で磨く	c：自発性はない	有	無
	習慣性	a：毎日磨く 1. 毎食後 2. 1日1回程度	b：ときどき磨く 1. 1週1回以上 2. 1週1回以下	c：ほとんど磨いていない	有	無

＊ 判定にあたっては，電動歯ブラシなどの自助具を使用したり，義歯などは着脱しやすいように改良したりした状態であってもかまわない．

〈判定にあたっての留意点〉
1. この判定基準は厚生省の「障害老人の日常生活自立度（寝たきり度）判定基準」に則して口腔清掃の自立度を追加したものである．
2. 地域や施設などの現場において寝たきり者の口腔清掃の自立度を客観的かつ簡便・短時間に把握し，介助や保健サービスの供給量を測定することを目的に作成した．
3. ここでの判定も「～ができる」といった能力の評価ではなく口腔清掃にかかわる「状態」に着目してランクづけした．

＊ いずれより実状に合ったものに訂正されることを前提に仮に設定した基準である．

4 — 口腔清掃の自立度判定

　口腔清掃は患者・要介護者が自ら行うことが基本となります．口腔清掃の自立度の判定が必要となります（**表7**）．セルフケアを基本として家族を含めて多職種が口腔健康管理にかかわっていくことが必要となります．

5 — 口腔アセスメント

　適切な口腔衛生管理を行うためにはアセスメントが重要です．アセスメントには種々の方法が使われています．たとえば，歯垢の付着状況の評価にはplaque control recordなどが，歯垢と歯石の付着状況の評価にはoral hygiene indexなどが使われています．しかしながら，要介護者の場合には歯や歯周組織のみならず口腔全体の衛生状態のアセスメントが必要となります．また多職種協働で要介護者に対する口腔清掃を行うためには，歯科臨床の場で従来行われてきた評価方法は他の職種とその結果を共有することを考えると必ずしも適しているとはいえません．

Brief oral health status examination (BOHSE)[7] はナーシングホーム入所者の口腔衛生状態を評価するために開発されたもので，BOHSE を修正した oral health assessment tool (OHAT)[8] は施設利用者の口腔衛生を評価するために八つのカテゴリーからなるスクリーニングツールです（**図 2**）．Eilers らが作成した oral assessment guide (OAG)[11] は看護領域ではよく使用されており，日本語訳が紹介されています（**図 3**）．Revised oral assessment guide (ROAG)[13]（**表 8**）は OAG を改訂したものです．

看護や介護の場で使用されるアセスメント票では歯科医療従事者の観点からは不満な点があるかもしれません．評価項目を追加すると，専門性に合ったアセスメント票をつくることができます．

6— 介護者による口腔清掃

要介護者の口腔の健康を保持するためには，介護者による口腔清掃が適切に実施されることが重要です．介護者による口腔清掃では**安全**，**安楽**を重視し，無理をしないことが大切です（**表 9**）．介護者も要介護者も口腔清掃のレベルを徐々に上げていくという姿勢が大切です．口腔清掃の実施時には基本的な手順に沿いながら状況に応じて安全，安楽を重視した口腔清掃を行います（**表**

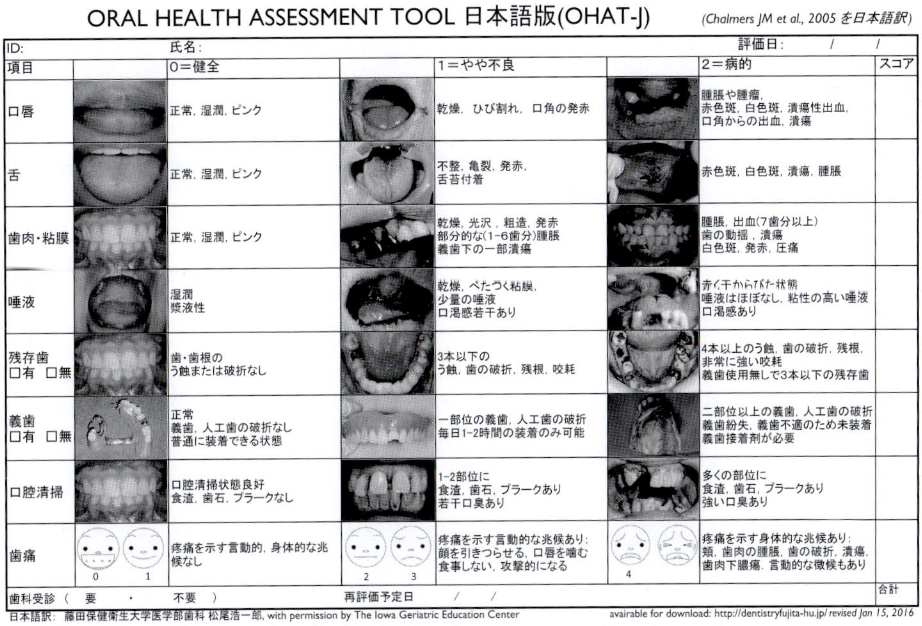

ORAL HEALTH ASSESSMENT TOOL 日本語版(OHAT-J)　(Chalmers JM et al., 2005 を日本語訳)

ID:　氏名:　評価日:　/　/

項目	0＝健全	1＝やや不良	2＝病的	スコア
口唇	正常，湿潤，ピンク	乾燥，ひび割れ，口角の発赤	腫脹や腫瘤，赤色斑，白色斑，潰瘍性出血，口角からの出血，潰瘍	
舌	正常，湿潤，ピンク	不整，亀裂，発赤，舌苔付着	赤色斑，白色斑，潰瘍，腫脹	
歯肉・粘膜	正常，湿潤，ピンク	乾燥，光沢，粗造，発赤 部分的な(1-6歯分)腫脹 義歯下の一部潰瘍	腫脹，出血(7歯分以上) 歯の動揺，潰瘍 白色斑，発赤，圧痛	
唾液	湿潤 漿液性	乾燥，べたつく粘膜， 少量の唾液 口渇感若干あり	赤く干からびた状態 唾液はほぼなし，粘性の高い唾液 口渇感あり	
残存歯 □有　□無	歯・歯根の う蝕または破折なし	3本以下の う蝕，歯の破折，残根，咬耗	4本以上のう蝕，歯の破折，残根， 非常に強い咬耗 義歯使用無しで3本以下の残存歯	
義歯 □有　□無	正常 義歯，人工歯の破折なし 普通に装着できる状態	一部位の義歯，人工歯の破折 毎日1-2時間の装着のみ可能	二部位以上の義歯，人工歯の破折 義歯紛失，義歯不適のため未装着 義歯接着剤が必要	
口腔清掃	口腔清掃状態良好 食渣，歯石，プラークなし	1-2部位に 食渣，歯石，プラークあり 若干口臭あり	多くの部位に 食渣，歯石，プラークあり 強い口臭あり	
歯痛	0　1 疼痛を示す言動的，身体的な兆候なし	2　3 疼痛を示す言動的な兆候あり： 顔を引きつらせる，口唇を噛む 食事しない，攻撃的になる	4 疼痛を示す身体的な兆候あり： 頬，歯肉の腫脹，歯の破折，潰瘍， 歯肉下膿瘍．言動的な徴候もあり	
歯科受診（　要　・　不要　）	再評価予定日　/　/			合計

日本語訳：藤田保健衛生大学医学部歯科 松尾浩一郎, with permission by The Iowa Geriatric Education Center　avairable for download: http://dentistryfujita-hu.jp/ revised Jan 15, 2016

図 2　Oral Health Assessment Tool 日本語版（OHAT-J）（http://dentistryfujita-hu.jp/content/files/OHAT%20160120.pdf [9]）（松尾ほか，2016.[10]）（英語版：Chalmers, et al., 2005.[8]）

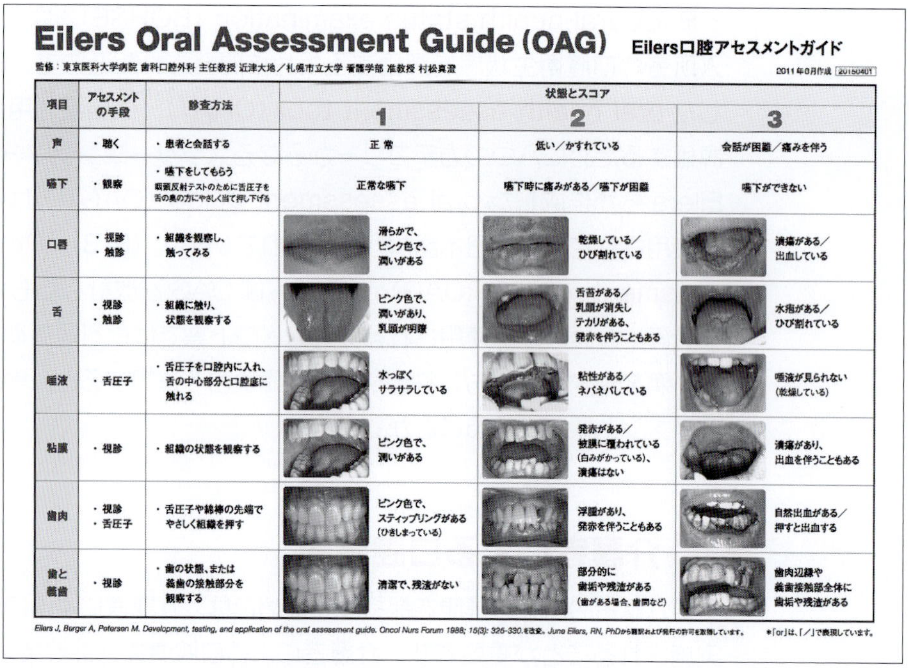

Eilers Oral Assessment Guide (OAG)　Eilers口腔アセスメントガイド

監修：東京医科大学病院 歯科口腔外科 主任教授 近津大地／札幌市立大学 看護学部 准教授 村松真澄

2011年8月作成 20150401

項目	アセスメントの手段	診査方法	状態とスコア 1	2	3
声	・聴く	・患者と会話する	正常	低い／かすれている	会話が困難／痛みを伴う
嚥下	・観察	・嚥下をしてもらう 咽頭反射テストのために舌圧子を舌の奥の方にやさしく当て押し下げる	正常な嚥下	嚥下時に痛みがある／嚥下が困難	嚥下ができない
口唇	・視診 ・触診	・組織を観察し、触ってみる	滑らかで、ピンク色で、潤いがある	乾燥している／ひび割れている	潰瘍がある／出血している
舌	・視診 ・触診	・組織に触り、状態を観察する	ピンク色で、潤いがあり、乳頭が明瞭	舌苔がある／乳頭が消失しテカリがある、発赤を伴うこともある	水疱がある／ひび割れている
唾液	・舌圧子	・舌圧子を口腔内に入れ、舌の中心部分と口腔底に触れる	水っぽくサラサラしている	粘性がある／ネバネバしている	唾液が見られない（乾燥している）
粘膜	・視診	・組織の状態を観察する	ピンク色で、潤いがある	発赤がある／被膜に覆われている（白みがかっている）、潰瘍はない	潰瘍があり、出血を伴うこともある
歯肉	・視診 ・舌圧子	・舌圧子や綿棒の先端でやさしく組織を押す	ピンク色で、スティップリングがある（ひきしまっている）	浮腫があり、発赤を伴うこともある	自然出血がある／押すと出血する
歯と義歯	・視診	・歯の状態、または義歯の接触部分を観察する	清潔で、残渣がない	部分的に歯垢や残渣がある（歯がある場合、歯間など）	歯肉辺縁や義歯接触部全体に歯垢や残渣がある

Eilers J, Berger A, Petersen M. Development, testing, and application of the oral assessment guide. Oncol Nurs Forum 1988; 15(3): 325-330.を改変。June Eilers, RN, PhDから翻訳および発行の許可を取得しています。　＊「or」は、「／」で表現しています。

図 3　OAG（oral assessment guide）（村松，2012.[12]）
＜ティーアンドケー株式会社 資料ライブラリ（http://www.comfort-tk.co.jp/library）内＞

表 8　ROAG（revised oral assessment guide）（岸本ほか，2008.[14]）

カテゴリー	1 度	2 度	3 度
声	正常	低い or かすれた	会話しづらい or 痛い
嚥下	正常な嚥下	痛い or 嚥下しにくい	嚥下不能
口唇	平滑でピンク	乾燥 or 亀裂 and/or 口角炎	潰瘍 or 出血
歯・義歯	きれい，食物残渣なし	1）部分的に歯垢や食物残渣 2）むし歯や義歯の損傷	全般的に歯垢や食物残渣
粘膜	ピンクで，潤いあり	乾燥 and/or 赤，紫や白色への変化	著しい発赤 or 厚い白苔 出血の有無にかかわらず水疱や潰瘍
歯肉	ピンクで引き締まっている	浮腫性 and/or 発赤	手で圧迫しても容易に出血
舌	ピンクで潤いがあり乳頭がある	乾燥，乳頭の消失，赤や白色への変化	非常に厚い白苔，水疱や潰瘍
唾液（口腔乾燥）	ミラーと粘膜との間に抵抗なし	抵抗が少し増すが，ミラーが粘膜にくっつきそうにはならない	抵抗が明らかに増し，ミラーが粘膜にくっつく，あるいはくっつきそうになる

10）．要介護者は介護者の態度や介護者との会話から種々のことを感じ取っていますので，たとえ忙しくともぞんざいな態度をとってはなりません．

表9 介護者による口腔清掃の基本

①心身の状態を確認する
　口腔清掃の前だけではなく，口腔清掃中および口腔清掃後にも心身の状態を観察・確認する．
②覚醒した状態で行う
③緊張を緩和し，リラックスした状態で実施する
　深呼吸やマッサージなどを行う．
④適切な体位をとる
　安全，安楽，誤嚥防止を重視する．
　口腔内を直視できる体位が望ましい．
　誤嚥防止のためには仰臥位よりも半座位・座位が望ましい．
⑤口腔内の観察を十分に行う
　粘膜の状態：口内炎などの炎症，汚れの付着など．
　歯および歯周組織：う蝕と歯周病（動揺度），汚れの付着など．
　歯科補綴装置：脱落の可能性が高いクラウンやブリッジの存在，汚れの付着など．
　インプラント補綴：下部構造体（インプラント体）・中間構造体・上部構造体の状態，インプラント周囲炎の有無など．
　口内炎や歯の著しい動揺は口腔清掃時の疼痛発生につながる．
　歯や歯科補綴装置の脱落は誤嚥・誤飲につながる．
⑥損傷を予防し，疼痛を与えない
　優しく丁寧なケアを行う．
　頭部の安定を図る．
　突然の動きに対応できるように準備しておく．
⑦無理せず，可能な範囲で実施する
　不快感や疼痛は拒否につながる可能性がある．
　口腔清掃に慣れるまでは，1回のケアは短時間にとどめ，開口時間を長引かせないよう留意する[15]．
　ケアを行う側，受ける側双方の慣れに従い，段階を上げる[15]．
　　第1段階：口腔清掃に慣れること
　　第2段階：大まかな口腔内の清掃（誤嚥性肺炎予防レベル）
　　第3段階：歯間部や歯頸部の清掃（う蝕や歯周病の予防レベル）
⑧口腔内が湿潤した状態で実施する
　含嗽が可能ならば，口腔清掃前に含嗽によって食物残渣などを口腔外に出すとともに口腔内を湿潤させる．
　口腔内が乾燥しているが含嗽ができない場合には口腔湿潤剤を使用する．
　口腔清掃後には含嗽，吸引，清拭などによって汚れを口腔外に出す．
⑨誤嚥を防止する
　誤嚥防止のためには仰臥位よりも半座位・座位が望ましい．
　頸部前屈が望ましい．
　口腔清掃後には可能ならば座位，半座位を維持する．
　唾液・水の量と流れのコントロールを行う．
⑩口腔機能向上のための訓練を取り入れる

　基本的な手順は同じですが，要介護者の心身や口腔内の状況に合わせて工夫することが大切です．**麻痺**がある場合には食物残渣が当該部位に残留している可能性がありますので，麻痺側には特に注意を払います．**口腔乾燥**がある場合には誤嚥防止策を行いながらの湿潤に，**出血傾向**がある場合には粘膜の損傷防止に重点を置きます．

症例1　開口を拒否する患者，開口しない患者

　開口できない場合，開口しない場合には口腔清掃の適切な実施は困難になります．開口できない理由，開口しない理由は，①疾患による開口障害，②開

表 10 口腔清掃の実施当日の手順（岩佐, 2005.[15]を改変）（下山, 2003.[16]を改変）

①説明と同意（インフォームドコンセント）
②心身の状態の確認
③適切な体位の確保, 準備
④リラクセーション
　深呼吸や頸部・顔面領域などの運動・マッサージ
⑤口腔内状態の確認
⑥含嗽
　含嗽ができない場合には, 乾燥した口腔内を口腔湿潤剤や水で湿らせる.
　口唇が乾燥しているときには白色ワセリンを塗る.
⑦口腔内および義歯の清掃
　歯垢の除去にはブラッシングを行う.
　スポンジブラシなどでは歯に付着した歯垢は除去できない.
　磨き残しが生じないように毎回同じ順序でブラッシングを行う.
　　1）口腔前庭部のケア
　　2）歯の唇・頰側のブラッシング
　　3）歯の口蓋・舌側のブラッシング
　　4）口蓋, 舌の清掃
　　5）歯間部, 歯頸部のブラッシング
⑧含嗽, 口腔内の洗浄
　歯や粘膜から除去された汚れを口腔内に残留させない.
⑨実施効果の確認
⑩記録

可能ならば口腔機能訓練を組み込む. 口腔清掃後は座位または半座位を保つ.

表 11 開口しない理由（下山, 2008.[17]）

①疾患による開口障害[18]
　関節性
　　炎症性：顎関節炎
　　腫瘍性：関節頭部の骨腫, 軟骨腫, 悪性腫瘍など
　　外傷性：下顎関節突起部骨折, 顎関節円板の損傷など
　　瘢痕性：顎関節強直症
　　機械的：顎関節症, 顎関節形成不全, 下顎頭肥大など
　非関節性
　　炎症性：顎骨炎, 顎骨周囲炎, 頸部放線菌症など
　　腫瘍性：顎関節周囲の良性腫瘍, 悪性腫瘍
　　外傷性：顎骨骨折, 下顎頸部骨折, 頰骨弓部骨折など
　　瘢痕性：外傷, 放射線治療, 手術などによる顔面, 口腔粘膜, 口唇瘢痕など
　　神経性：三叉神経咀嚼筋枝の痙攣（破傷風, ヒステリー, てんかんなど）
　　筋　性：筋炎など
②開口拒否（開口および意思疎通は可能な場合）
　良好なコミュニケーション・信頼関係の欠如
　過去の口腔清掃による不愉快な経験
　口腔清掃時に感じる痛み（口腔内過敏症, 口内炎などの存在）
③意思疎通が不可能な場合
　意識障害, 認知症など

拒否, ③意思疎通が不可能に大別されます[17]（**表11**）. 日常生活（欠伸など）の観察により開口可能な範囲を推測することができます.

　疾患による開口障害の場合には疾患の治療を行いながら, 開口障害の程度に合わせて可能な範囲で口腔清掃を行っていきます. どのような場合でも, 良好なコミュニケーション, 信頼関係の構築を基本に, 安全・安楽に配慮しなが

表12 開口しない場合の一般的な対応方法（茶山，2003．[19]）

①座位をとる
　意識レベルをあげる．頸部や下顎が動くようになる．
②リラックスできるように工夫する
　会話，好きな音楽，手浴・足浴，マッサージにより，リラックスを得る．
③口唇や頬粘膜を圧排する
　不快感を与えない圧排を行う．
④過敏がある場合には脱感作を行う
　指で過敏部位を触る．刺激を次第に強くする．
⑤筋肉をマッサージする
　口腔周囲の筋をマッサージし，動きやすくする．
⑥K-point を刺激する
　レトロモラーパッドのやや後方に圧刺激を与える．
⑦疾患の特性を理解しておく
　開口障害を起こす疾患を理解する．

ら，指で顔面を触られること，指で口腔内を触られること，清掃用具が口腔内に挿入されることに慣れるようにしていきます（**表12**）．口腔清掃による不快感，疼痛が開口拒否につながります．口内炎，歯周炎などでは口腔清掃の前にすでに疼痛を感じている場合やブラシの接触により疼痛を生じる場合があります．口腔清掃の前に口腔内の状況を観察・把握し，状況に応じた口腔清掃を行うようにします．清掃効果よりも口腔清掃への慣れ，疼痛を与えないことを優先し，軟毛ブラシを最初は使用することもあります．口腔清掃による爽快感の体験は口腔清掃を受容する方向に働きます．疼痛などを与えないよう根気よく口腔清掃を行っていくことが**開口拒否の緩和**につながります．入院中の高齢者では禁食などによって廃用による開口障害がみられることがあります．廃用性の機能低下により開口できない場合には，口腔清掃と機能訓練を兼ねたケア

K-point

　K-point はレトロモラーパッド後縁の高さで，口蓋舌弓の外側，翼突下顎ヒダの内側にあるトリガーポイントである[21]（**図4**）．下顎最後方大臼歯のすぐ後方にある三角形の骨面が臼後三角である．臼後三角を覆うレトロモラーパッドのすぐ後方が K-point である．K-point に圧刺激を加えることにより開口反射が誘発されることがある．

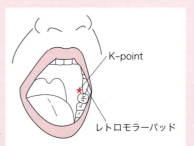

図4　K-point（Kojima et al., 2002．[21] を改変）

を行います．

　短時間の開口が可能ならば，開口時に**歯科用開口器（開口補助器具）**を使用すると開口状態が保持できます．歯科用開口器（開口補助器具）を使用するときには口腔内，特に残存歯の状態を診査し，歯科用開口器（開口補助器具）の使用の可否を判断しておきます．またアングルワイダー（オーラルワイダー）などを装着することにより開口が可能となる場合があり [20]，かつ口腔内が観察しやすくなります（p.41，図25参照）．

症例2　口腔乾燥症の患者

　口腔乾燥症とは唾液分泌の阻害，減少により口腔内の粘膜が乾燥した状態を表した症状名です [22]．唾液分泌量の減少がないにもかかわらず**口腔乾燥感**を訴える患者もいますので，口腔内の乾燥状態を観察することが大切です．原因別に分類すると，①唾液腺自体の機能障害によるもの，②神経性あるいは薬物性のもの，③全身性疾患あるいは代謝性のものの三つに大別できます [23]（**表13**）．重度の要介護高齢者，意識障害を伴う患者，終末期の患者，胃瘻造設術

表13　口腔乾燥症（ドライマウス）の分類（日本口腔粘膜学会用語・分類検討委員会，2008.[23]）

1. 唾液腺自体の機能障害によるもの
    ①シェーグレン症候群
    ②放射線性口腔乾燥症
    ③加齢性口腔乾燥症
    ④移植片対宿主病（GVHD）
    ⑤サルコイドーシス
    ⑥後天性免疫不全症候群（AIDS）
    ⑦悪性リンパ腫
    ⑧特発性口腔乾燥症
    　上記のいずれにも該当せず，原因が特定できなかったもの
2. 神経性あるいは薬物性のもの
    ①神経性口腔乾燥症
    　恐怖，興奮，ストレス，抑うつなどの精神状態，脳炎，脳腫瘍，脳外傷などの中枢性病変，顔面神経上唾液核や顔面神経分泌枝の障害などの唾液分泌の神経系の障害などがある．
    ②薬物性口腔乾燥症
    　向精神薬，抗不安薬，抗うつ薬，抗コリン鎮痙薬，制吐薬，抗ヒスタミン薬，降圧薬，利尿薬などを服用している．
3. 全身性疾患あるいは代謝性のもの
    ①全身代謝性口腔乾燥症
    　熱性疾患，発汗過多，脱水症，下痢，尿崩症，糖尿病，甲状腺機能亢進症，心不全，腎機能不全，貧血，過度のアルコール飲用，過度の喫煙などがある．
    ②蒸発性口腔乾燥症
    　口呼吸（副鼻腔炎や習慣性など），過呼吸，開口，摂食嚥下障害などを有し，口腔の環境変化による水分蒸発といった局所的代謝異常がある．
    　自覚的ならびに他覚的口腔乾燥症状がある．
    　唾液分泌量の減少および唾液腺機能低下がない．

シェーグレン症候群，蒸発性口腔乾燥症を除く各分類では，「自覚的ならびに他覚的口腔乾燥症状がある」「唾液分泌量の減少あるいは唾液腺機能低下がある」の両方の条件をともに満たすことが必要である．
自覚的口腔乾燥症状はあるが，他覚的口腔乾燥症状と唾液分泌量の減少がない場合は「心因性の場合」として歯科心身症と診断し，上記分類の口腔乾燥症には含めない．

を行った患者などでは口腔機能が低下し，口腔乾燥状態になりやすいものです．口腔乾燥状態では口腔の健康を維持するのに必要な唾液がなくなるために種々の口腔症状がみられるようになります（**表 14**）．

口腔乾燥症では原因疾患の治療，服用薬剤が原因ならば服用薬剤の減量・変更，対症療法を行います（**表 15**）．

表 14　唾液分泌量の減少に伴う口腔症状

歯	歯垢付着，う蝕，歯周病
口唇	乾燥，亀裂
口腔粘膜[*1]	乾燥，粘膜の脆弱化，口腔粘膜炎，口腔咽頭カンジダ症
舌	乾燥，舌乳頭萎縮・発赤，舌苔付着，舌痛，灼熱感
義歯	装着困難，維持力低下
口臭[*2]	
摂食嚥下障害	咀嚼困難，嚥下困難
味覚障害[*3]	味覚異常
構音障害	構音困難

[*1]：要介護高齢者の口腔内では粘稠性の喀痰，剥離上皮膜，痂皮がみられることがある．
[*2]：口腔由来の病的口臭である．直接的には唾液の洗浄作用の欠如により，間接的には口腔環境の悪化，歯周病の重症化などにより，口臭の強度が増す．
[*3]：唾液量の減少により味物質の味蕾への到達が困難になる．

表 15　口腔乾燥症に対する原因療法・対症療法

①原因療法
　1）原因疾患の治療
　2）服用薬剤の減量・変更
　　　主治医との協議
②対症療法
　1）投薬療法（唾液分泌促進薬）
　　　塩酸セビメリン製剤，ピロカルピン塩酸塩，アネトールトリチオン，白虎加人参湯，麦門冬湯など
　2）人工唾液・口腔湿潤剤の使用
　　　処方薬としての人工唾液：サリベートエアゾール
　3）唾液腺マッサージ，口腔休操
　4）摂食嚥下機能の改善，歯科治療による咀嚼機能の改善
　5）継続的な口腔清掃
　6）鼻呼吸の習慣づけ
　　　テープによる夜間口呼吸の防止*

*ネルネル（三晴社）などのテープが市販されている．

口渇と口腔乾燥症

口渇とは水に対する欲求を知覚することである[25]．この知覚は通常，口腔や咽頭に起こる[25]．口渇を起こす要因は細胞外液の浸透圧の上昇と細胞外液量の減少である[25]．

口腔乾燥症とは唾液の分泌が種々の原因で減少または消失し，口腔内が著しく乾燥した状態である[26]．

表 16　口腔乾燥症患者の口腔清掃の要点

①日常的な保湿ケア（常時の保湿）・口腔清掃
　日々のケアを適切に行い，常時の湿潤を維持する．
②口腔清掃前に行う口腔内湿潤
　口唇が乾燥しているときにはワセリンを塗る．
　口腔内が乾燥しているときには湿潤させる．
　剝離上皮膜，乾燥した喀痰，痂皮があるときには十分に湿潤させる．
　誤嚥予防のための対策をとる．
　水，オキシドールの使用時には誤嚥予防のための対策が特に必要である．
③歯に付着した汚れの除去
④脆弱な粘膜に対する愛護的なケア（粘膜損傷の防止）
　湿潤させたスポンジブラシ，粘膜ブラシによる清掃を行う．
　剝離上皮膜，乾燥した喀痰などの強引な除去は粘膜損傷，出血を招く．
　デンタルミラーなども湿潤させてから口腔内に挿入する．
⑤口腔清掃の仕上げとしての口腔湿潤剤の塗布
　清掃終了時に乾燥防止のための対策を行う．

　口腔清掃時には誤嚥防止対策を行ったうえで口腔内を**湿潤**させます（**表 16**）．乾燥が重度の場合には**剝離上皮**の堆積や**痂皮**が付着し，簡単には除去できないときがあります．十分に湿潤させて徐々に除去することが大切です．このときには口腔湿潤剤を使用しますが，2 倍に希釈したオキシドールも有用です[24]．発泡作用のために剝離上皮などが浮き上がり剝離しやすくなります[24]．消毒作用，止血作用があり，安価であるという利点がありますが，発泡が多い場合には吸引する必要があります[24]．

症例3　出血傾向を有する患者

1）出血傾向を呈する疾患

　出血傾向とは，正常では出血しない程度の軽い外力により出血する状態や，抜歯時などに止血が困難な状態のことです．出血傾向が認められたときには，血管壁の異常，血小板の異常，血液凝固の異常，線溶の異常，複合異常の鑑別診断を行います（**表 17**）．点状出血や紫斑を認めたときには血管あるいは血小板の異常を考えます[31]．一般に，血管や血小板の異常がある場合には表在性出血が主体であり，凝固因子の異常の場合には関節腔，筋肉，臓器内出血な

痂皮と剝離上皮

　痂皮とは，びらんまたは潰瘍面上に，乾いて固まった滲出液，膿，血液，壊死組織，角質からなる組織がみられるものである[27]．表皮が再形成されるまでの間，創傷保護の役割を果たす[28]．
　剝離上皮は粘膜上皮の代謝により産生される老廃物で，皮膚ならば垢とよばれるものである[29]．通常，口腔内の剝離上皮は食事や構音時の舌の動き，ブラッシング・含嗽・水分摂取により洗い流されるために，日常生活のなかで機能している口腔内に堆積することはない[29]．

表17　出血傾向を呈する疾患 (矢冨, 2012.[30])

1. 血管壁の異常
   単純性紫斑, 老人性紫斑, アレルギー性紫斑病 (Schönlein-Henoch 紫斑病), 遺伝性出血性末梢血管拡張症 (Osler 病), Ehlers-Danlos 症候群, Cushing 症候群など
2. 血小板の異常
   1) 血小板減少症：特発性血小板減少性紫斑病 (ITP), 薬剤性血小板減少症, 血栓性血小板減少性紫斑病 (TTP), 急性白血病, 再生不良性貧血, SLE など
   2) 血小板機能異常症：血小板無力症, Bernard-Soulier 症候群, 尿毒症, 多発性骨髄腫, 薬剤性血小板機能異常症など
3. 血液凝固, VWF の異常
   血友病および von Willebrand 病 (VWD), その他の先天性凝固因子欠乏症, 循環抗凝固因子, 抗凝固薬投与, ビタミン K 欠乏症など
4. 線溶の異常
   先天性 α_2 プラスミンインヒビター欠乏症, 前立腺手術, ウロキナーゼまたは t-PA 投与など
5. 複合異常
   肝疾患, DIC など

SLE：全身性エリテマトーデス, VWF：フォン＝ヴィルブランド因子, t-PA：組織プラスミノゲンアクチベータ, DIC：播種性血管内凝固症候群.

ど深在性出血が主体となります[31]．

「手足の点状出血」「あおあざができやすい」「皮下出血」「鼻血」「過多月経」「歯肉出血」などの症状により早期に出血傾向に気づくことが重要です[32]．**出血性疾患**は抜歯後の止血困難を機に初めて診断されることが少なくないといわれています．抜歯後の止血に関する患者の訴えは重要な情報となります．抜歯後にいったん止血したようにみえて，その後再出血した場合には凝固異常の可能性が高く，抜歯後ずっと止血しづらかった場合には血小板異常の可能性が高いと思われます．早期発見に必要な検査には血小板数，プロトロンビン時間などがあります（**表18**）．

出血傾向は医薬品の服用によって引き起こされる場合があります．抗血小板薬，抗凝固薬，抗血小板作用を有する非ステロイド性抗炎症薬 (NSAIDs) などの服用に注意しなければなりません[30]．医薬品の服用後に皮下出血斑，鼻血，口腔内出血，血尿，下血，採血後の止血困難，創部やドレナージからの出血症状や過多月経などがある場合は，医薬品の過量投与などの副作用を疑います[32]．**ワルファリン**は血栓塞栓症の治療および予防，**ヘパリン**は血栓塞栓症の治療や人工透析時の凝固防止など，**t-PA（組織プラスミノゲンアクチベータ）**製剤は血栓溶解療法に使われています．副作用の発症時期にはばらつきがあり，医薬品投与後数時間で発症するもの（t-PA 製剤やヘパリンなど），1日から数日経ってから顕在化するもの（ワルファリンなど），数日から数週間以上経過するもの（アスピリンや解熱消炎鎮痛薬など）などがあります[32]．

2) 口腔清掃の要点

歯肉出血は出血傾向に気がつく症状の一つにあげられています．口腔清掃時には事前に出血傾向について確認を行うとともに，口腔内の状況から出血傾向

表 18 出血傾向に関するおもな検査項目

1. 出血時間[33]
   直接皮膚に切創あるいは穿刺創をつくり，湧出する血液を30秒ごとに濾紙に吸い取り，血液が付着しなくなるまでの時間
   テンプレート・アイヴィー（Template-Ivy）法，シンプレート（Simplate）Ⅱ法（基準値2～8分），デューク（Duke）法（基準値1～3分）
2. 血小板数[30, 34]
   末梢血中の血小板数を単位容積当たりの個数で示したもの
   基準範囲 15～35×10^4/μL
   出血症状の出現 5×10^4/μL 以下
   外力なく容易に出血 2×10^4/μL 以下
3. 全血凝固時間（血液凝固時間）[35]
   静脈血を採取してガラス試験官に入れ37℃で血液の流動性が消失するまでの時間
   基準範囲 5～15分
4. プロトロンビン時間（PT）[36]
   おもに外因系凝固をみるスクリーニング検査
   基準値は試薬により若干異なるが，10～13秒が多い．
   PT-INR（PT-International Normalized Ratio）[36]
   プロトロンビン時間を国際標準化比に換算した値
5. 活性化部分トロンボプラスチン時間（APTT）[37]
   血液中の内因系凝固因子活性を測定するためのスクリーニング検査
6. フィブリノゲン[30]
   基準範囲 200～400 mg/dL
7. フィブリン・フィブリノゲン分解産物（FDP）[30]
   基準値 5μg/mL 以下

に気がつくことも大切です．

出血を起こさないよう継続的に徐々に口腔清掃を行っていくことが大切です．粘膜の損傷を避けるため，粘膜の湿潤状態を維持し，徐々に汚れを除去していきます．痂皮を不用意に除去して出血をみるようなことは避けなければなりません（**表 19**）．

歯周病に罹患していると，歯肉は出血しやすくなっています．出血を恐れて口腔清掃を行わないとますます炎症が増悪します．歯の歯垢や汚れを取り除くことにより歯肉の炎症が軽快し，出血が起こりにくくなります．ワンタフトブラシ（シングルタフトブラシ，エンドタフトブラシ）は歯肉に損傷を与えず歯冠部の汚れを除去するのに便利な道具です．

出血時には出血点を確認して**圧迫止血**を行います．必要に応じて縫合を行い

フィブリノゲン，フィブリン，FDP

フィブリノゲンは血液凝固機序の最終段階で基質として働く凝固因子で，トロンビンによりフィブリンとなり血液は凝固する[38]．フィブリンはフィブリノゲンがトロンビンの作用により生じた線維状の不溶性タンパク質である[39]．フィブリン分解産物（FDP）は線溶系の活性化によりプラスミノゲンにより生じたプラスミンによってフィブリンが分解されて生じた物質である[40]．臨床的には，血液中のFDPの増加は血栓の形成とそれに引き続く線溶活性化を示している[40]．

表19 出血傾向を有する患者の口腔清掃の要点

① 全身状態の確認，出血傾向の確認
② 日常的な保湿ケア（常時の保湿）・口腔清掃
　日々のケアを適切に行い，常時の湿潤を維持する．
③ 口腔清掃前に行う口腔内湿潤
　口唇が乾燥しているときにはワセリンを塗る．
　口腔内が乾燥しているときには湿潤させる．
　剥離上皮膜，乾燥した喀痰，痂皮は十分に湿潤させる．
　誤嚥予防の対策をとる．
　水，オキシドールの使用時には誤嚥予防の対策が特に必要である．
④ 歯に付着した歯垢の除去
　歯肉の炎症による易出血性はプラークコントロールで改善する．
　歯肉を損傷しないように軟毛のブラシで歯を清掃する．
⑤ 脆弱な粘膜に対する愛護的なケア（粘膜損傷の予防）
　湿潤させたスポンジブラシ，粘膜ブラシによる清掃を行う．
　剥離上皮膜，乾燥した喀痰などの強引な除去は粘膜損傷，出血を招く．
　舌，口唇，頬粘膜の圧排はグローブをした手指で行う．
⑥ 圧迫止血が基本
　出血部位を確認して，圧迫による止血処置をまず行う．
　口腔清掃終了時には止血を確認する．
⑦ 口腔清掃の仕上げとしての保湿
　口腔保湿剤，アズノール軟膏，白色ワセリンなどによる保湿を行う．

ます．可能であれば止血効果のあるエピネフリン（ボスミン）少量を併用します．口腔清掃後は出血がないこと，出血した場合には止血していることを確認する必要があります．

症例4　人工呼吸器装着者

　人工呼吸器装着者に対する人工呼吸器関連肺炎（VAP）の予防は重要な課題です．VAPの発症原因は，①**口腔**，鼻腔，咽頭からの細菌の落ち込み，②胃内で増殖した細菌の逆流，③気管チューブのバイオフィルム形成，④人工呼吸器回路の汚染が考えられます[43]（**図5**）．VAPの予防には日頃からのVAPバンドルに従った対応が必要です（**表20**）．

　人工呼吸器装着者では**カフ圧**の調整，カフ上部の吸引などを行っても気道への分泌物の垂れ込みを完全には防止できません．口腔からの細菌の落ち込みを

非ステロイド性抗炎症薬（NSAIDs）

　非特異的に消炎・鎮痛・解熱作用などの薬理作用があり，ステロイドと化学構造や作用機序が異なる薬剤の総称である[41]．アスピリンがその代表である．高齢者では関節リウマチや変形性関節症など多くの疾患に対して処方されている[42]．歯科では短期投与で頓用が多い．有害症状には胃腸障害，アスピリン喘息，出血傾向，肝障害，腎障害などがある[42]．また他の薬剤との相互作用にも配慮する必要がある．NASIDsの出血傾向は，小規模の観血的処置ではほとんど問題とならない[42]．特定の疾患（特発性血小板減少性紫斑病のような血液疾患など）では無視できない場合がある[42]．

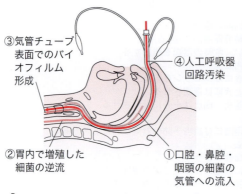
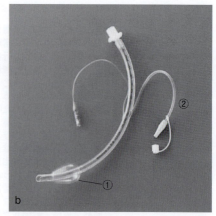

図5 人工呼吸器関連肺炎
a：人工呼吸器関連肺炎の発生機序（今中，2012.[44]）
　①口腔・鼻腔・咽頭に定着した細菌の気管への流入，②胃内で増殖した細菌の流入，③気管チューブ表面でのバイオフィルム形成，④人工呼吸器回路汚染などがVAPの誘因とされている．
b：長時間挿管用気管チューブ（https://www.covidien.co.jp/medical/products-category/cate2-1-2）
　①微小誤嚥を低減させるためにデザインされたテーパー型カフ：カフの役割は誤嚥およびエアリークの防止である．カフ圧を調節しても気管壁とチューブの間で起こる分泌物の垂れ込みは完全には防止できない．カフ圧が高すぎると血流阻害，壊死を引き起こす．
　②カフ上部吸引ライン：口腔清掃や気管吸引の前にカフ上部の吸引を行うことによってカフ上部の分泌物の下気道への流入を減少させることができる．

表20　VAPバンドル

1. 人工呼吸関連肺炎予防バンドル2010改訂版（日本集中治療医学会）[45]
   ①手指衛生を確実に実行する
   ②人工呼吸器回路を頻回に交換しない
   ③適切な鎮静・鎮痛を図る．特に過鎮静を避ける
   ④人工呼吸器からの離脱ができるかどうか，毎日評価する
   ⑤人工呼吸中の患者を仰臥位で管理しない
2. IHI Ventilator Bundle（Institute for Healthcare Improvement, IHI）[46, 47]
   ①ベッドの頭部の挙上
   ②毎日の鎮静休止と人工呼吸からの離脱の評価
   ③消化性潰瘍の予防
   ④深部静脈血栓の予防
   ⑤クロルヘキシジンによる毎日の口腔ケア

気管吸引

　気管挿管や気管切開などの人工気道を有している成人で，なおかつ，自身で気道内にある分泌物を効果的に喀出できない状態にある者に対する気管吸引ガイドライン[53]には，実施者の条件として適切な使用器具名称がわかり適切な手技が実施できる，気管吸引の適応と制限を理解しているなどがあげられている．ガイドラインに従った気管吸引手技を習得することが必要である．気管吸引の最も重要な目的は安楽に換気ができること，つまり呼吸仕事量（努力呼吸）や呼吸困難感を軽減することである[53]．しかし，患者にとって侵襲的な，苦痛を伴う処置であるので，必要以上に気管吸引を行ってはならない．
　ケア時には気管チューブが抜ける可能性がある．食道への誤挿管の恐れがあるので，あわてて押し込んではならない[54]．気管チューブが抜けかけているのを発見した場合には，速やかに医師に連絡する[54]．

減少させるために，口腔清掃を行い口腔内の細菌数を減少させる必要があります．諸外国では VAP 予防にクロルヘキシジンが有効であることが報告されています[48]．わが国では低濃度のクロルヘキシジンのみが使用可能であるため，ブラッシングによるケアが中心となります．VAP 予防に対するブラッシングの有効性については見解が分かれるところです[48〜51]．しかし，人工呼吸器装着者の口腔の健康を維持するためには，口腔清掃は必須のものです．

ケアの基本は歯や粘膜の状態に合わせたケアを行い，汚れを口腔外に排出することです（**表 21**）．口腔外からの細菌などの持ち込みを防止するために手洗いや口腔周囲の消毒は大切なことです．

症例 5　化学療法・放射線治療を受けている患者

癌患者に対する歯科的な対応としては**口腔症状の緩和，感染の防止，経口摂取の支援**が中心になります．

手術療法，抗癌剤を用いる化学療法，放射線を照射して治療する放射線療法が治療の中心になります．正常組織への障害を最小限にしながら治療を完遂することが目標となります．目標の達成には多職種協働によるチームアプローチが重要となります．治療目的，予測される副作用の機序を理解し，予防策と発生時の対応策を検討しておきます（**表 22**）．癌の化学療法・放射線治療により口腔に生じる有害事象の予防には，治療開始前に，専門的な口腔衛生管理を行うとともに患者自身による口腔衛生管理を徹底することが大切です．有害事象が発生した場合にも，口腔の清潔，保湿の維持などの口腔衛生管理が重要です．

歯性感染症の多くは既存の慢性病巣の急性化が原因です[58]．治療開始前に

口腔吸引，口腔咽頭吸引

経口的にカテーテル（中空の細い管）を挿入し，咽頭，喉頭内から口腔にかけて貯留した分泌物や吐物，異物，または対象者が自力では排出させることができない含嗽液などを吸引し，取り除くことをいう[55]．単に吸引のみではなく，洗浄と吸引を同時に行う場合も多い[55]．実施上の要点は，①スタンダードプリコーションに基づいた感染防止策，②吸引圧の適切な設定（気管吸引より高めの設定），③絞扼反射（舌根部や咽頭粘膜への刺激による反射）・嘔吐反射（咽頭をはじめとする消化管からの刺激などによる反射）の防止，④適切な吸引操作，⑤全身状態（意識レベル，呼吸状態など）の観察などである．

大まかな手順は，①患者への説明，体位などの調整，②吸引器の準備（吸引器の点検，−20〜−40 kPa 以下とする吸引圧の調節），③吸引器に接続したカテーテルの口腔内への挿入（挿入時には吸引圧はかけない），④目的の部位での吸引およびカテーテルを引き抜きながらの吸引（回転させながら抜く），⑤患者の状態や分泌物などの観察・確認，⑥片付けである．1 回で吸引できないときには呼吸が落ち着いてからカテーテルを再度挿入して吸引を行う．1 回の吸引時間は 10〜15 秒以内とする．

表21　VAP予防のための経口気管挿管時の口腔管理

挿管前からの口腔管理, 口腔の湿潤維持	挿管前に口腔衛生管理を徹底して行い, 口腔内状況を改善しておく.
口腔アセスメントの定期的な実施	気管挿管中においても衛生状態, 口腔粘膜や歯の状態, 顎関節などのアセスメントを実施する.
適切な鎮静	過鎮静は嚥下反射を低下させる.
頭位挙上, 頸部の筋の過伸展防止	人工呼吸中の患者を仰臥位にしない. 禁忌でない限り, 頭位を上げる. 30度以上を目安とする. 長期間の頸部の筋の過伸展を枕などを使って防ぐ[52].
気管チューブの固定位置の確認・変更	ケア開始前に固定位置を確認し, 気管チューブを適切な位置に常時保つ. 視野の確保のために気管チューブの固定位置を変更する際には2名で行う. 口腔清掃後には気管チューブの固定位置の確認を行う.
カフの適切な管理	気管吸引, 体位変換時, 口腔清掃前後などにカフ圧を確認する. 体位変換時, 口腔清掃時などにエアリーク, 呼吸状態などを確認する.
吸引	カフ上部吸引機能がついた気管チューブを使用する. 唾液や口腔洗浄時の洗浄水の流れ込み防止などのために, 口腔, カフ上部, 気管の吸引を行う. 口腔洗浄時には洗浄と確実な吸引を2名で行う 体位変換時や口腔清掃前後には吸引を行う.
口腔周囲の清拭, マッサージ	感染防止のために口腔周囲, 鼻孔, 口唇の清拭を行う. 口唇が乾燥している場合には湿潤させる.
歯・粘膜の適切な清掃	口腔内が乾燥している場合には湿潤させる. バイオフィルムの除去のために歯の清掃にはブラシを使用する. 歯・粘膜の状態に合わせた清掃を行う. 細菌, 汚染物質などの除去のため洗浄・吸引を行う.
気管チューブの清掃	チューブに形成されたバイオフィルムを除去する.
損傷防止	①経口気管挿管における気管チューブの固定位置の変更 　アンカーファスト以外で固定している場合には必ず2名で行う. 　テープ交換のたびにチューブの固定位置を変える. ②口唇周囲の圧迫部位を被覆材で保護する. ③口腔湿潤剤などを用いて, 口腔の乾燥防止に努める. ④口腔粘膜の状態に応じたケアを行う.

歯周病や根尖性歯周炎などの歯科治療を終了させておくことが望まれます.

1）化学療法

　化学療法とは癌腫に対し抗癌剤を使い治癒を目指す療法ですが, 正常な細胞にまで作用し毒性を示す場合がほとんどです[59]. 抗癌剤は正常な細胞のなかでも骨髄中の造血細胞, 粘膜の上皮細胞や毛根母細胞に強く作用し, 白血球減少, 血小板減少や貧血, 口内炎, 下痢, 脱毛などの副作用を起こします[60]. 抗癌剤による白血球減少は易感染性, 血小板減少は易出血性をもたらします. 口腔領域の有害事象としては, **口腔粘膜炎**, 唾液腺分泌細胞の障害による口腔乾燥, 味覚障害などがあります.

表22 癌患者に発症する口腔領域の合併症 (山口, 2013.[56]) (篠原, 2014.[57]) (百合草, 2015.[58])

口腔粘膜炎	粘膜のびらん，潰瘍 抗癌剤，放射線による口腔粘膜上皮細胞の障害 抗癌剤，放射線による白血球減少（二次的に口腔粘膜炎発症） 抗癌剤，放射線による唾液腺分泌障害（二次的に口腔粘膜炎発症）
口腔乾燥	口腔粘膜の乾燥 抗癌剤や頭頸部癌の放射線治療による唾液分泌細胞の障害
味覚障害	味覚の変化，喪失 抗癌剤，放射線治療による味蕾の障害 唾液腺分泌細胞の障害による口腔乾燥 抗癌剤による亜鉛の吸収障害 末梢神経障害など
カンジダ性口内炎	白苔を主体とする病変（偽膜性） 免疫力低下による日和見感染 唾液腺分泌細胞の障害による口腔乾燥
ヘルペス性口内炎	口腔粘膜の水疱形成 免疫力低下による日和見感染
知覚過敏	抗癌剤による末梢神経障害
歯肉出血	抗癌剤の骨髄抑制による血小板減少
顎骨壊死	放射線性顎骨壊死 ビスフォスフォネート製剤などによる顎骨壊死

表23 口腔粘膜炎の症状 (厚生労働省, 2009.[61])

自覚症状	口腔内の接触痛・出血・冷温水痛，口腔乾燥，口腔粘膜の腫脹，開口障害，咀嚼障害，嚥下障害，味覚障害
他覚症状	口腔粘膜の発赤・腫脹，紅斑，びらん，アフタ，潰瘍，偽膜，出血 悪化により発熱，口腔分泌物過多，口臭

　口腔粘膜炎では「口の中が痛い」「出血する」「熱いものや冷たいものがしみる」「口の中が赤くなる，腫れる」などの症状がでます[61]（**表23**）．**口腔粘膜障害**の発生機序には，①抗癌剤により口腔粘膜上皮細胞が障害を受け，粘膜上皮の再生能力低下や細胞死が起こる直接作用と，②抗癌剤による白血球減少，免疫力低下により二次的に口腔粘膜炎を発症する間接作用があります[56]．口腔衛生の不良や免疫能の低下などにより細菌感染が起こりやすくなります（**表24**）．抗癌剤の投与開始から数日から10日目ごろに発生しやすく，口腔粘膜炎の発生頻度は抗癌剤の種類によりますが，通常30〜40％といわれています[61]．ただし，頭頸部の放射線治療を併用するときには発生頻度はほぼ100％となります[61]．

　口腔粘膜炎は身体的にも精神的にも大きな苦痛をもたらします．口腔粘膜炎や口腔乾燥は摂食嚥下障害や構音障害をもたらし，生活の質を低下させます．口腔粘膜炎の予防のために口腔内の清潔・保湿が重要です（**表25**）．患者には注意が必要な症状や徴候，医療者への報告事項を伝え，セルフケアのための

表 24 抗癌剤による口腔粘膜炎の患者側リスクファクター（厚生労働省，2009.[61]）

①口腔衛生状態不良
　口腔清掃や含嗽ができない（できていない）
　う蝕，歯周病，舌苔付着
②免疫能低下
　高齢者，ステロイド剤の使用，糖尿病など
③栄養状態不良
④放射線治療の併用
　頭頸部悪性腫瘍の治療のための放射線治療の併用
⑤喫煙

義歯不適合，歯や補綴装置の鋭縁による粘膜の炎症や潰瘍を鑑別する．

表 25 口腔粘膜炎の予防方法（厚生労働省，2009.[61]）

①口腔衛生管理
　化学療法を受ける前からの口腔衛生管理が重要
　・含嗽による口内炎の予防
　　口腔内の保清と保湿を目的とする
　　起床時，毎食前後，就寝時などに1日7〜8回
　・日常的な口腔清掃（セルフケア）
　　軟毛または超軟毛の歯ブラシによる毎食後および就寝前のブラッシング
　　デンタルフロスや歯間ブラシによる歯間部の清掃
　　経口摂取せずとも1日1回以上のブラッシング
　・専門的口腔衛生管理
　　スケーリング，PMTC（Professional Mechanical Tooth Cleaning）
②口腔内の冷却
　毛細血管の収縮による抗癌剤の口腔粘膜への到達抑制
　氷片を口に含み口腔粘膜を冷却する
③保湿（乾燥予防）
　口腔粘膜保護のための保湿
④禁煙

知識，実施可能な対処方法，継続的なサポートを提供します[62]．治療方法としては対症療法となります．口腔内の**清潔保持，保湿，疼痛コントロール**が基本となります[63]（**表 26**）．口腔清掃が継続できるように患者自身や家族に口腔清掃の方法や対処方法を指導しておきます．症状の緩和や口腔衛生管理の継続による全身状態の改善，闘病意欲や生活の質を維持できるような生活環境の整備や**心理的な安定**への支援も忘れずに行います．

2）放射線治療

照射法により外部放射線治療，密封小線源治療，非密封 RI 治療（非密封内用療法）に分けられます[65]．頭頸部領域で口腔が照射野に入る場合は口腔内に口腔粘膜炎，口腔乾燥，放射線性骨髄炎などが生じます[66]（**表 27**）．

口腔粘膜炎の予防と治療・対応については化学療法による口腔粘膜炎と同様に，適切な**口腔清掃**と**保湿**，口腔粘膜炎のグレードに応じた**含嗽**が重要です（**表 25，26**）．放射線照射内の抜歯は骨髄炎の発症原因となる可能性があるので，放射線治療開始前に抜歯を行っておきます．患者には予防方法と対処方法について指導し，治療前には治療目的や期待できる効果，予測される有害反応

表26 口腔粘膜炎の疼痛コントロール方法（大田，2012.[63]）

Grade 1（症状がない，または軽度の症状がある；治療を要さない）
　早めの含嗽開始（治療開始とともに）．
　含嗽薬（アズレンスルホン酸顆粒もしくはアズレンスルホン酸顆粒＋グリセリン）による含嗽を1日6～8回確実に行う．
Grade 2（中等度の疼痛；経口摂取に支障がない；食事の変更を要する）
　含嗽薬（アズレンスルホン酸顆粒＋グリセリン）を局所麻酔薬入りに変更．
　毎食前30分（1日3回）に鎮痛薬（アセトアミノフェン1,200～1,500 mg　分3）を服用．
　咽頭痛が強い場合は，塩酸モルヒネ水溶剤15 mg（1日3回毎食前）を追加する．
Grade 3（高度の疼痛；経口摂取に支障がある）
　含嗽薬へ局所麻酔薬（リドカイン）を混和させ，その濃度を適宜増やす．
　毎食前30分（1日3回）に鎮痛薬（アセトアミノフェン1,200～1,500 mg　分3）を服用．
　硫酸モルヒネ細粒（40～120 mg/回）を12時間ごと服用．
Grade 4（生命を脅かす；緊急処置を要する）
　Grade3と同様．

・有害事象共通用語規準v4.0 日本語訳JCOG版の分類に基づく[64]．
・水や含嗽薬がしみる場合には生理食塩水でのうがいを試みる．
・非ステロイド性抗炎症薬（NSAIDs）またはアセトアミノフェンによる末梢性鎮痛とオピオイド鎮痛薬による中枢性鎮痛を行う．

表27 放射線治療によって口腔内に引き起こされる有害事象（片倉，2013.[66]）

急性期	口腔粘膜炎 味覚障害	口腔粘膜のびらんや潰瘍 味覚の喪失や変化，味の不快感（治療後4～5か月で回復）
急性期 ～慢性期	口腔乾燥 ヘルペス感染 カンジダ症	唾液の分泌低下による口腔粘膜の乾燥 日和見感染，口腔粘膜への水疱形成，潰瘍形成 日和見感染，白苔の形成，舌痛症の誘発
晩発性	開口障害 組織壊死 放射線性骨髄炎 放射線性う蝕症	筋肉の瘢痕拘縮による開口障害 口腔粘膜の血流障害による褥瘡形成 骨の血流量の低下，抵抗力の低下，歯性病巣感染から骨髄炎を継発 唾液の緩衝能の低下，口腔内のpHの低下

と程度，障害が出現する時期，予防法，日常生活の過ごし方についての説明を十分に行い適切なケアが行えるよう指導しておきます[67]．治療が継続できるように**心身のサポート**が必要となります[67]．口腔粘膜炎や食道炎が予測される場合には，経口摂取が不可能となり栄養低下をきたしやすいので全身状態をアセスメントしながら，必要な場合には経管栄養を行います[67]．

症例6　造血細胞移植患者

　造血細胞移植は患者自身またはドナーの造血幹細胞を移植することにより造血および免疫系を再構築することを目的に施行されます[68]．白血病や悪性リンパ腫などの血液悪性疾患を対象に施行されることが多いのですが，再生不良性貧血などの血液良性疾患や自己免疫疾患，先天性代謝性障害などの良性疾患も対象となります[68]．もともとの疾患による正常白血球数の減少，リンパ球の機能異常，移植前に行われる**大量化学療法**や**全身放射線照射**，正常血液細胞の移植のための**免疫抑制剤**の投与などにより極度に免疫力が低下します．化学

1．口腔衛生管理の基本　23

表 28　造血細胞移植患者における口腔の有害事象（茂木ほか，2015.[70]）

①移植前処置に伴う口腔の有害事象
　1）粘膜炎
　2）感染症
　3）口腔内出血
　4）口腔乾燥
　5）味覚変化
②急性 GvHD に伴う口腔の有害事象
　急性 GvHD および大量化学療法や放射線療法による口腔粘膜症状．紅斑や萎縮，浮腫，潰瘍を起こし，やがて口腔粘膜全体に波及し，頬粘膜や口唇にも出現する．
③慢性 GvHD に伴う口腔の有害事象
　1）粘膜炎
　　口腔粘膜炎，萎縮，偽膜性潰瘍，粘液腫，口腔周囲の線維症，シェーグレン症候群に類似した口腔乾燥や扁平苔癬などが口腔粘膜症状として起きる．
　2）味覚障害
　3）カンジダ
　4）二次性癌
　　口腔癌，特に扁平上皮癌，唾液腺腫瘍が認められる．

療法と放射線照射，移植後の免疫抑制剤の投与によって広範囲，重篤な障害を起こすことがあります[69]．

　口腔有害事象としては**口腔粘膜炎，感染症，口腔乾燥**などが考えられます（**表 28**）．前処置から生着開始（移植後 10〜30 日）までの好中球減少期では，口腔粘膜炎，口腔乾燥，口内痛，口腔出血，日和見感染，味覚障害などが認められます[71]．口腔有害事象は生着が開始し造血細胞が再構築されることにより移植後 3〜4 週で軽減しはじめます[71]．移植後 100 日までの生着が開始し造血細胞が再構築される時期には，カンジダなどの真菌，単純ヘルペスなどのウイルス感染による口内炎や急性 GvHD に伴う口腔粘膜障害が発症する可能性があります[71]．移植後 100 日を経過すると免疫は再構築され，主として維持療法に関連した慢性毒性による口腔有害事象の発症を認めるようになります[71]．晩期ウイルス感染，口腔慢性 GvHD，小児の場合には歯や頭蓋顔面の発育異常などが発症します[71]．

　治療の各期間において口腔有害事象の予防処置として**口腔清掃**を中心とした処置が推奨されています（**表 29，30**）．移植治療開始前にすべての歯科治療

メモ 8　GvHD, GVHD（graft versus host disease, 移植片対宿主病）

　移植片（血液，骨髄）中の免疫担当細胞が拒絶されず生着し，宿主組織を攻撃するために現れる免疫反応である[73]．組織適合抗原が異なる移植片が宿主（患者）により非自己と認識され排除される免疫的反応（拒絶反応）とは異なる[74]．移植後早期に現れる急性 GvHD では皮疹，下痢，肝障害などをきたす．慢性 GvHD は移植後約 100 日以降に発症した GvHD で，皮膚病変（多形皮膚萎縮，扁平苔癬様変化など），口腔・食道病変（粘膜扁平苔癬様変化，口周囲皮膚の硬化性変化など）などがみられる．

表29 口腔有害事象に対する予防戦略（杉崎ほか，2015.[72]）

①移植前処置が始まる前に行う予防処置
・口腔内の診査・アセスメント
・口腔ケアの重要性についての患者への説明・教育
・口腔清掃指導と歯石除去
・感染源の除去を優先した歯科治療
②前処置から生着までの免疫抑制期間の予防処置
・口腔清掃の継続
・アセスメントの継続
・有害事象発症への対応（粘膜保護，疼痛緩和，保湿，感染症予防）
③生着後のGvHDに対する予防処置
・口腔清掃の継続
・定期的な歯科受診による口腔内アセスメントの継続
・特に感染症に対する予防
・食事指導

表30 口腔衛生指導に関する推奨項目（杉崎ほか，2015.[72]）

①大量の化学療法や放射線治療に伴って起こる口腔粘膜炎などの口腔内の有害事象の予防にはブラッシングや含嗽による口腔ケアは有効で，二次的に起こる菌血症や敗血症の発症の軽減に対しても効果がある可能性が高い．
②移植前の化学療法や放射線治療が行われる前から，歯科医師・歯科衛生士によるブラッシング指導が行われることにより患者および介助者に対して十分に教育が行われるべきである．
③ブラッシング方法に関しては，特に推奨すべき方法についてのエビデンスは少ないが，治療期間を通じて継続的に行われることが口腔粘膜炎の予防上重要であると考えられる．
④口腔粘膜炎を発症し，通常の歯ブラシでのブラッシングが困難な時期については，毛先の軟らかなソフトブラシ，スーパーソフトブラシ，またはスポンジブラシの使用が推奨される．
⑤口腔乾燥を伴う場合には含嗽剤，保湿剤を併用してプラークコントロールを行うことが必要である．
⑥基本的に各種含嗽剤の有効性に関してのエビデンスは確立されていないが，口腔の保湿ならびに口腔内の殺菌・消毒を行ううえで治療期間を通じての含嗽の遂行は有効であると考えられる．
⑦歯科病巣は全身感染症の潜在的な原因となるため，抗癌剤療法を開始する前に除去または改善する必要がある．

・粘膜炎などの有害事象が発症し，疼痛管理が目的となる時期にはアズレンや生理的食塩水にキシロカインなどを添加することによって，少しでも疼痛の緩和に役立つ形で含嗽を行う．
・1日最低でも5～8回の含嗽を継続的に行うことによって口腔内の保湿と洗浄を維持することが大切である．

が終了していることが理想です[71]．歯科治療にあたっては感染巣の除去，症状や粘膜障害を起こす可能性を排除することを優先させます[71]．

症例7 癌終末期患者

終末期に至ると，悪液質，免疫機能の低下，オピオイドや抗うつ薬などの副作用などの影響で患者の口腔には種々の問題が生じます．口腔の問題は発生頻度が高いことが知られていますが，発生頻度が高いのは**口腔乾燥**です．口腔衛生状態の悪化や口腔機能の低下は口腔内の状況をさらに悪化させます（**表31**）．口腔の問題は生活の質・生命の質を低下させます．最期まで穏やかに過ごせるようなケアが求められており，患者の尊厳を維持するケアが価値のあるケアといえます．具体的には**口腔清掃**と**保湿**を基本に，患者の**症状緩和**，**経口**

表31　癌終末期患者における口腔のおもな問題 (山口, 2013.[56])

口腔トラブルの種類	原因
口腔乾燥	食事を口からとらない，話をしない，常に口を開いている，口呼吸，脱水，発熱，薬の副作用，酸素療法，加齢による唾液分泌低下
口臭	口腔内の衛生環境の不良，口腔・咽頭・鼻腔・副鼻腔に生じた壊死，感染，胃内容物の停滞，口腔内乾燥，舌苔
口腔粘膜炎	口腔内の衛生環境の不良，治療によるもの，喫煙，歯ブラシの機械的刺激，栄養状態の不良
舌苔	経口摂取の減少，固形物摂取をしなくなることで舌の糸状乳頭が伸びてしまい，そこに歯垢・粘膜成分・細菌・食物残渣などが付着
黒毛舌	抗菌薬の使用により菌交代現象が生じて黒色色素産生菌が増殖
カンジダ症	免疫力低下による日和見感染
味覚障害	低栄養，亜鉛欠乏，口腔乾燥，舌苔
口腔内出血	肝機能障害による血液凝固因子の産生障害，血小板減少，播種性血管内凝固症候群（DIC）

表32　終末期における口腔健康管理 (下山ほか, 2012.[5])

①痛みや不快な症状のコントロール
　口腔乾燥，粘膜疾患，義歯不適合などへの対応
②誤嚥性肺炎の予防
　口腔細菌の減少や摂食嚥下機能の維持・賦活
③食べられる口腔環境の構築
　摂食嚥下機能の維持・賦活，食事環境・食事介助・食形態などの改善
④家族に対するケア
　家族とともに行う患者の苦痛緩和につながるケアの実施
　家族の希望する範囲で，一緒に口腔ケアを行う，氷片を口に含ませるなど[75]

摂取を目指します．

　終末期の口腔健康管理には，経口摂取が不可能な場合のケア，すなわち口腔の汚れ・乾燥・口臭などに対応し口腔の爽快感を維持するケアと，経口摂取が可能な場合のケア，すなわち口腔の爽快感を維持し少量の摂取であっても味わうことを目標に口腔機能の維持・向上を目指すケアがあります[5]（**表32**）．セルフケアが可能な患者には効果的なセルフケアが可能になるよう指導します．セルフケアが不十分な場合には患者の理解を得たうえで家族や介護者・看護者が行う日常的ケアを行います．セルフケアと家族や介護職・看護職が行う日常的ケアを支援するのが歯科医師・歯科衛生士の役割です．終末期患者のケアは多職種が専門性を発揮しながら状況に応じて専門職の枠組みを超えて役割を担う**チームアプローチ**として行われますので，そのなかで効果的なケアの実施を目指す必要があります．なお，易感染性である終末期癌患者では，口腔清掃時に出血させることにより容易に敗血症に移行することがあるので，出血させないようにします[76]．

終末期の診断に際してしばしば問題になるのは**摂食嚥下障害**です[77]．適切な摂食嚥下機能の評価がなされずに終末期の診断がなされていることがしばしばあります[77]．歯科からの積極的な関与が必要とされています．

終末期には体の痛み，呼吸困難，悪心・嘔吐，倦怠感など，多くの身体的な苦痛症状を抱えていることが多く，ケアにかけられる時間や体位に制限があります[78]．疲労感や身体的な苦痛を最小限にするよう効果的なケアが求められます．

生命予後が1〜2週間と考えられる，経口的に水分摂取が可能な終末期癌患者の**口渇**に対するケアとしては，輸液ではなく丁寧な看護ケアが推奨されています[75]．口渇による苦痛緩和に有効な身体的・実際的ケアとして，①原因（脱水，口腔カンジダ症，抗コリン性薬物の副作用，呼吸困難による口呼吸など）に対する対応，②口渇を緩和する薬物療法（セビメリン塩酸塩などのコリン作動薬），③口渇を緩和するケア（含嗽を勧める，少量の水分摂取・氷片・かき氷・シャーベットなどを口に含めるようにするなど），④唾液の分泌を促すケア（レモン水，酸味のあるドロップやパイナップルの小片を口に含む，ガムなど何かを口にくわえる，顎のマッサージ，口腔内保湿用ジェルや保湿用洗口液を使用する，人工唾液を使用するなど）などが日本緩和医療学会作成のガイドラインに記載されています[75]．どのようなケアを行うかは，患者の嗜好や状態に合わせて選択することが望まれます[75]．このようなケアは簡便で家族も参加でき，患者にとって不利益が少ないという利点があげられます[75]．家族が患者に対してケアを行っているという実感を得ることにつながります[75]．

癌終末期には**口臭**に対する対策が重要となります．口腔清掃の劣悪化，歯周病の重篤化による口臭とともに，原疾患や全身状態の悪化に伴う口臭があります．口腔・鼻咽喉疾患では口腔癌，副鼻腔癌，呼吸器疾患では気管支拡張症，肺癌，消化器疾患では食道憩室，食道ヘルニア，幽門狭窄症，代謝性疾患では糖尿病，肝疾患，腎疾患，トリメチルアミン尿症などが口臭を伴う疾患として知られています[76]．口腔内の癌（口腔原発癌，他臓器癌の口腔転移）の増殖，壊死による臭気には嫌気性菌の感染が関与しているといわれています[79]．クリンダマイシンやメトロニダゾールといった嫌気性菌をターゲットとした抗菌薬の投与を行うと，臭気の改善がみられる可能性があります[79]．

オピオイド

内因性ペプチド，天然アルカロイド，合成物質などのモルヒネ様作用をもつもの，およびそれらの拮抗薬も含まれる[80]．麻薬性鎮痛薬（モルヒネなど）と麻薬拮抗性鎮痛薬（ブプレノルフィンなど）に分けられる[80]．

7 ─ 口腔清掃に用いるおもな用具

　要介護者では，歯とともに粘膜も口腔清掃の対象となります．口腔内が乾燥している場合には口腔保湿剤などで口腔内を湿潤させてから清掃を行います．食物残渣が口腔内に存在する場合には歯や粘膜の清掃の前に食物残渣を除去します．食物残渣はうがいによっておおむね除去できますが，うがいができない場合には粘膜清掃用の用具で除去する必要があります．

1）歯の清掃に使用する用具

　手用歯ブラシ，電動歯ブラシ，ワンタフトブラシ（シングルタフトブラシ，エンドタフトブラシ），歯間ブラシ（インターデンタルブラシ），デンタルフロスなどを用います（**表33**）．電動歯ブラシには，ギアモーターでブラシを前後あるいは反復回転運動させるタイプ（高速運動歯ブラシ）と，高速音波振動や超音波振動を利用するタイプ（音波歯ブラシ，超音波歯ブラシ）に大別されます．要介護者の口腔清掃を安全に効率的に行うために給水機能や吸引機能を備えたものがあります（**図6，7**）．

　手用歯ブラシが一般的には用いられていますが，**電動歯ブラシ**の特徴も踏まえて最適な歯ブラシを選択する必要があります（**表34，図8，9**）．ブラシが

表33　歯の清掃に用いる清掃用具

手用歯ブラシ	歯垢の除去に一般的に用いられる． ブラッシング法に従って毛先を歯面に当て動かす必要がある． ブラッシング法に適した歯ブラシを用いる． 給水機能，吸引機能を備えた歯ブラシがある．
電動歯ブラシ（高速運動歯ブラシ，音波歯ブラシ，超音波歯ブラシ）	手の動きの不自由な人，手用歯ブラシによる清掃が上手にできない高齢者などに適する． 毛先を適切な位置に保持する必要がある． 給水機能，吸引機能を備えた歯ブラシがある．
ワンタフトブラシ（シングルタフトブラシ，エンドタフトブラシ）	手用歯ブラシが届きにくい部位（広い歯間空隙，ブリッジのポンティック部，根分岐部，歯頸部，前歯部の叢生，最後臼歯遠心面，孤立歯近遠心面など）の清掃に用いる． 毛先を歯面に当てて動かす必要がある．
歯間ブラシ（インターデンタルブラシ）	比較的大きな歯間空隙の隣接面，露出した根分岐部，ブリッジのポンティック基底面の清掃に用いる． 隣接面歯頸部の凹面の清掃に適する． 清掃を行いたい部位にブラシを入れて動かす必要がある．
デンタルフロス	歯間ブラシの入らない歯間空隙の隣接面の清掃に用いる． 歯肉に傷害を与えることなく歯間部に挿入し動かす必要がある． 歯間空隙が広い場合やポンティック基底面の清掃にはプロキシソフトが使われる． 手指の不自由な場合にはホルダーつきフロスが勧められる．
鉤歯清掃用のブラシ	鉤歯，孤立歯の清掃に用いる． 毛先を歯面に当てて動かす必要がある．

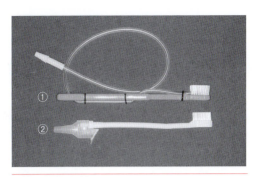

図6 吸引が可能な歯ブラシ
吸引器に接続することにより口腔内の唾液などの吸引除去が可能となる．各種の商品が市販されているので，使用目的，口腔内の状況に適したブラシを選択する．写真は，①吸引ブラシ（オーラルケア），②メドライン吸引歯ブラシ（ティーアンドケー）である．

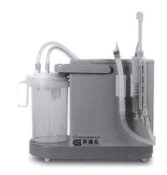

図7 注水・吸引機能を備えた歯ブラシ
注水・吸引機能を備えたビバラックプラス（東京技研）は，歯ブラシ先端部での吸引と吸引チップからの吸引，注水・吸引機能を備えた歯ブラシ，持ち運びに便利な小型軽量化などを特徴としている．

表34 歯ブラシの選択

①歯ブラシの種類
　手用歯ブラシ
　　使用者の手によって行われるブラシの運動．
　　ブラッシング法に従って歯ブラシを歯面に当てて動かす．
　電動歯ブラシ
　　1）ギアモーターによるブラシの前後，反復回転運動（高速運動歯ブラシ）．
　　　植毛部の機械的な動きによる歯垢除去．
　　　取扱説明書に従って使用する．
　　　手用歯ブラシと比較して，重い，把柄が太い，振動がある．
　　2）リニア駆動による高速音波振動（音波歯ブラシ）．
　　　従来の電動歯ブラシと同様の機械的な歯垢除去．
　　　細菌連鎖の破壊が可能である．
　　　高速振動により毛先が接していない範囲までの歯垢除去が可能である．
　　　取扱説明書に従って使用する．
　　　手用歯ブラシと比較して，重い，把柄が太い，振動がある．
　　3）超音波発振子による超音波振動（超音波歯ブラシ）．
　　　歯面からの歯垢の分離と細菌連鎖および不溶性グルカンの破壊が可能である．
　　　毛先の届かない部位のプラークコントロールにも有効である．
　　　取扱説明書に従って使用する．
　　　手用歯ブラシと比較して，重い，把柄が太い．
②頭部の形態と大きさ
　歯列の状況，ブラシの到達の容易さ，口腔内での安定性などを考慮して頭部の形態を選択する．
　通常の歯ブラシで清掃しにくい部位にはワンタフトブラシなどを用いる．
③刷毛の長さと硬さ
　ブラッシング法に合った刷毛を選択する．毛先を用いるブラッシング法では短めで普通の硬さの刷毛が適している．
④把柄部の形状の選択
　手指の機能に合わせた把柄部の太さや長さの調整が必要とされる場合がある．

音波，超音波

音波とは16 Hzから20 kHzの周波数（可聴周波）である．超音波とは人間の可聴周波数よりも高い周波数で，20 kHz以上の周波数である．なお，周波数（Hz）とは1秒間当たりの振動数のことである．

歯面に適切に当たらないと歯垢は効果的に除去できません．歯面とブラシの位置関係を鏡で確認しておくことが勧められます．ブラシを歯面に強く当てすぎないように，また歯肉に傷害を与えないように注意して使います．ワンタフトブラシは通常の歯ブラシの毛先が届きにくい部位の清掃に有効です（図10）．
　歯間部の清掃には**歯間ブラシ，デンタルフロス**を使用します（図11～14）．ワンタフトブラシも使用可能ですが，接触点直下などのブラシが到達できない部位の歯垢は除去できません．

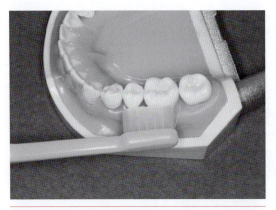

図8　歯ブラシの使用方法
ブラッシング法により使用する歯ブラシが異なる．ブラッシング法により歯ブラシの動かし方は決められているので，方法に則ったブラッシングを行う．スクラッビング法では毛先が歯面に接触することにより歯垢の除去が可能となる．歯ブラシを保持して毛先を歯面に当てられる能力が必要となる．効果的にかつ為害性のない清掃のために歯科医師・歯科衛生士から清掃方法の指導を受けることが必要である．写真の歯ブラシは介助用歯ブラシ　エラック541（ライオン歯科材）である．

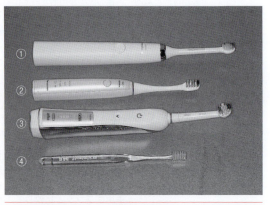

図9　電動歯ブラシと手用歯ブラシ
各種の電動歯ブラシが市販されているが，刷毛部の形状や運動様式は商品によって異なるので，使用者の能力，口腔内の状況などに適したブラシを選択する．写真のブラシは，①音波歯ブラシ　ソニッケアー　ダイヤモンドクリーン（フィリップスエレクトロニクス　ジャパン，小泉成器），②音波歯ブラシ　ドルツ　プリニア　スマート（パナソニック），③高速運動歯ブラシ　ブラウンオーラルB　デンタプライド5000（プロクター・アンド・ギャンブル・ジャパン，トクヤマデンタル），④手用歯ブラシ DENT.EX スリムヘッドⅡ（ライオン歯科材）である．

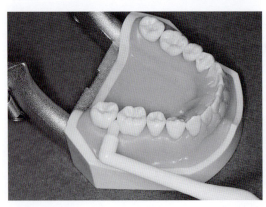

図10　ワンタフトブラシ（シングルタフトブラシ，エンドタフトブラシ）の使用法
歯頸部：歯頸部をなぞるように軽くゆっくりと移動させる．
歯間部：振動させるように軽く動かす．
ポンティック部：軽くゆっくり移動させる．凹面では振動させるように軽く動かす．
叢生部：振動させるように軽く動かす．歯頸部より切縁・咬合面方向に軽く動かす．
注意点として，①ブラシを適切に歯面に当てる，②歯肉を傷つけない，があげられる．通常の歯ブラシの毛先が到達できない部位，到達しにくい部位の清掃に使用する．効果的かつ為害性のない使用のために歯科医師・歯科衛生士による指導が必要である．各種の商品が市販されているので，使用目的，口腔内の状況などに合ったブラシを選定する．写真はプラウトワンタフトブラシ（オーラルケア）である．

義歯を支えている歯はう蝕・歯周病により抜歯に至るリスクが高くなります（**図15**）．リスクを下げるためには丁寧な清掃が必要です．たとえ現在歯の唇・頬側面や舌側面の清掃状態がよくても，欠損部位に面した隣接面（**欠損側隣接面**）は歯垢の付着が認められることが多々あります（**図16**）．歯冠を回復せず**根面板**を装着した場合も歯ブラシを適切に当てるのが難しいなどの理由で，歯垢の付着が認められることが多くなっています．そのため，**鉤歯**，**孤立歯**の清掃が容易に行えるよう工夫された商品が市販されています（**図17**）．

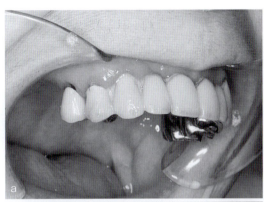
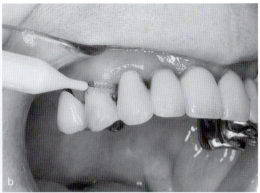
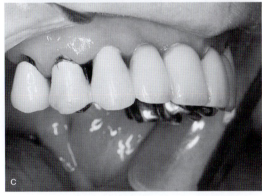

図11　歯間清掃を行っていなかった高齢者
a：食渣や歯垢が認められる歯間部，b：つき添いの家族に対する歯間ブラシの使用方法に関する指導，c：歯間清掃が終了した口腔内．
要介護度3の女性（80歳代）はセルフケアができず家族が口腔清掃を行っていた．歯ブラシを使用していたが歯間ブラシは使ったことがなかった．歯間には食渣や歯垢が認められた．歯間ブラシを使用し除去した食渣や歯垢をみせたところ関心を示したため，歯間ブラシを紹介し使用方法を指導した．

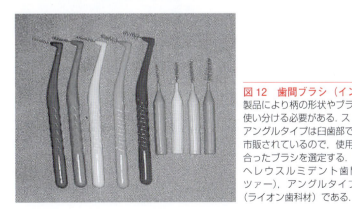

図12　歯間ブラシ（インターデンタルブラシ）
製品により柄の形状やブラシの太さなどが異なるので使い分ける必要がある．ストレートタイプは前歯部で，アングルタイプは臼歯部で使いやすい．各種の商品が市販されているので，使用目的，口腔内の状況などに合ったブラシを選定する．写真はストレートタイプがヘレウスルミデント歯間ブラシ（ヘレウスクルツァー），アングルタイプがDENT.EX歯間ブラシ（ライオン歯科材）である．

歯の清掃に使用する用具は使用方法を誤ると歯肉を損傷することになります．歯肉からの出血のおもな原因は，炎症のための易出血性と口腔清掃用具の不適切な使用による歯肉の損傷です．易出血性の歯肉からの出血の場合には，適正な清掃の継続的な実施により炎症が軽快するため，出血をみなくなります．誤った使用方法による歯肉損傷を避けるために，効果的な清掃を行うためには歯科医師・歯科衛生士による指導が必要です．

2）粘膜の清掃に使用する用具

要介護者では粘膜を積極的に清掃する必要が生じることがあります．粘膜の清掃には**スポンジブラシ**，**粘膜ブラシ**，**舌ブラシ**などが使われます（**表 35**，

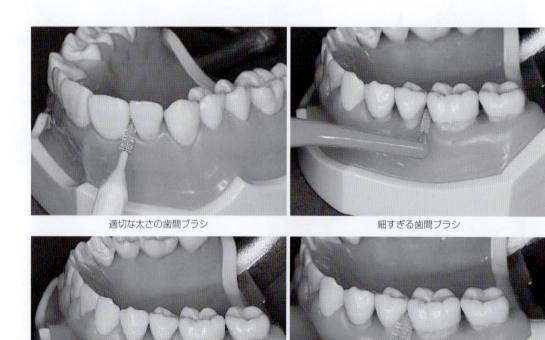

| 適切な太さの歯間ブラシ | 細すぎる歯間ブラシ |
| 適切な太さの歯間ブラシ | 太すぎる歯間ブラシ |

図 13 歯間ブラシの使用法
無理なく挿入でき，毛先が対向する両方の歯面に十分に届く大きさを選択する．サイズが小さいとブラシが歯面に接しないため歯垢が落ちにくい．サイズが大きいと歯肉損傷が起こりやすい．ブラシの軸の挿入方向をやや歯冠側方向に傾けながら，ブラシが歯間乳頭部歯肉の上を滑るように挿入する．挿入した歯間ブラシは頬舌側方向に数回往復運動をさせる．唇側・頬側および舌側・口蓋側から歯間ブラシを使用するのが望ましい．歯垢の付着したブラシを流水下で洗浄しながら使用する．歯間部の清掃は歯肉の損傷を生じやすい．効果的にかつ為害性のない清掃のために歯科医師・歯科衛生士の指導が必要である．各種の商品が市販されているので，使用目的，口腔内の状況などに合ったブラシを選定する．写真はストレートタイプがヘレウスルミデント歯間ブラシ（ヘレウスクルツァー），アングルタイプが DENT.EX 歯間ブラシ（ライオン歯科材）である．

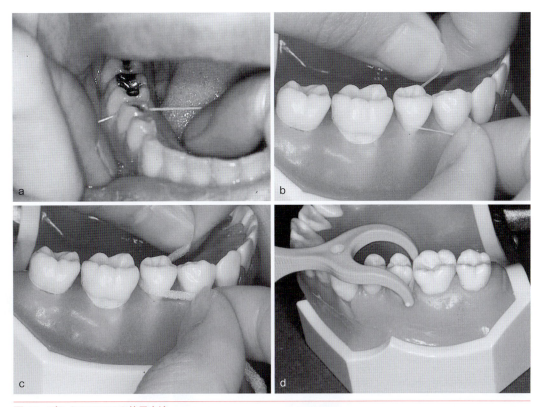

図14 デンタルフロスの使用方法
歯肉を傷つけないように歯頸部側に向かって接触点をゆっくり頬舌側方向にスライドさせながら通過させる．歯面に圧接しながら歯肉縁から咬合面・切縁方向に動かす．フロスは汚れていない部分を使用する．フロスの使用後には歯垢を除去するために洗口する．ポンティック基底面（凸面）や歯間空隙のスペースが広い場合には太いフロスを用いる．通常は指で保持して使用するが，ホルダーつきフロスが高齢者や手指の不自由な人には向いている．効果的にかつ為害性のない清掃のために歯科医師・歯科衛生士による使用方法の指導が必要である．各種の商品が市販されているので，使用目的，口腔内の状況などに合ったフロスを選定する．写真は，b：リーチデンタルフロス（ジョンソン・エンド・ジョンソン），c：プロキシソフト（プロキシソフト），d：DENT.EX ウルトラフロス（ライオン歯科材）である．プロキシソフトはフロススレッダー・フィラメント・フロスと三つの役割を1本にまとめており，フィラメント部は特殊処理されたナイロン繊維でスプリング状につくられている．

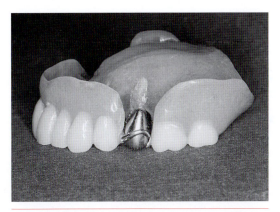

図15 歯周病のために抜去された第二小臼歯と義歯
清掃不良や負担過重により歯周病が進行し，抜歯に至った．

1．口腔衛生管理の基本

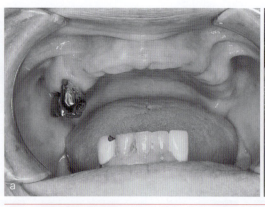
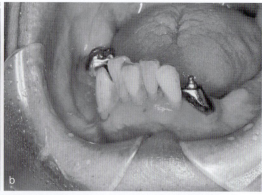

図16 部分床義歯の鉤歯
a：歯垢の付着した欠損側隣接面．右側第一小臼歯の頰側面には歯垢の付着は認められないが，欠損側隣接面（近心面）には歯垢の付着が認められる．
b：Oリングアタッチメントが使用されている根面板．根面板の装着された歯の清掃状態は不良なことが多い．

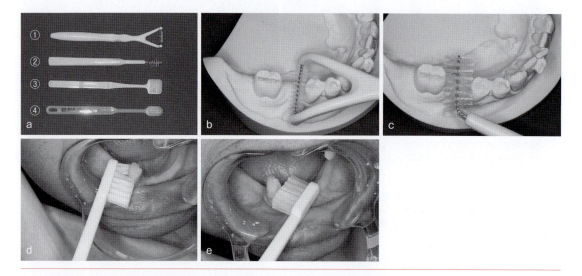

図17 鉤歯（欠損側隣接面）の清掃方法
欠損部に大きなスペースがあれば通常の歯ブラシでの清掃が可能であるが，スペースが小さい場合には毛先を歯面に当てるのが難しい．頭部の小さいブラシならばスペースが小さくても毛先を歯面に当てやすい．
a：鉤歯，欠損側隣接面などの清掃用のブラシ．鉤歯などの清掃のために，①パーシャルメイト（デントケア），②サニーライフ フリーアングル歯ブラシ（ジーシー）などが市販されている．欠損側隣接面などの清掃にはワンタフトブラシも使いやすい．根面板の清掃には，③アタッチメント用歯ブラシ（ジーシー），④エラック510（ライオン歯科材）などが市販されている．
b：パーシャルメイト（デントケア）による第二小臼歯遠心面の清掃．
c：サニーライフ フリーアングル歯ブラシ（ジーシー）による第二小臼歯遠心面の清掃．
d：右側犬歯遠心面の清掃．力を入れすぎてブラシの毛先が歯面に接していない．
e：右側犬歯近心面の清掃．適切にブラシの毛先が歯面に接している．孤立歯では通常の歯ブラシでも清掃できるが，力を入れすぎると毛先が歯面に接触しないことになる．

図18～22）．舌専用の清掃用品はブラッシングを主体としたものとスクレイピングを主体としたものに分類されます[81]．粘膜ブラシでも舌の清掃に適した製品があります．粘膜を清掃するときには粘膜の損傷防止，誤嚥防止が大切

表35 粘膜の清掃に用いる清掃用具

スポンジブラシ	口腔粘膜清掃のためのブラシ. 口腔湿潤剤の口腔内塗布にも使用される. 吸引機能をもつものもある.
粘膜ブラシ	粘膜清掃を目的にした軟毛のブラシ. 吸引機能をもつものもある.
舌ブラシ	舌苔除去用のブラシ. 粘膜ブラシにも舌ブラシとして使用できるものがある.
口腔ケア用綿棒	口腔内の清拭に用いる綿棒.
口腔ケア用ウェットティッシュ・ウェットガーゼ	口腔内の清拭に用いるティッシュ・ガーゼ.

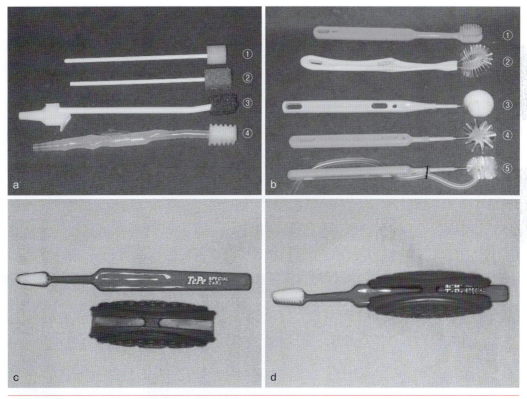

図18 粘膜清掃用のブラシ
特徴がある各種のブラシが市販されている.使用目的,使用方法に合ったブラシを使用する.ここでは市販されている商品の一部を紹介する.
a:①バトラー口腔ケア用スポンジブラシ(サンスター),②メドラインスポンジブラシ(ティーアンドケー),③メドライン吸水スポンジブラシ(ティーアンドケー),④マウスピュア吸引スポンジ(川本産業).
b:①エラック510(ライオン歯科材),②介護粘膜ブラシプロ(デントケア);カテーテルの取りつけが可能,③モアブラシ(オーラルケア),④柄付くるリーナブラシ(オーラルケア),⑤吸引くるリーナブラシ(オーラルケア).
c:テペ歯ブラシ・スペシャルケアとエクストラグリップ(テペ,クロスフィールド).
d:エクストラグリップを取りつけたテペ歯ブラシ.握力の弱い患者がしっかり握れるようするためにエクストラグリップを使用する.なお,エクストラグリップはテペ社の歯ブラシ・デンチャーブラシにのみ対応している.

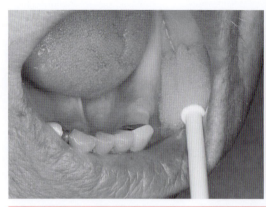
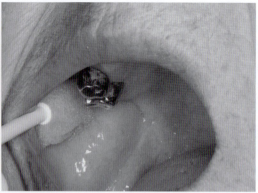

図19 スポンジブラシ
口蓋や口腔前庭などの清掃に用いる．歯に付着した歯垢の除去には適していない．商品によって柄の材質やスポンジ部分の形状が異なる．使用目的，使用方法に合ったブラシを使用する．写真はバトラー口腔ケア用スポンジブラシ（サンスター）である．

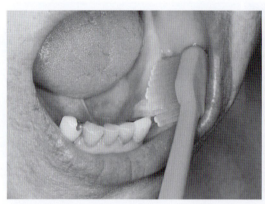
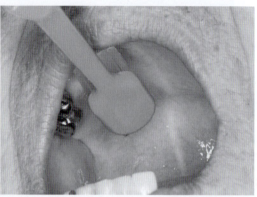

図20 粘膜ブラシ
粘膜の清掃に用いる．歯の清掃も可能であるが，軟毛であるため効率はよくない．写真は口腔粘膜ケア用ブラシのエラック510（ライオン歯科材）である．

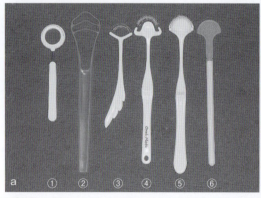
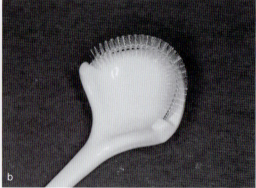

図21 舌ブラシ
各種の舌ブラシが市販されている．一般的にはブラシタイプが使いやすい．使用目的，使用方法に合ったブラシを使用する．ここでは市販されている商品の一部を紹介する．
a：①舌クリーナー（エムケア），②タングクリーナー（テペ，クロスフィールド），③タングメイト（デントケア），④オーラルメイト（デントケア），⑤マウスピュアフレッシュメイトK（川本産業），⑥タンクリーナー（広栄社）．
b：マウスピュアフレッシュメイトK（川本産業）の頭部．

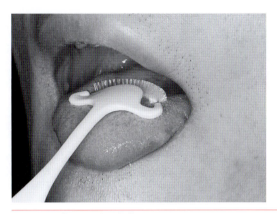 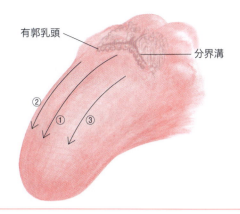

図22　舌ブラシの使用方法
舌表面，舌乳頭を傷つけないよう，また除去された舌苔を咽頭に入り込まないよう，分界溝の前方から舌尖に向かってブラシを軽く当てながら動かす（右）．舌苔を1回で除去しようとせず，舌の継続的な清掃によって徐々に舌苔を除去する．写真はオーラルメイト（デントケア）である．

表36　粘膜の清掃方法

口腔内が乾燥しているときには口腔内を湿潤させる	剥離粘膜上皮膜は十分に湿潤させる．
乾燥した清掃用具を口腔内では使用しない	ブラシに水を吸わせたあと，水分を絞って使用する．
清掃用具に付着した汚れを取り除きながら清掃を行う	付着した汚れは流水などで洗浄する．
咽頭方向に汚れを移動させない	口腔内では後方から前方に向けて清掃用具を移動させる．
粘膜を傷つけない	力の大きさや刷掃回数などを無理のない程度にする．剥離粘膜上皮膜や痂皮を無理に除去しない．味蕾を傷つけない．
嘔吐反射を誘発させない	舌根部，咽頭後壁などに対する刺激により絞扼反射，嘔吐反射が誘発される．舌清掃では分界溝の前方を清掃する．
清掃の最後に取り除いた汚れすべてを含嗽や洗浄で口腔内から除去する	吸引が可能ならば洗浄と吸引を同時に行う．

です（**表36**）．口腔ケア用ウェットティッシュ・ウェットガーゼは大雑把に汚れを除去するときに使用します（**図23**）．

3）口腔湿潤剤

　要介護高齢者の口腔乾燥は口腔健康管理上大きな問題です．口腔乾燥がある場合には口腔粘膜に**剥離上皮膜**が付着することがあります[29, 82]．また剥離上皮膜を無理にはがして出血させた結果，痂皮が形成されることがあります．口腔内の湿潤を常時保つことや湿潤状態にして口腔清掃を行うことが望まれます．口腔内の湿潤保持や口腔内に乾燥した剥離上皮膜の軟化のために口腔湿潤剤が用いられます．水は口腔内での流れのコントロールが難しいため，誤嚥の

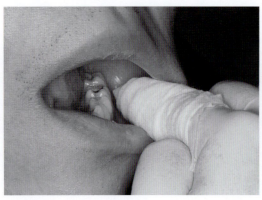

図 23　口腔ケア用ウェットティッシュ・ウェットガーゼによる清拭
大雑把に汚れをふき取るのに用いる．各種の製品が市販されているので，使用目的に適した商品を選択する．写真は口腔ケアウエットガーゼ（川本産業）である．

危険があります．垂れにくいジェルを使用すると誤嚥の危険性が低下します．口腔乾燥患者では，口腔清掃後には口腔内の湿潤を保持するために**口腔湿潤剤**を使用します．

　口腔湿潤剤はジェルタイプ，リキッドタイプ，スプレータイプに大別されます（**表 37**）．それぞれの特徴を捉えて使用することが大切です．個人の嗜好に合わせて選択することも必要です．

4）消毒薬

　グルコン酸クロルヘキシジン（以下，**クロルヘキシジン**）は低毒性でかつ持続的な抗菌効果を示すことから，手指や皮膚の消毒，手術部位の皮膚の消毒などに使用されている消毒薬です．しかし，使用濃度の誤りは重篤な副作用を招きますので，使用時には濃度確認が求められます．バイオフィルムの形成を抑制すること，細菌の表面・粘膜面・歯面に吸着して抗菌性を示すこと，ミュータンス菌などの歯面への吸着を防ぐことが知られています．クロルヘキシジンの殺菌消毒効果は長時間持続し，諸外国では口腔衛生管理の際に使用されています．クロルヘキシジンの使用により誤嚥性肺炎が減少することが示されています[85]．しかし，日本集中治療医学会の人工呼吸器関連肺炎予防バンドル 2010 改訂版[45]にはクロルヘキシジンの使用は含まれていません．適応外の使用方法によるものですが，歯周ポケットの洗浄によるアナフィラキシーショックがわが国では報告されています[86]．人工呼吸器関連肺炎の減少が確

メモ 11　白色ワセリン
　軟膏基剤として，また皮膚保護剤として用いる．吸水性と皮膚への浸透性が少なく，吸着性が強い．口腔清掃時に乾燥した口唇に白色ワセリンを塗ることが勧められる．

表37 口腔湿潤剤（大渡，2014.[83]）（竜，2015.[84]）

ジェルタイプ	使用法	スポンジブラシなどで粘膜に薄く塗布する． 口腔湿潤剤を塗布するときには古い口腔湿潤剤を完全に除去する．
	特徴	効果持続時間はリキッドタイプ，スプレータイプよりも長い． 時間の経過とともに湿潤度・流動性が低下する． リキッドタイプよりも誤嚥のリスクが低いため，意識障害や嚥下障害のある患者に適する．
	商品例	3Mオプトレオーズ口腔用保湿ジェル（スリーエムヘルスケア），リフレケアH（イーエヌ大塚製薬），コンクールマウスジェル（ウエルテック），ウエットキーピング（オーラルケア），バトラーうるおい透明ジェル（サンスター），オーラルアクアジェル（ジーシー），バイオティーンオーラルバランスジェル（グラクソ・スミスクライン），ビバ・ジェルエット（東京技研），ClO2 Freshジェル（パインメディカル），うろおーらジェル（ビーブランド・メディコーデンタル），マウスピュア口腔ケアジェル（川本産業），スマイルハニーオーラルクリーンジェル（日本ゼトック），口腔保湿ジェルうるおいキープ（和光堂），お口を洗うジェル（日本歯科薬品）
リキッドタイプ	使用法	口に含み，口腔全体に行き渡らせてから吐き出す． スポンジブラシなどで塗布する．
	特徴	口腔内に速やかに広がる． 効果持続時間はジェルタイプよりも短い． ジェルタイプよりも誤嚥のリスクが高い．
	商品例	コンクールマウスリンス（ウエルテック），バトラーマウスコンディショナー（サンスター），バイオティーンマウスウォッシュ（グラクソ・スミスクライン），うるおーらリンス（ビーブランド・メディコーデンタル）
スプレータイプ	使用法	舌や頬の粘膜に噴霧する．
	特徴	口腔内に速やかに広がる． 効果持続時間はジェルタイプよりも短い． ジェルタイプよりも誤嚥のリスクが高い．
	商品例	ウェットキーピングミスト（オーラルケア），バトラージェルスプレー（サンスター），オーラルウェットスプレー（ヨシダ），絹水スプレー（生化学工業），オーラルプラス口腔用スプレーうるおいミスト（和光堂）

認されているクロルヘキシジンの濃度は0.12～2％ですが，わが国ではその濃度では使用できません[47]．わが国では低濃度のクロルヘキシジンを含む製品，コンクールF（ウエルテック），バトラーCHX洗口液（サンスター）などが市販されています．なお，クロルヘキシジンには歯面の着色，味覚障害などの副作用があります．

ポビドンヨード製剤もよく用いられる消毒薬で，細菌やウイルスに有効です．イソジンガーグルは扁桃炎，口内炎，口腔創傷の感染予防や口腔内の消毒のために希釈して1日数回用いる含嗽剤です．ヨウ素に対し過敏症の既往のある患者には禁忌であり，甲状腺機能に異常のある者には慎重投与となっています．長期の使用で着色をきたすという短所があります．口腔粘膜びらん，口腔内刺激などが副作用として報告されています．アルコールを含有するポビド

ンヨード製剤は粘膜に刺激を与えるため，放射線治療や化学療法により口腔粘膜炎を発症した場合の含嗽には適しません．ポビドンヨードの殺菌効果は濃度が高いほど高いというものではありません．ポビドンヨード製剤の殺菌作用はヨウ素の酸化作用によるものです．ポビドンヨード製剤から遊離されるヨウ素量が最大になるのは0.1%濃度であり，殺菌効果は即効的かつ幅広い菌種に認められます[87]．濃度が高いほど細胞毒性は強くなるので，粘膜への為害性に配慮して使用する必要があります．

含嗽剤

含嗽剤は殺菌消毒を目的としたものと消炎鎮痛を目的としたものとに大別できる．ポビドンヨードを含んだ含嗽剤は殺菌消毒が目的であり，イソジンガーグルが有名である．アズノールやハチアズレなどは，抗炎症作用，創傷治癒促進作用などがあるアズレンスルホン酸ナトリウム水和物を含んだ含嗽剤で，消炎鎮痛のために用いる．咽頭炎，口内炎，口腔創傷などに用いられる．口腔粘膜炎で疼痛が強い場合には生理食塩水をうがいに使うこともある．

5）歯科用開口器・開口補助器具

開口の保持が困難な要介護高齢者では口腔清掃が困難です．このため開口が保持できるように器具が市販されています．歯科用開口器，開口補助器具として多くの商品が市販されています．金属製開口器は要介護高齢者に対しては使用しづらいものです．開口状態を保持させるために上下顎の臼歯咬合面間に挿入しますが，歯冠の破折，歯や補綴装置の脱離などが起こらないように歯の負

表38 開口器・開口補助器具の使用上の注意 （飯田ほか，2013.[20]）（藤本，2008.[88]）（岩佐，2008.[89]）

①咬合力に耐えられる歯が上下顎にある臼歯部に使用する 　負担能力を考え孤立歯には力がかからないようにする． 　前歯には使用しない． ②歯冠破折の可能性のある歯には使用しない ③歯や歯科補綴装置などの脱落の可能性のある部位には使用しない 　動揺歯に負担がかからないようにする． 　脱落した歯や歯科補綴装置の誤飲・誤嚥の危険性がある． 　インプラント体の脱離にも注意する． ④器具が顎堤粘膜と直接接触する場合には使用しない 　粘膜損傷の可能性がある場合には器具を使用しない． 　粘膜負担の少ない材質の器具を使用する． ⑤口唇，頬，舌を巻き込まないようにする 　粘膜が損傷する可能性がある． ⑥器具の装着中に脱落を起こさない 　大きく開口したときに開口補助器具の位置の変化や脱落を起こさないようにする．

アングルワイダー・オーラルワイダーなどの装着により歯に負担をかけずに開口が可能になることもある．割りばしにガーゼを巻いたものでも使用可能である．
エラックバイトチューブ，バイトロックⅡ，オーラルバイトなどの開口補助器具は，シリコーンゴムや硬質ポリウレタンを用いることにより歯や粘膜の負担が小さいという特徴をもつ．

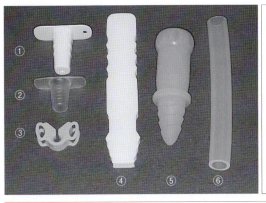 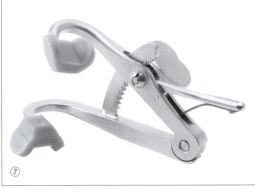

図24 開口器・開口補助器具
特徴がある各種の器具が市販されている．使用目的，使用方法に合った器具を使用する．ここでは市販されている商品の一部を紹介する．
①デンタルブロック（オーラルケア），材質：ナイロン
②フィンガーブロック（Proxident，クロスフィールド），材質：ポリカーボネイト
③NIKKO バイトブロック（マイクロテック，日本歯科工業），材質：ソフトタイプ：熱可塑性エラストマー，ハードタイプ：シリコン
④オーラルバイト（Specialized Care，ザイコア・インターナショナル），材質：硬質ポリウレタン
⑤バイトロックⅡ（デントケア），材質：シリコーン樹脂
⑥エラックバイトチューブ（ライオン歯科材），材質：シリコンゴム
⑦万能開口器（YDM），材質：ステンレス，シリコーンチップ

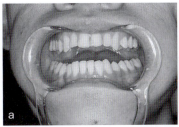 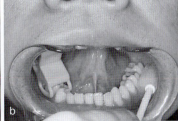 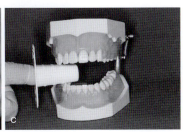

図25 歯科用開口器・開口補助器具の使用方法
a：アングルワイダー・オーラルワイダー（ザイコア・インターナショナル）
　口角部を無理なく左右に開口する．
b：バイトブロック
　臼歯部に置いて噛ませる．口腔内がみえるようにアングルワイダー・オーラルワイダーを使用して撮影を行った．
c：デンタルブロック（オーラルケア）
　手袋をして拇指に装着し，口角から挿入する．

　　　　　担能力を考えて器具の使用部位を決定します（**表38**，**図24，25**）．
　　歯科用開口器の装着によって口唇や口腔内を損傷しないように注意して使用します．歯科用開口器の使用により術者の指が噛まれるなどの損傷を防止できます．歯科用開口器を使用する場合には，器具の脱落などの危険があるため二人でケアを行うことが勧められています．

1．口腔衛生管理の基本

8 義歯清掃

1) 義歯清掃の基本

　要介護高齢者が装着している義歯には食物残渣，デンチャープラーク，歯石様沈着物，着色がみられることが多いものです（**図26，27**）．現在歯のう蝕・歯周病，義歯性口内炎，誤嚥性肺炎などの予防のためには，歯や粘膜だけではなく義歯の清掃も重要です．義歯の清掃はブラシによる**機械的清掃**と義歯洗浄剤による**化学的清掃**が基本です（**表39**）．機械的清掃と化学的清掃を行うことにより義歯の清潔が保つことができます．機械的清掃単独，化学的清掃単独では義歯の清潔を保てません．水洗やティッシュペーパーでの清拭は義歯に付着した食物残渣の除去には有効と思われますが，バイオフィルムは除去できません．**歯石様沈着物**はブラシや家庭用の義歯洗浄剤では除去できません．ブラ

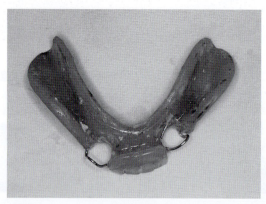

図26　清掃不良の下顎部分床義歯
食物残渣，着色，デンチャープラークの付着がみられる．

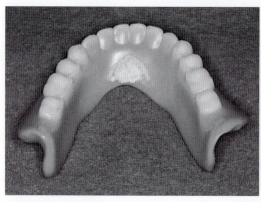 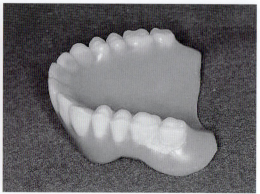

図27　歯石様沈着物
歯石様沈着物は下顎前歯部舌側研磨面と上顎大臼歯部頰側研磨面に付着しやすい．ブラシでは歯石様沈着物を除去できない．歯石様沈着物は機械的に除去する方法と歯石除去を主目的とした歯科医院専用義歯洗浄剤を使用して除去する方法がある．いずれにしても歯科医師が除去することになる．

表39 義歯清掃の手順

①流水下でブラシにより汚れを落とす.
②義歯洗浄剤の溶液に浸漬する.
③溶液浸漬後に流水下でブラシにより汚れを落とす.

・通常は日常生活に支障が生じない夜間就寝中に義歯洗浄剤の溶液に浸漬する.
・義歯洗浄剤の溶液に毎日浸漬するのが望ましい.
・義歯清掃時に掌で義歯を保持して決して落下させない.
・義歯安定剤を除去してから清掃を行う.
・ティッシュコンディショナーが使用されている義歯の場合,ティッシュコンディショナーに悪影響を与えない義歯洗浄剤の溶液に浸漬する.銀系無機抗菌剤配合の義歯洗浄剤が適している.ブラシは用いない.

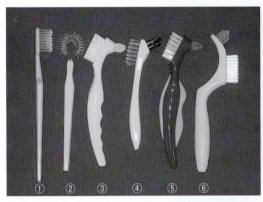 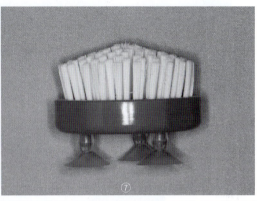

図28 義歯用ブラシ
特徴がある各種のブラシが市販されている.使用目的,使用方法に合ったブラシを使用する.ここでは市販されている商品の一部を紹介する.
①デンチャーブラシ(テペ,クロスフィールド),②サニーライフ 義歯用ブラシ(ジーシー),③プラティカ デンチャーブラシ(ジーシー),④義歯用ハブラシ(サンスター),⑤PHB義歯ブラシ(ティーアンドケー),⑥エラック義歯ブラシ(ライオン歯科材),⑦マルチクリーナー(Proxident,クロスフィールド).
柄,植毛部が工夫された各種の義歯用ブラシが市販されている.吸盤つきのブラシは片手での義歯清掃が可能である.

シで除去できない汚れは歯科医師に除去してもらいます.

　義歯清掃のためのブラシはさまざまな形状のものが市販されています(**図28,29**).手の不自由な人が使いやすいように工夫されているブラシもあります.義歯用ブラシは義歯の複雑な形態に毛先を当てることができること,そのために義歯用ブラシの柄を的確に保持できることが必要です.

　デンチャープラークの除去には**義歯洗浄剤**の使用が必須です.義歯の清潔保持のために義歯洗浄剤を毎日使用することが推奨されています.義歯洗浄剤を包装から出すのが難しいという高齢者がいますが,片手でも義歯洗浄剤を必要量だけ出せるように工夫された商品も市販されています(**図30**).義歯の材質に適した義歯洗浄剤を使用する必要があります(**表40**).一般的には次亜塩素酸系や酸,過酸化物は微生物に対する作用は強く,洗浄効果も高いのですが,材料への影響が強く出ます[91].軟質リライン材やティッシュコンディショナーには銀系無機抗菌剤配合の義歯洗浄剤が適しています(**図31**).金属を腐食させるため酸を金属に使用するのは好ましくありません.銀合金は酸性の

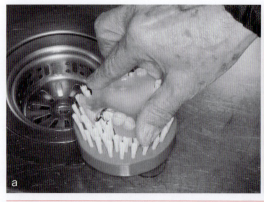
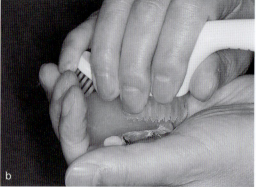

図 29　手指機能の低下に対応する義歯用ブラシ
a：マルチクリーナー（Proxident，クロスフィールド）．背面に三つの吸盤がある．手の機能や力が低下した患者でも清掃が可能である．
b：エラック義歯ブラシ（ライオン歯科材）．手指機能の低下にも対応できるようにハンドルの形状がつくられている．

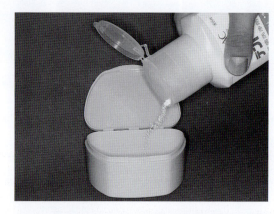

図 30　片手で操作しやすい義歯洗浄剤の容器
片手でも使える計量カップつきボトルで，1回分の計量が簡単にできる．包装から義歯洗浄剤を取り出すのが難しい高齢者などに適する．写真のエラック義歯洗浄剤（ライオン歯科材）は酵素入り過酸化物に分類される．

義歯洗浄剤で変色する可能性があります．

　義歯安定剤が付着した義歯を清掃するときには，最初に義歯安定剤を除去します（**図 32**）．義歯安定剤は時間とともに劣化していきます．また義歯と義歯安定剤の間に汚れが入り込むようになります．劣化して汚れが付着した義歯安定剤を除去せずに清掃しても義歯をきれいにすることはできません．

　介護施設などでは介護職員が義歯の清掃を行う場合があります．「スタッフが義歯を清掃してくれるが汚れがとれていないことが多く，結局自分で清掃しないといけない」と施設利用者にぼやかれないようにしたいものです．

　義歯清掃時には義歯床の破折線の有無，クラスプ（鉤）や小連結子の破折の有無などを確認します．問題があれば修理・調整などのために歯科を受診する必要があります．クラスプ（鉤）や小連結子の破折に家族や介護スタッフが気づかないことが多々あります．口腔内で義歯の動きが観察されたら，歯科受診を考えるべきです．

表 40 義歯洗浄剤のタイプ別洗浄効果 (浜田ほか, 2002.[90]) (馬場ほか, 2013.[91])

	殺菌作用	バイオフィルム除去能	歯石除去作用	消臭作用	市販品の例
次亜塩素酸	◎	△	−	−	ピカ(赤), ラバラックD, デントクリーン
過酸化物	○	○	−	◎	スーパースカイデント, ニオイを防ぐポリデント, デントフィクス, スモーカーズポリデント
酵素入り過酸化物	○	○	−	◎	酵素入りポリデント, 部分入れ歯用ポリデント, ホワイトポリデント, タフデント, たばこタフデント, さわやかコレクト, デント・エラック, スカイデント, デントクリア, デントポン
酵素	△	×	−	△	クリーンソフト, プラキット, パーシャルデント, ピカ(青)
銀系無機抗菌剤配合	◎	◎	−	−	さわやかコレクト
生薬	×	×	−	○	スパデント
酸	○	◎	◎	×	セラコートエース, ドクターオーハー, デンチャータッチ30
消毒薬(界面活性剤)＋超音波	◎	◎	−	△	クリーンデンチャーマックス

◎非常に強い　○強い　△普通　×弱い　−データなし

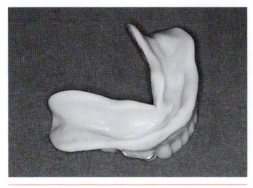

図31 ティッシュコンディショナーが使用されている義歯
ティッシュコンディショナーは義歯床下粘膜を健康な状態に回復させるために義歯床粘膜面に使用される材料である．材質的な特性から清掃にはブラシを使用しない．義歯洗浄剤によって清掃を行う．

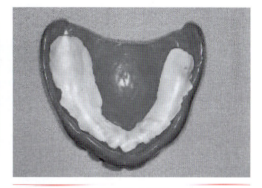

図32 義歯安定剤の付着した義歯
義歯安定剤は義歯の維持・安定を改善するために使用する．義歯安定剤を塗布したまま口腔内で使用していると口腔内の衛生状態が著しく低下する．そのため義歯安定剤を除去してから義歯清掃を行う．なお，写真の義歯安定剤の使用方法は不適切である．

2) 部分床義歯の清掃

部分床義歯の清掃ではブラシによる**機械的清掃**と義歯洗浄剤による**化学的清掃**を行います(**表41，図33**)．部分床義歯の清掃とともに歯の清掃も細心の注意を払って行います．義歯の維持・支持を担っている歯が歯周病やう蝕にな

表41 部分床義歯および現在歯の清掃の要点

義歯の清掃	①義歯の清掃は口腔外で義歯を直視して行う． ②落下による破損を防止するため，掌の上に義歯を保持する． ③流水下でブラシによる清掃を行う． ④支台装置とその周囲，粘膜面，研磨面，咬合面の順にブラシで清掃を行う． 　・支台装置とその周囲：支台歯のう蝕や歯周病の予防 　・粘膜面：義歯性口内炎の予防 ⑤義歯洗浄剤の溶液に浸漬する． ⑥義歯洗浄剤による清掃の前後には，流水下でブラシによる清掃を行う． ⑦ブラシによる清掃は毎食後，義歯洗浄剤溶液への浸漬は1日1回実施する． ⑧義歯の煮沸，漂白剤や研磨剤の使用は義歯に悪影響を与える． ⑨義歯洗浄剤の選択には義歯材料に与える影響を考慮する． ⑩ワイヤークラスプ（線鉤）は変形しやすいので，清掃時に強い力をかけない．
歯の清掃	現在歯を丁寧に清掃する． ・歯周病やう蝕のリスクが高いので，支台歯を丁寧に清掃する． ・欠損側隣接面，根面板，残根を丁寧に清掃する．
粘膜の清掃	要介護高齢者などでは粘膜の清掃が必要な場合がある．

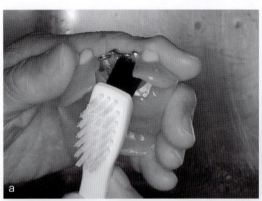
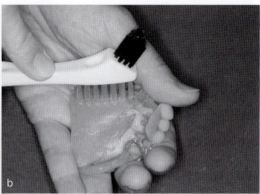
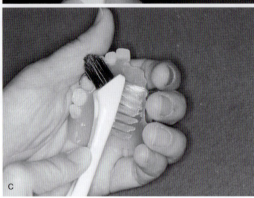

図33 部分床義歯の清掃
a：複雑な形態をしているクラスプ周囲の清掃は難しいので，毛先を義歯に慎重に当てる．
b：顎堤粘膜と接する部位（粘膜面）は十分な研磨が行えないので汚れやすい．丁寧に清掃する．
c：滑沢に研磨が行われている研磨面の清掃は比較的容易である．
清掃が困難な部位から丁寧に清掃を行う．落下により義歯が破折するときがある．掌で義歯をしっかりと保持する．写真は義歯用ハブラシ（サンスター）である．

り抜歯に至ると部分床義歯が使用できなくなります（**図15**参照）．歯周病やう蝕の予防のためには歯の清掃および歯の周囲を取り囲んでいる義歯の清掃が必須です．支台装置は複雑な形態をしているため，丁寧に清掃する必要があります．ブラシが複雑な形態に的確に接するようにしないと適切な清掃はできま

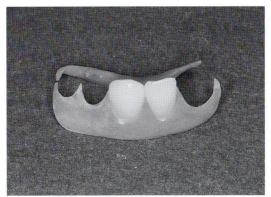

図 34 ノンメタルクラスプデンチャー
金属を使用していない義歯は軟らかいブラシで清掃する．義歯の沈下防止や動揺防止のための金属レスト，義歯の剛性確保のための金属フレームなどを備えたノンメタルクラスプデンチャーも製作されている．ノンメタルクラスプデンチャーの特徴はレジンクラスプを使用していることにある．

表 42 全部床義歯の清掃の要点

①義歯の清掃は口腔外で義歯を直視して行う．
②落下による破損を防止するため，掌の上に義歯を保持する．
③毎食後，流水下でブラシによる清掃を行う．
④粘膜面，研磨面，咬合面の順にブラシで清掃を行う．
　義歯性口内炎の予防のために粘膜面を丁寧に清掃する．
⑤1日1回，義歯洗浄剤による清掃を行う．
⑥義歯洗浄剤による清掃の前後には，流水下でブラシによる清掃を行う．
⑦義歯の煮沸，漂白剤や研磨剤の使用は義歯に悪影響を与える．
⑧義歯洗浄剤の選択には義歯材料に与える影響を考慮する．

要介護高齢者などでは粘膜の清掃が必要な場合がある．

せん．ワイヤークラスプにむやみに力をかけると変形するので，無理な力をかけてはいけません．

ノンメタルクラスプデンチャーの義歯床用材料は傷がつきやすいため，軟らかいブラシの使用が推奨されています（**図 34**）．

3）全部床義歯の清掃

全部床義歯の清掃ではブラシによる**機械的清掃**と義歯洗浄剤による**化学的清掃**を行います（**表 42**）．

9 義歯の保管方法

夜間就寝時には義歯を外し粘膜を安静にすることが推奨されています．義歯を外したときには，義歯を水の入った**専用容器**に保管します（**図 35**）．その際に義歯洗浄剤の使用が勧められます．義歯の専用容器を日頃から清掃し，清潔を保つことを忘れてはなりません．介護施設などで使用するときには容器に名前を記入しておきます．保管する義歯の上下顎の区別をわかるようにしておくと便利です．

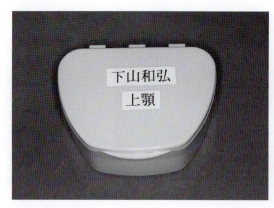

図 35　義歯の所有者が明確な義歯保管用の容器
容器には氏名を記入する，またはシールを貼る．上顎義歯のみ保管する場合には「上顎」，上顎義歯と下顎義歯を保管する場合には「上顎・下顎」というシールを貼っておくとよい．義歯保管用の容器には安価なものから高価なものまで市販されている．有田焼の容器も市販されている．写真はいればこ君（ナビーム）である．

表 43　義歯の紛失防止

①義歯に患者の氏名を付与する．
②氏名を記入した専用容器に義歯を保管する．
③ゴミと間違われるため，ティッシュペーパーで義歯を包まない．

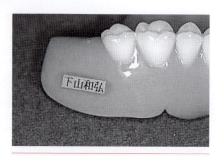

図 36　義歯の所有者の氏名を入れた義歯

10　義歯の紛失防止

　義歯の保管には氏名を記入した専用容器を使用します．認知症の患者が20個以上の専用容器を洗面所の棚に保管していたために義歯を探すのに時間がかかったことがあります．専用容器は1個に限定します．ティッシュペーパーに包むとゴミに間違われて捨てられてしまう可能性が高いので，決して行ってはなりません（**表43**）．義歯に氏名を記入しておくことが勧められます（**図36**）．

エピソード

　東京医科歯科大学歯学部附属病院で上下顎部分床義歯を製作した患者（90歳代，女性）が介護老人保健施設に入るときに，歯ブラシ，義歯用ブラシ，ワンタフトブラシ，歯間ブラシを持参したところ，スタッフに「歯を磨くのにこんなに道具を使うのですか」と驚かれた．ほとんどの施設利用者が歯ブラシのみを使用しており，チューブ入り歯磨剤は共用となっている．個人所有の歯ブラシにチューブの先端が接触するため不衛生な状態になっていて，基本的な知識についても情報提供が必要と思われた．

Part I
口腔健康管理の実践

Chapter 2

口腔機能管理

- 口腔機能管理には評価および訓練に対する理解が必須である.

- 摂食嚥下機能と構音機能の適切な評価に基づく機能訓練の実施は必須である.

- 各種機能訓練方法の目的を理解したうえでプランを構築する.

Chapter 2　口腔機能管理

1 口腔機能の評価

1─咀嚼機能の評価

　食物を摂取して食塊形成までの一連の過程を総合的に評価する単一の検査法はありません[1]（表1）．各種の検査法が開発されていますが，咀嚼機能の全般を測定するものとはなっていません．

（1）咀嚼能力の直接的検査法

　咀嚼能力を測定する方法として有名なのは篩分法です[1]．しかし，篩分法は臨床で簡単に使える方法ではありません．最も簡便な方法は**咀嚼能率判定表**（アンケート調査）による方法です．この方法は義歯装着者などの咀嚼機能を摂取可能な食品により，総合的に評価，判定する方法です[1]．摂取可能食品が限定される高齢者・要介護者には有効な方法といわれています[1]．しかし，調査に適切に回答できる能力がない者には使用できません．評価方法に工夫がなされており，たとえば内田らの摂取状況調査表[2,3]では摂取可能率を，平井らの摂取可能食品アンケート表[4]では咀嚼スコアを算出しています（図1，2）．なお，摂取可能率は篩分法で求めた咀嚼値と正の相関があると報告されていま

表1　咀嚼能力検査法（日本補綴歯科学会，2002．[1]）

直接的検査法	1）咀嚼試料の粉砕粒子の分布状態から判定 　ピーナッツや生米を用いておもに粉砕能力を測定する篩分法が代表的な方法である． 2）咀嚼試料の内容物の溶出量から判定 　粉砕，咬断，混合などを複合的に評価しているといわれている． 　咀嚼試料としてはチューインガム，グミゼリー，米，ATP顆粒剤などが使用されている． 3）咀嚼試料の穿孔状態から判定 　咬断（切断）能力を評価している． 4）食品の混合状態から判定 　咀嚼能力判定ガムを用いた方法は主として混合能力を判定する． 5）咀嚼能率判定表から判定 　摂食可能な食品を被検者の主観的な判断で選択する． 　測定機器などの必要がなく，臨床的に実施しやすい． 　高齢者，要介護者に有効である．
間接的検査法	1）咀嚼時の下顎運動より判定 2）咀嚼時の筋活動より判定 3）咬合接触状態より判定 4）咬合力より判定

患者氏名＿＿＿＿＿＿男・女　明・大・昭　年　月　日生　歳

下の項目から1つを選びその記号を（ ）のなかに記入してください。

普通に食べられる	（○）
困難だが食べられる	（△）
食べられない	（×）
義歯になって食べたことがない	（／）

揚げせんべい	（ ）	ドーナツ	（ ）
鳥唐揚げ	（ ）	あわび（生）	（ ）
あぶら揚げ	（ ）	キャベツ（生）	（ ）
甘栗	（ ）	するめ	（ ）
枝豆	（ ）	ハム	（ ）
かまぼこ	（ ）	おこし	（ ）
酢だこ	（ ）	なす（漬）	（ ）
たくあん	（ ）	ほうれんそう（ゆで）	（ ）
ごはん	（ ）	いか（焼）	（ ）
とんかつ	（ ）	ピーナッツ	（ ）

摂取可能率
（"○" を記入した数 ×5）

図1　摂取状況調査表（内田ほか，2002.[3]）

次の食品について，下の回答項目より現在の状況に最も近いものを選んで（ ）のなかに書き入れください。

(2) 容易に食べられる	(□) 嫌だから食べない
(1) 困難だが食べられる	(△) 義歯になってから食べたことがない
(0) 食べられない	

1. あられ	（ ）	2. （生）あわび	（ ）
3. いか刺し	（ ）	4. いちご	（ ）
5. かまぼこ	（ ）	6. （生）きゃべつ	（ ）
7. （ゆで）きゃべつ	（ ）	8. こんにゃく	（ ）
9. （煮）さといも	（ ）	10. スルメ	（ ）
11. 酢だこ	（ ）	12. （漬）大根	（ ）
13. （煮）たまねぎ	（ ）	14. （古漬）たくあん	（ ）
15. 佃煮こんぶ	（ ）	16. （揚）鳥肉	（ ）
17. （焼）鳥肉	（ ）	18. （漬）なす	（ ）
19. （生）人参	（ ）	20. （煮）人参	（ ）
21. バナナ	（ ）	22. ハム	（ ）
23. ピーナッツ	（ ）	24. （焼）豚肉	（ ）
25. りんご	（ ）		

ご協力ありがとうございます.

図2　摂取可能食品アンケート表（越野ほか，2008.[4]）

第Ⅰ群　バナナ，（ゆで）きゃべつ，（煮）人参，（煮）さといも，（煮）たまねぎ
第Ⅱ群　いちご，ハム，かまぼこ，佃煮こんぶ，こんにゃく
第Ⅲ群　（揚）鶏肉，（焼）鶏肉，りんご，（漬）なす，（生）きゃべつ
第Ⅳ群　（焼）豚肉，（漬）大根，あられ，ピーナッツ，いか刺し
第Ⅴ群　（生）人参，（古漬）たくあん，酢だこ，スルメ，（生）あわび

第Ⅰ群，第Ⅱ群，第Ⅲ群，第Ⅳ群，第Ⅴ群の5品目の平均点をそれぞれA，B，C，D，Eとする.
咀嚼スコア＝(A＋1.06B＋1.22C＋1.39D＋2.23E)/13.8×100%

す[3].

咀嚼能力判定ガムを用いた方法も利用しやすい方法です（**表2**）．簡単かつ迅速な実施が可能であり，全部床義歯装着者から健常有歯顎者まで使用可能です[5]．本試験法では試料の混合状態を評価します．評価方法としては色彩色差計法とカラースケール法がありますが，専用カラースケールによる10段階の判定が簡単です．全部床義歯装着者を対象とした研究では，咀嚼能力判定用ガムのガム咀嚼回数と篩分法で求めた咀嚼値と負の相関があったと報告されています[6].

咀嚼能力測定用グミゼリーを用いる方法も使用しやすい方法です（**表3**）．試料の規格化，咀嚼から嚥下直前の試料の評価などが本試験法の特徴となっています[7]．評価法としては，視覚法（スコア法），手動法（グルコース法），全自動法（色素法）があります[7, 8]．視覚法は器具・設備が不要であり，視覚資料との照合により10段階で判定する視覚法（スコア法）が臨床的に使いやすいといえます.

表2　咀嚼能力判定用ガムを用いる方法（濱ほか，2014.[5]）

製品名：キシリトールガム咀嚼力判定用（ロッテ）
注意点
　食後・ブラッシング後30分間は測定しない．
　咀嚼前に水で15秒間洗口する．
　連続計測は行わない．
咀嚼方法
　咀嚼回数：上下顎全部床義歯装着者　100回自由咀嚼
　　　　　　その他の者　　　　　　　60回自由咀嚼
　咀嚼方法：自由咀嚼で咬頭嵌合位まで毎回噛む．
　　　　　　「上の歯と下の歯がしっかりつくまで噛んでください」
　判定方法：①専用カラースケールによる10段階の判定
　　　　　　②色彩色差計での測定

表3　咀嚼能力測定用グミゼリーを用いる方法（科学技術振興機構，2013.[7]）（小野ほか，2013.[8]）

製品名：咀嚼能力測定用グミゼリー（UHA味覚糖）
咀嚼方法
　咀嚼回数：30回自由咀嚼
　判定方法：①視覚法（スコア法，10段階評価）
　　　　　　②手動法（グルコース法）
　　　　　　③全自動法（色素法）

（2）食事中の観察

　咀嚼能力の直接的検査法では被検者が方法を理解し，適切な方法・手順で実施する必要があります．しかし，咀嚼能力の直接的検査法が利用できる被検者ばかりではありません．そこで，咀嚼運動を観察する方法も利用されています．

　十分に**咀嚼運動**が可能な状態では，口唇を閉じながら舌や顎，頬は協調し，すりつぶし運動である臼磨運動を行います[9]．下顎は開閉口を繰り返し左右いずれかの上下顎の臼歯咬合面で食物を粉砕します[10]．咀嚼サイクルは，下方に動く開口に続いて，作業側方向への偏位，閉口，滑走，さらに非作業側方向への滑走に分けられます[10]（**図3**）．滑走運動はない場合もありますが，前方からみると（前頭面），単純な上下運動のみではないことがわかります．前方からみて，咀嚼側への下顎の動きがみられず，単純な上下運動のみをしているときには咀嚼できていないと考えられます[9]．

　咀嚼機能が維持されている場合には，噛まなければいけない食品が口腔内に捕食されたときに，舌を使って瞬時のうちに咀嚼側に食物を移動させる動きがみられます[12]．試験食品を口腔内に誘導したときに舌の運動が瞬時に起こり，

Eichnerの分類

　上下顎の左右側の大臼歯群2か所・小臼歯群2か所による四つの咬合支持域の残存状態による分類．
A：咬合支持域がすべて存在するもの（四つの支持域の存在）
　A1：歯の欠損がない，A2：上下顎いずれかに欠損がある，A3：上下顎に欠損がある
B：咬合支持域が部分的あるいは全部失われているが，対合接触があるもの
　B1：三つの支持域の存在，B2：二つの支持域の存在，B3：一つの支持域の存在，B4：前歯部のみの咬合接触
C：対合接触がまったくないもの（咬合支持域がない）
　C1：すれ違い咬合，C2：片顎無歯顎，C3：上下顎無歯顎

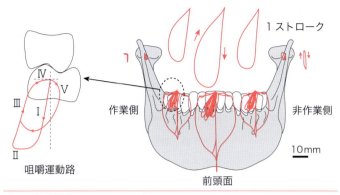

図3 咀嚼運動（林ほか，2005.[11]）
咀嚼サイクルは開口相，閉口相，咬合相に分けられる．開口時には下顎は作業側に偏位する．

その後，噛もうとする動きがみられれば，咀嚼の可能性が示唆されます[12]．このときに使用する食品の条件として，容易に噛みきることができず口腔外で評価者が保持できる長さがあることがあげられています[12]．たとえば，サキイカなどを用います．

（3）口腔内の観察

臼歯部における安定した咬合支持は咀嚼能力の維持にとって重要です．第一大臼歯の喪失により咀嚼効率は大きく低下し，たとえ可撤性義歯を装着しても天然歯と同等の咀嚼効率にはなりません．**Eichnerの分類**では咀嚼効率はA群が優れています．

口腔乾燥症は咀嚼能力を著しく低下させる可能性があります．食塊形成には唾液が必要です．また可撤性義歯は唾液があるからこそ口腔内に装着できます．

摂食嚥下機能や口腔の感覚機能に障害があると，舌背，口蓋，口腔前庭などに**食物残渣**の残留がみられます[9]．食後の食物残渣の有無やその残留程度は，口腔の運動機能障害を判断する重要な所見となります[9]．

2 ― 摂食嚥下障害のスクリーニングテストと検査

摂食嚥下リハビリテーションの知識は，臨床において必須のものです．一般的な歯科治療においても，摂食嚥下障害の可能性のある患者を摂食嚥下機能の専門的な評価につなげていく必要があります．ここでは，摂食嚥下障害の可能性のある人を選び出すための簡便な方法（スクリーニングテスト）について説明します．各種のスクリーニングテストの特徴を活かすように複数のテストを

表4 食事場面の観察ポイント（長谷川，2014.[13]）

おもな観察・着目ポイント	考えられる病態の例
食べようとしない	食事への関心低下，食思不良，食べてもよいことの理解障害，発動性の低下
食物を見つけられない	食物の認知不良（半側空間無視，視覚失認，注意障害など）
口に食物をため込んだままで中止	意識障害，認知症などによる先行期障害，食思不良
一口量が多い，食べ方が速い	摂食ペーシングの障害
食事時間が長い	食思不良，疲労，摂食嚥下機能の低下
摂取量が少ない	食思不良，摂食嚥下機能の低下
流涎	口唇の麻痺・感覚低下，嚥下機能の低下
食物のつめ込み	摂食ペーシングの障害，咽頭への食塊移送の障害
口唇からのこぼれ	口唇の麻痺・感覚低下
飲み込みに時間がかかる	食塊形成不良，咽頭への食塊移送の障害，嚥下反射惹起不全
咀嚼できない／しない	咀嚼筋の麻痺，義歯不適合，う歯，食思不良
口腔内への残留	食塊形成不良，舌口蓋接触不良，咽頭への食塊移送の障害
顎を上げて飲み込む	咽頭への食塊移送の障害
顎を出して飲み込む	食道入口部の開大不全
食物の鼻孔からの漏出	鼻咽腔閉鎖機能不全
むせ・咳の有無	喉頭侵入，誤嚥
声質の変化	喉頭侵入，誤嚥，咽頭残留

組み合わせます．食事摂取状況などの観察も重要な情報をもたらします．

摂食嚥下障害が疑われる人は専門的な評価を受けることになります．摂食嚥下障害の検査として実施される嚥下内視鏡検査と嚥下造影についても簡単に説明を行います．

(1) 食事場面の観察ポイント

生活場面における観察はできうる限り自然な状態で行います．おもな観察事項は，① 摂食嚥下方法，② むせ・咳の有無，③ 食物の認知，④ 食具の操作，⑤ 食事姿勢，⑥ 声質と変化，⑦ コミュニケーション能力，⑧ 呼吸状態，⑨ 注意力，⑩ 意識レベル，⑪ 食思などです[13]（**表4**）．

誤嚥してもむせが生じない不顕性誤嚥についても考慮する必要があります．

(2) 質問紙による方法

聖隷三方原病院で開発された質問紙を**図4**に示します．質問紙は15項目からなり，項目1は肺炎の既往，項目2は栄養状態，項目3～7は咽頭機能，項目8～11は口腔機能，項目12～14は食道機能，項目15は声門防御機

```
                嚥下障害に関する質問
                                      回答者　本人・配偶者・（　　）
氏名＿＿＿＿＿＿＿＿　年齢＿＿＿歳　　　　　男　・　女
身長＿＿＿＿＿＿cm　体重＿＿＿＿＿kg　　　平成＿＿年＿＿月＿＿日

あなたの嚥下（飲み込み，食べ物を口から食べて胃まで運ぶこと）の状態について，いくつかの
質問をいたします．いずれも大切な症状です．よく読んでA, B, Cのいずれかに丸をつけて下さい．
この2, 3年のことについてお答え下さい．

1. 肺炎と診断されたことがありますか？           A. 繰り返す  B. 一度だけ  C. なし
2. やせてきましたか？                          A. 明らかに  B. わずかに  C. なし
3. 物が飲み込みにくいと感じることがありますか？  A. しばしば  B. ときどき  C. なし
4. 食事中にむせることがありますか？              A. しばしば  B. ときどき  C. なし
5. お茶を飲むときにむせることがありますか？      A. しばしば  B. ときどき  C. なし
6. 食事中や食後，それ以外の時にものどがゴロゴロ
   （たんがからんだ感じ）することがありますか？  A. しばしば  B. ときどき  C. なし
7. のどに食べ物が残る感じがすることがありますか？ A. しばしば  B. ときどき  C. なし
8. 食べるのが遅くなりましたか？                 A. たいへん  B. わずかに  C. なし
9. 硬いものが食べにくくなりましたか？            A. たいへん  B. わずかに  C. なし
10. 口から食べ物がこぼれることがありますか？     A. しばしば  B. ときどき  C. なし
11. 口の中に食べ物が残ることがありますか？       A. しばしば  B. ときどき  C. なし
12. 食物や酸っぱい液が胃からのどに戻ってくることが
    ありますか？                              A. しばしば  B. ときどき  C. なし
13. 胸に食べ物が残ったり，つまった感じがすることが
    ありますか？                              A. しばしば  B. ときどき  C. なし
14. 夜，咳で寝られなかったり目覚めることがあります
    か？                                     A. しばしば  B. ときどき  C. なし
15. 声がかすれてきましたか（がらがら声，かすれ声な
    ど）？                                    A. たいへん  B. わずかに  C. なし
```

図4　摂食嚥下障害の質問紙（大熊ほか，2002.[14]）（藤島，1998.[15]）
Aの回答が一つでもある場合は，摂食嚥下障害の存在を疑う．

構をおおむね反映していると考えられます[14,15]．15項目のうち一つでもAの回答があれば，摂食嚥下障害の存在を疑います[14,15]．とりわけ項目3（嚥下困難感）と項目15（声質）のいずれかにAの回答があった場合には摂食嚥下障害の存在の可能性が高くなります[14]．

嚥下に関する質問10項目について各質問を0（問題なし）から4（ひどく問題）までの5段階で評価するEAT-10（Eating Assessment Tool-10）も嚥下機能を評価できます[16,17]（図5，6）．合計点最大は40点であり，3点以上の場合には，専門医に相談することを勧めています．

(3) 反復唾液嚥下テスト（RSST：repetitive saliva swallowing test）

反復唾液嚥下テストでは，30秒間で行える空嚥下の回数を測定します[18〜22]（図7）．健常高齢者では30秒間で行った空嚥下の回数のカットオフ値を3回としています[18]．2回以下では摂食嚥下障害の可能性が高いと判断されますが，2回以下だからといって摂食嚥下障害であるとはこのテストだけでは判定できません．

被検者がテストの意味・方法を理解していることが大切です．説明が理解できない場合には本テストを用いることはできません．口腔乾燥がある場合には

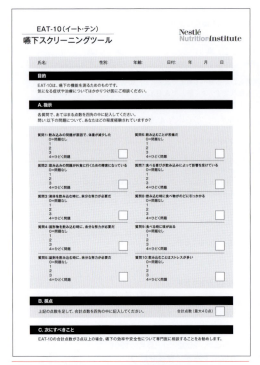

図5 EAT-10（Nestlé Health Science[17]）　　図6 EAT-10使用説明書（Nestlé Health Science[17]）

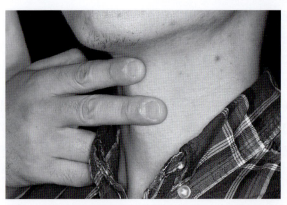

図7 反復唾液嚥下テスト
示指で舌骨を，中指で甲状軟骨を触知した状態でテストを開始する．嚥下時に喉頭が挙上して喉頭隆起が完全に中指を乗り越えた場合に1回と判定する．

嚥下が困難になるため，少量の水で湿潤させてから実施します．

（4）水飲みテスト，改訂水飲みテスト（MWST：modified water swallowing test）

水飲みテストには30 mLの水を被検者に飲んでもらう窪田の方法があります[20, 21, 23]．水を飲み終える時間を測定し，プロフィール，エピソードを観察

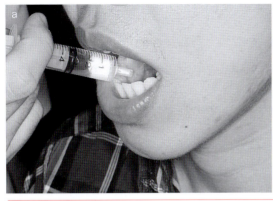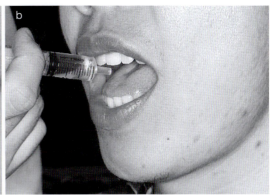

図8 改訂水飲みテスト
a：口腔底に3mLの水を注ぐ．
b：舌背に注ぐと咽頭に直接流れ込む恐れがあるため，舌背には水を注がない．

表5 改訂水飲みテスト

方法
　冷水3mLを口腔底に注ぎ，嚥下を指示する．嚥下後に反復嚥下を2回行わせる．
評価基準
　1．嚥下なし，むせる　and/or　呼吸切迫
　2．嚥下あり，呼吸切迫　（不顕性誤嚥の疑い）
　3．嚥下あり，呼吸良好，むせる　and/or　湿性嗄声
　4．嚥下あり，呼吸良好，むせない
　5．4に加え，反復嚥下が30秒以内に2回可能
評点が4点以上ならば最大2施行繰り返し，最も悪い評点を採用する．

します[23]．誤嚥しやすい液体を多量に摂取する方法のため，重症例には用いることができません[20,21]．

改訂水飲みテストでは3mLの冷水を口腔底に注ぎ嚥下させて，嚥下運動およびそのプロフィールより**咽頭期障害**を評価します[20]（**図8**，**表5**）．嚥下させる水の量が水飲みテストよりも少ないため，誤嚥しても危険性は低いと考えられています．そのため，比較的重度の嚥下障害をもつ患者にも用いられることが多くなっています[21]．誤嚥する可能性を考えて，実施する前には口腔清掃を行っておきます[21]．また，経口摂取をまったくしていない患者にいきなり実施するようなことはしません[21]．とろみ水で評価した場合には，使用した濃度を明記します[22]．

被検者がテストの意味・方法を理解していることが大切です．説明が理解できない場合には，本テストを用いることはできません．

(5) フードテスト（FT：food test）

フードテストでは，茶さじ一杯（約4g）のプリンを舌背に置き食べさせ，嚥下後の口腔内残留を評価します[20〜22]（**表6**）．主として口腔における食塊形

表6 フードテスト

方法
　茶さじ一杯のプリン（約4g）を舌背前部に置き，嚥下を指示する．嚥下後に反復嚥下を2回行わせる．
評価基準
　1．嚥下なし，むせる　and/or　呼吸切迫
　2．嚥下あり，呼吸切迫　（不顕性誤嚥の疑い）
　3．嚥下あり，呼吸良好，むせる　and/or　湿性嗄声，口腔内残留中等度
　4．嚥下あり，呼吸良好，むせない，口腔内残留ほぼなし
　5．4に加え，反復嚥下が30秒以内に2回可能
評点が4点以上ならば最大2回施行繰り返し，最も悪い評点を採用する．

成能，咽頭への送り込みを評価するために考案された方法です[20]．

(6) 頸部聴診法

　食塊を嚥下する際に咽頭部で生じる嚥下音と嚥下前後の呼吸音を頸部より聴診する方法です[22]．聴診を行う部位は喉頭の下方とし，嚥下時の喉頭挙上運動を妨害しない部位（輪状軟骨直下気管外側）です[22]．非侵襲的に誤嚥や下咽頭部の貯留を判定して嚥下障害をスクリーニングします[22]．

　健常例の嚥下では清明な呼吸音に続き，嚥下に伴う呼吸停止，嚥下後の清明な呼気が聴診されます[20]．異常がある場合には，嚥下反射前に咽頭へ食物（通常は液体）が流れ込む音，喘鳴，咳，咳払い，湿性嗄声などが聴診されます[20]．評価者によっては一定の結果が得られない可能性があります[21]．検査を行う前にトレーニングが必要な検査となっています．

(7) 嚥下内視鏡検査（VE：videoendoscopic evaluation of swallowing）

　嚥下内視鏡検査は，内視鏡を用いて嚥下時もしくは安静時の咽頭や喉頭を観察することにより嚥下機能の評価を行う検査です[24]（表7）．嚥下内視鏡検査に先立って，一般的な診察や可能な評価を行っておきます[26]．

　嚥下内視鏡検査の目的は，①咽頭期の機能的異常の診断，②器質的異常の評価（疑わしい場合は耳鼻咽喉科や頭頸部外科などの専門医を受診），③代償的方法，リハビリテーション手技の効果確認，④患者・家族・メディカルスタッフへの教育指導などです[26]．注意すべきことは，器質的疾患（特に悪性腫瘍など）を見逃さないことです[26]．手技をしっかりマスターして行うべき検査であり，初心者がいきなり行う検査ではありません[26]．

表7　嚥下内視鏡検査の特徴（野原，2007.[24, 25]）

長所	①嚥下造影のような被曝がない． ②唾液貯留の観察が可能である． ③実際摂取している食物を用いた検査が可能である． ④必要とする機器ユニットが小規模であり持ち運びが可能である． ⑤患者や介護者への説明に有用である．
短所	①嚥下の瞬間がみえない＊． ②準備期，食道期がみえない． ③内視鏡を鼻腔から通すため不快感がある．

＊嚥下運動（嚥下反射）時には，軟口蓋，舌根，咽頭後壁あるいは咽頭側壁の粘膜と内視鏡先端部が接近し，画像はホワイトアウト像になる[26]．ホワイトアウト前では，嚥下反射開始前の咽頭への食塊進行を観察する[26]．ホワイトアウト後では，食塊の梨状窩への貯留，喉頭蓋谷部への貯留の状態をすばやく観察し，内視鏡先端を喉頭前庭部の方向に進め，食塊の喉頭侵入，誤嚥を観察する[26]．

表8　VFの観察項目（日本摂食嚥下リハビリテーション学会医療検討委員会，2014.[27]）

検査食の動態	解剖学的構造の異常・動き
口唇からのこぼれ 咀嚼状態 食塊形成 口腔残留（前庭部・口底部・舌背部） 咽頭への取り込み	形態学的異常（口腔） 口唇の開閉 下顎の動き 舌の動き 舌軟口蓋閉鎖
早期咽頭流入 咽頭通過 誤嚥・喉頭侵入とその量 口腔への逆流 鼻咽腔への逆流 咽頭残留・咽頭滞留（貯留）＊ 　（喉頭蓋谷・梨状窩） 食道入口部の通過	形態学的異常（咽頭） 舌根部の動き 鼻咽腔閉鎖 舌骨の動き 喉頭挙上 喉頭蓋の動き 喉頭閉鎖 咽頭壁の収縮 食道入口部の開大
食道残留 食道内逆流 胃食道逆流	形態学的異常（食道の蛇行・外部からの圧迫など） 食道蠕動 下食道括約筋部の開大

＊咽頭滞留（貯留）：嚥下反射が起こらずに，そのまま残った場合は「滞留」とする．

（8）嚥下造影（VF：videofluoroscopic examination of swallowing）

　嚥下造影には，診断のための検査と治療のための検査の二面があります[27]（**表8**）．診断のための検査では，形態学的異常，機能的異常，誤嚥，残留などを明らかにします[27]．治療のための検査では，食物や体位，摂食方法などを調整することで安全に嚥下し，誤嚥や咽頭残留を減少させる方法を探します[27]．嚥下造影は誤嚥を診断することが目的ではなく，誤嚥発生のメカニズムとその防止方法について考えるための情報を得ることが本来の目的となっています[28]．

　嚥下造影においては患者と検査者の被曝線量の低減に配慮する必要がありま

す．X 線管から被写体までの距離を離し，撮影範囲を絞り，透視時間を極力短くすることが大切です[27]．検査者は鉛の防護衣を着用すべきです[27]．

　検査前の準備として，口腔清掃と義歯の評価があげられています．口腔清掃をあらかじめ念入りに行う必要があります．検査室で口腔内が汚いことが判明した場合には検査を中止するか，その場で口腔清掃を行ってから検査を行います[27]．義歯の評価をあらかじめ行い，可能な限り適合状態をよくして検査に臨みます[27]．義歯安定剤の使用も考慮します[27]．検査時に義歯装着の有無，適合状態，口腔病変などについても記録します[27]．

3 ― 発声・構音機能の評価

（1）発声に関するチェック（湿性嗄声，開鼻声）

　楽な姿勢で最大吸気の後，楽な大きさ，高さで「アー」または「エー」とできるだけ長く声を出し続けてもらいます[29]．声を出し続けられる時間（**最長発声持続時間**）が10秒以内だと，どこかに問題がある状態とみなします[29]．

　風邪をひいたときに声がかすれることがあります．これを嗄声といい，喉頭炎によって生じます．嗄声はさまざまな原因で起こります．**湿性嗄声**とは，声帯あるいは喉頭前庭や喉頭口周囲に唾液や嚥下物が付着・貯留したときに起こる声質の変化のことです[30]．湿り気を帯びたごろごろぜろぜろした声であり，誤嚥の徴候の一つです[22]．食物を嚥下すると「湿ったガラガラ声」になり，咳払いなどをすると減弱あるいは消失するのが特徴です[30]．湿性嗄声を認める場合には，自発的あるいは指示による咳払い後に澄んだ声が出るかを確認します[22]．不顕性誤嚥例では，湿性嗄声が誤嚥診断の大きなよりどころになるので重要です[30]．

　気息性嗄声（音漏れ音を伴うかすれ声）が認められる場合には，反回神経麻痺などによる声門閉鎖の不良（声帯の運動麻痺）が考えられます[31]．声門閉鎖が不良だと，誤嚥リスクが高くなり強い咳を作り出すのにも不利になります[31]．

　発声時に上咽頭と中咽頭を遮断する機能が失われると（鼻咽腔閉鎖不全），鼻腔を流れる音声気流が異常に多く鼻に抜け，過度の鼻腔共鳴を生じ母音が鼻にかかります（**開鼻声**）[32]．鼻咽腔閉鎖不全では「アー」と発声させると鼻にかかった声になります．「バ，ビ，ブ，ベ，ボ」（/b/），「パ，ピ，プ，ペ，ポ」（/p/）は，/m/「マ，ミ，ム，メ，モ」に近い音に歪み，「ダ，デ，ド」（/d/），「タ，テ，ト」（/t/）が「ナ，ネ，ノ」（/n/）に近い音に歪みます[33]．「パ・

表9 /p/, /t/, /k/ の調音点と調音法

	/p/	/t/	/k/
調音点	両唇音	歯茎音	軟口蓋音
調音法	破裂音	破裂音	破裂音
無声・有声	無声	無声	無声
鼻咽腔閉鎖不全の場合（呼気が鼻腔に送られた場合）	/m/	/n/	/ŋ/

両唇音：上唇および下唇により調音される子音．
歯茎音：舌尖を上顎の歯肉に接触ないし接近させることによって調音される子音．
軟口蓋音：舌後方部を軟口蓋に接触ないし接近させることにより調音される子音．

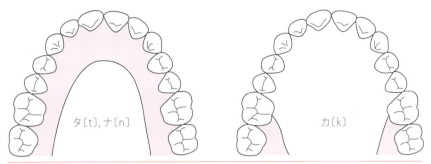

図9　「タ」「カ」のパラトグラム（林ほか，1993.[35]）
色をつけた部分は，「タ」「カ」の発音時に舌が接触する口蓋の範囲を示している．

タ・カ」が「マ・ナ・ンガ」のように聞こえるときには鼻咽腔閉鎖の不良を疑います[31]．鼻咽腔閉鎖不全が起こると水や食物が上咽頭や鼻腔に流入しやすくなります．

(2) 構音障害

　中途疾患としての脳損傷に由来する構音障害は，麻痺性（核上性麻痺によるものと核性・核下性麻痺によるもの），失調性（小脳損傷で生じる），錐体外路性に分類されます[34]．麻痺性，失調性ともに脳血管疾患，外傷性脳損傷，脳腫瘍，変性疾患などでみられます[34]．錐体外路性構音障害はパーキンソン病などでみられます[34]．

　舌・口唇などの運動障害を反映する構音の状態を評価します[22]．一般的に構音は「パ・タ・カ」で確認します[31]（**表9**）．「パ」は口唇の閉鎖，「タ」は舌尖と口蓋，「カ」は舌後方部と口蓋が接することによってつくられる音です[31]（**図9**）．

　「パ」が「ファ」のように聞こえるときには，口唇の閉鎖不全または軟口蓋の筋力低下が疑われます[33]．「タ」が「サ」のように聞こえるときには，舌前方部の挙上困難，舌前方部の筋緊張の低下が考えられます[33]．「タ」が「チャ」

のように聞こえるときには，舌前方部の巧緻性の高い運動の障害が疑われます[33]．「カ」が「ハ」のように聞こえるときには舌後方部の運動不全，「キ」が「チ」のように聞こえるときには舌側縁の運動障害または舌片側の筋量の低下が考えられます[33]．

構音障害が疑われる場合には，「パンダのたからもの」といってもらい，パ行，夕行，力行の歪みの有無を評価しておきます[22]．

(3) オーラルディアドコキネシス (oral diadochokinesis)

舌，口唇，軟口蓋などの運動の速度や巧緻性の評価を発音によって行う方法です．単音節「パ」「夕」「力」を用いて，それぞれの単音節を 10 秒間可能な限り速く繰り返し発音してもらい，その回数を 1 秒間に換算します．「パ」の交互反復の場合には，被検者に「できるだけ速くパパパと繰り返してください．途中に息継ぎをしてもかまいません」と説明しておきます．「パ」の交互反復では口唇の動きを，「夕」の交互反復では舌の前方部の動きを，「力」の交互反復では舌後方部の動きを評価します．

オーラルディアドコキネシスは包括的 ADL 評価と起居動作にかかわる基本的 ADL 評価と関連があることが報告されています[36]．

(4) ディサースリア (dysarthria)

ディサースリアとは，神経・筋系の病変に起因する発声発語器官の運動機能障害による発話（speech）の障害と定義されています[37]．根本的な原因となる神経・筋系の病変は，脳血管疾患，パーキンソン病，脊髄小脳変性症などの神経変性疾患のほか，多様です[38]．

錐体路・錐体外路・運動ニューロン

錐体路とは，狭義では大脳皮質運動野と脊髄前角とを連絡する皮質脊髄路（四肢と体幹を支配）を，広義では皮質脊髄路と皮質延髄路（おもに頭頸部支配）をさす[41]．発声発語器官のほとんどが皮質延髄路により支配されているため，ディサースリアの項目では錐体路を広義の意味で使用している[41]．

錐体外路とは錐体路以外の運動性伝導路をいう．錐体外路系の重要な機能は，錐体路が巧緻な運動を実行できるように，姿勢，筋緊張，関連運動活動を維持することにある[41]．

上位運動ニューロンとは，下位運動ニューロンを制御する運動系のすべてを含み，錐体路系，錐体外路系，小脳系を含む[41]．錐体路と結合している下位運動ニューロンには，脳幹にある運動性脳神経核で皮質延髄路と結合しているもの（運動性脳神経）と脊髄にある前角細胞で皮質脊髄路と結合しているもの（脊髄神経）がある[41]．運動性脳神経は発声発語器官の大部分を支配している[41]．

小脳系は運動と姿勢にかかわっており，脊髄よりも上位にある運動中枢の一つである[41]．

表10 標準ディサースリア検査の発声発語器官検査 (西尾, 2004.[39])

大項目〔下位項目〕	小項目	大項目〔下位項目〕	小項目
1. 呼吸機能	① 呼吸数／1分 ② 最長呼気持続時間 ③ 呼気圧・持続時間	4. 口腔構音機能 〔a 運動範囲〕	⑨ 舌の突出 ⑩ 舌の右移動 ⑪ 舌の左移動 ⑫ 前舌の挙上 ⑬ 奥舌の挙上 ⑭ 口唇の閉鎖 ⑮ 口唇を引く ⑯ 口唇の突出 ⑰ 下顎の下制 ⑱ 下顎の挙上
2. 発声機能	④ 最長発声持続時間 ⑤ /a/ の交互反復		
3. 鼻咽腔閉鎖機能	⑥ /a/ 発声時の視診 ⑦ ブローイング時の鼻漏出 ⑧ /a/ 発声時の鼻漏出		
		〔b 交互反復運動 での速度〕	⑲ 舌の突出－後退 ⑳ 舌の左右移動 ㉑ 下顎の挙上－下制 ㉒ /pa/ の交互反復 ㉓ /ta/ の交互反復 ㉔ /ka/ の交互反復
		〔c 筋 力〕	㉕ 下顎の下制 ㉖ 下顎の挙上 ㉗ 舌の突出 ㉘ 舌面の挙上 ㉙ 口唇の閉鎖

　ここでは標準ディサースリア検査を紹介します．標準ディサースリア検査では，一般的情報の収集，発話の検査，発声発語器官検査から構成されています[39]．発話の検査は話ことばの状態を聴覚的に評価するもので，**発声発語器官検査**では発話の生成に必要な運動機能を生理学的に評価します[39]．発声発語器官検査では口腔構音機能として舌や口唇などの運動範囲，交互反復運動での速度，筋力が評価されています[39]（**表10**）．

　神経・筋系の病変に起因して運動麻痺，異常筋緊張，筋力低下，協調運動障害，不随意運動などの運動機能障害が発声発語器官に認められます[37]．呼吸・発声機能に関しては，発話の短いとぎれ，声量の低下，嗄声，声の高さの異常，声のふるえなどがみられます[37]．鼻咽腔閉鎖機能に関しては主として開鼻声が，口腔構音機能に関してはおもに構音の歪みがみられます[37]．プロソディー機能に関しては，発話速度の異常，発話速度の変動，音の繰り返し，声の大きさの単調性，声の高さの単調性，声の大きさの過度の変動などがみられます[37]．なお，発声発語器官に運動機能障害が生じ，これによって発話の障害が出現しても，根本的な原因が神経・筋系の病変によるものでなければ，ディサースリアの存在は否定されます[38]．

　ディサースリアのタイプごとの特徴を**表11**に示します．

表11 ディサースリアの特徴 (西尾, 2007.[40])

タイプ	運動系の損傷部位	原因疾患	発声発語器官の病態特徴	発話特徴	重症度	その他の重要補足事項
弛緩性	下位運動ニューロン	脳血管障害, 重症筋無力症, 多発性筋炎, 筋ジストロフィー, ギラン・バレー症候群	弛緩性麻痺, 筋力低下, 筋緊張低下, 腱反射の消失/低下, 筋萎縮, 線維束性収縮	気息性嗄声, 発話の短いとぎれ, 構音の歪み, 声の大きさの単調性, 声の高さの単調性, 開鼻声	重度から軽度まで多様, 全体的には重症例が多い	球麻痺に伴うディサースリアである
痙性	両側の皮質延髄路	脳血管障害, 腫瘍, 脳炎, 頭部外傷	痙性麻痺, 筋力低下, 腱反射の亢進, 病的反射の出現, 運動範囲の制限（両側）, 運動速度の低下	発話の短いとぎれ, 構音の歪み, 発話速度の異常（遅すぎる）, 声の高さの単調性, 声の大きさの単調性, 開鼻声	重症例が多い	仮性球麻痺に伴うディサースリアである
失調性	小脳系	脳血管障害, 腫瘍, 頭部外傷, 脊髄小脳変性症	協調運動障害, 運動速度の低下, 振戦	構音の歪み, 発話速度の変動, 発話の短いとぎれ, 発話速度の異常（遅すぎる）, 声の大きさの単調性, 声の高さの単調性, 声の高さの異常, 粗糙性嗄声, 努力性嗄声, 声の大きさの過度の変動	比較的軽度例が多い	
運動低下性	錐体外路系	パーキンソン症候群（パーキンソン病を含む）	無動, 固縮, 振戦, 連続的運動時の運動範囲の狭小化, 運動起始困難, 口部ジスキネジー	構音の歪み, 声量の低下, 発話速度の異常（速すぎる）, 声の高さの単調性, 声の大きさの単調性, 発話の短いとぎれ, 気息性嗄声, 声の高さの異常, 不適当な沈黙, 起声困難	重度から軽度まで多様. 全体的には軽度例が多い	
運動過多性	錐体外路系	舞踏病, ミオクロニー, チック, ジルデラツーレット症候群, バリスム, アテトーゼ, ジストニー, ジスキネジー, 本態性振戦	不随意運動, 筋緊張の変動	発話速度の異常（遅すぎる）, 発話の短いとぎれ, 発話速度の変動, 声の大きさの過度の変動, 声のふるえ, 構音の歪み, 粗糙性嗄声, 努力性嗄声, 声の高さの単調性, 声の大きさの単調性	重度から軽度まで多様	
UUMN	一側の皮質延髄路	脳血管障害, 腫瘍	痙性麻痺, 筋力低下, 腱反射の亢進, 病的反射の出現, 運動範囲の制限（一側）	構音の歪み, 粗糙性嗄声, 発話の短いとぎれ, 発話速度の異常（遅すぎる）, 発話速度の変動, 声の高さの単調性, 声の大きさの単調性	ほとんどが中軽度例	

UUMN：一側性上位運動ニューロン性

4 — 含嗽（うがい）による評価

「うがい」は口腔機能の指標になるといわれています．うがいの際には，口唇・舌・頬などの口腔諸器官を使っているので，口腔機能の巧緻性と協調性の評価方法の一つにブクブクうがいがあげられます[42]．口腔機能の評価項目として含嗽（うがい）機能が現場で最も簡単に評価できる指標であるという指摘もあります[43]（**表12，13**）．うがい機能テストの結果は認知機能（MMSE），ADL（Barthel Index）および栄養状態と強い相関が認められています[43]．

うがいテストは，リンシング（ブクブクうがい）テストとガーグリング（ガラガラうがい）テストに分けられます[44]．**リンシングテスト**では舌口蓋閉鎖，

表12 含嗽（うがい）の条件 (角, 2012.[43])

1. 意識がはっきりしている（覚醒している）．
2. 口唇を閉鎖し，水を口の中に溜めた状態を維持できる．
3. 頰筋，舌筋が正常に動く．
4. 意識して水を吐き出せる．
5. 頭をのけぞらせることができる．

表13 含嗽（うがい）機能テスト (角, 2012.[43])

評価 （うがい機能）	内容
1	問題なくうがいをすることが可能．
2	なんとかうがいをすることが可能．
3	口に水を含み，吐き出すことは可能．
4	口に水を含み，保持することはできるが，飲み込んでしまう．
5	口に水を含み，保持することもできない．

項目	口頭命令	模倣
1．咳をしてください	＿＿＿	＿＿＿
2．舌をならしてください 　（舌打ちをしてください）	＿＿＿	＿＿＿
3．息を吹いてください	＿＿＿	＿＿＿
4．頰をふくらませてください	＿＿＿	＿＿＿
5．目をつぶってください	＿＿＿	＿＿＿
6．舌を出してください	＿＿＿	＿＿＿
7．舌で唇をなめてください	＿＿＿	＿＿＿
8．唇を突き出してください	＿＿＿	＿＿＿

評価基準
2：正常な反応で課題を完了した場合
1：課題は完了したがその過程に異常があった場合（拙劣，修正行為，開始の遅延など）
0：課題が完了できなかった場合

図10 口腔顔面失行検査評価票 (西尾, 2002.[46])

口唇閉鎖を行うための機能を評価します[44]．**ガーグリング**は頸部後屈，舌口蓋閉鎖，呼気を少しずつ吐くことで可能となりますので，ガーグリングテストではこれらの機能を評価します[44]．

　嚥下障害のある場合には誤嚥の危険性があるので，テストの実施には慎重な判断が必要です．水を含まずに頰を膨らませることによって舌口蓋閉鎖，口唇閉鎖を行うための機能を評価する方法もあります．

5 ─ 口腔顔面失行検査

　失行とは麻痺，失調，不随意運動などの運動の異常がなく，感覚入力も良好で，空間的な無視もなく，行為の対象や目的が理解できており，意欲も問題ないのに目的に沿って運動できない状態です[45] (p.160 参照)．口腔顔面失行の視点から検査を行うことは臨床上有用です．口腔顔面失行検査評価票は発声発語器官の非言語的な随意運動機能を評価することにより口腔顔面失行の有無と

表14　舌の評価

神経支配	運動神経：舌下神経 知覚神経：三叉神経（舌の前方2/3の一般知覚） 　　　　　顔面神経（舌の前方2/3の味覚） 　　　　　舌咽神経（舌の後方1/3の一般知覚・味覚）
正常所見	安静時には正中に位置し，上下左右に舌を動かすことができる． 舌の筋力は左右均等である．
異常所見 [47, 48]	前方突出時の舌尖の麻痺側偏位（一側性の舌下神経麻痺） 　　　　　　　　　　　（偏位の程度：末梢性麻痺＞中枢性麻痺） 前方突出時の運動制限（両側性の舌下神経麻痺） 前方突出時の筋力低下（両側性の舌下神経麻痺） 萎縮（下位運動ニューロン障害） 線維束性収縮 振戦（錐体外路系の障害，パーキンソン病など） ジスキネジア（舌の捻転や突出など）

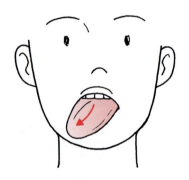

図11　右舌下神経麻痺（西尾，2007.[47]より作成）
舌の前方突出時には右舌下神経麻痺では右側（麻痺側）に偏位する．

程度を判定するために作成されています[46]（**図10**）．口頭命令で正常な反応がみられない場合には，模倣で行わせます[46]．

6─口腔・顔面の観察

　口腔・顔面の安静時と運動時にみられる所見をここでは示します．舌・口唇などの評価については標準ディサースリア検査では4段階の評価となっていますので[47]，数値化を望む場合には参考にしてください．

　舌は咀嚼時，嚥下時，構音時などに重要な働きをします．舌の機能低下はQOLに大きな影響を与えます．一側性の舌下神経麻痺では**舌の前方突出**時に麻痺側に偏位するのが特徴ですが，中枢性麻痺では末梢性麻痺ほど目立ちません[47, 48]（**表14**，**図11**）．麻痺側では咬合面に食物移動させることが難しくなります．食べるということで考えると，**舌の上方への動き**が重要ですので，前

表15 軟口蓋の評価

神経支配	運動神経	口蓋帆張筋：三叉神経第3枝（下顎神経） 口蓋帆挙筋：咽頭神経叢（舌咽神経と迷走神経との枝からなる） 口 蓋 垂 筋：咽頭神経叢（舌咽神経と迷走神経との枝からなる） 口 蓋 舌 筋：咽頭神経叢（舌咽神経と迷走神経との枝からなる） 口蓋咽頭筋：咽頭神経叢（舌咽神経と迷走神経との枝からなる）
	知覚神経	一般知覚：三叉神経第2枝（上顎神経） 　　　　　舌咽神経 味　　覚：顔面神経
正常所見		安静時に左右対称である 「アー」の発声時に，左右対称に軟口蓋・口蓋垂が挙上し，咽頭側壁が内方に向かって運動する 咽頭反射の導出が容易である
異常所見[47, 48]		健側のみの挙上（一側性の末梢性麻痺） 挙上時に麻痺側は健側に引かれる（一側性の末梢性麻痺） 安静時に麻痺側が下垂して左右非対称（弛緩性麻痺） 両側の挙上障害（両側性の麻痺） 咽頭反射の減弱または消失

カーテン徴候：一側性麻痺では咽頭後壁があたかもカーテンを閉めるように健側に引っ張られる[47]．
咽頭の筋を支配する運動ニューロンは両側性の中枢支配を受けているとされるが，一側性の核上性損傷でも鼻咽腔閉鎖不全が報告されている[47]．

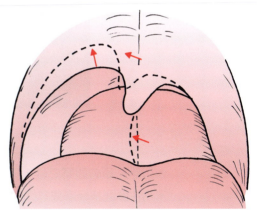

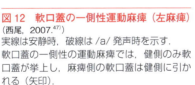

図12　軟口蓋の一側性運動麻痺（左麻痺）
（西尾，2007.[47]）
実線は安静時，破線は /a/ 発声時を示す．
軟口蓋の一側性の運動麻痺では，健側のみ軟口蓋が挙上し，麻痺側の軟口蓋は健側に引かれる（矢印）．

方に出せるかどうかだけでなく，必ず上方へ動かせるかを確認する必要があります[49]．機能障害時の臨床症状には，咀嚼側の健側への偏り，食塊の形成や移送の不良，咬舌，発声発語の障害などがみられます[48]．舌の機能が低下すると舌苔が付着しやすくなります．

　軟口蓋には嚥下時や構音時に鼻咽腔閉鎖を行うという重要な役割があります．一側性の麻痺では軟口蓋は左右非対称の動きとなります[47, 48]（**表15，図12**）．鼻咽腔閉鎖不全になると，開鼻声，水分や食物の鼻咽腔への流入がみられるようになります．なお，健常発話者でも視診で両側的に軟口蓋の挙上の程度が不十分であることがあります[47]．健常者においてみられる軟口蓋の挙上不全は常に両側性で左右対称です[47]．

表 16　顔面下部の機能評価

神経支配	運動神経：顔面神経 　　　　　上部表情筋は両側性支配 　　　　　下部表情筋は一側性支配 知覚神経：三叉神経
正常所見	安静時の口裂は左右対称である． 口唇突出・口角牽引時に左右対称性に動く．
異常所見 [47, 48]	安静時に口唇，頬の左右非対称，偏位などがみられる． 鼻唇溝は健側に比較して麻痺側で消失または浅くなる． 口角は麻痺側で下垂する． 人中は健側に引かれる． 口唇を横に引く運動で左右非対称が顕著になる． 口唇突出時で口輪筋・オトガイ筋の収縮に左右差がある． 口唇閉鎖が不十分のためにしばしば麻痺側から流涎がみられる． 口唇を閉鎖する筋力が低下する．

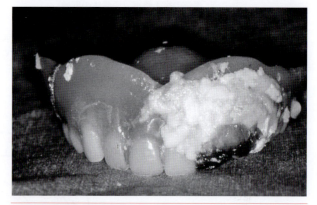

図 13　麻痺側に付着した食渣（三浦雅明先生のご厚意による）

　口唇・頬の観察では，一側性の麻痺では左右非対称となります（**表 16**）．末梢性顔面神経麻痺では顔面上部にも左右差が認められます [47]．顔面上部は両側性の支配の程度が強いため，顔面上部に運動麻痺が認められた場合には末梢性（核下性）と推測できます [48]．中枢性の一側性麻痺では下顔面筋に障害が認められ，上部顔面筋の障害は免れる傾向にあります [47]．中枢性の顔面神経麻痺では額に皺を寄せることができます．中枢性顔面神経麻痺においてみられる左右非対称性は軽微なものです [47]．臨床的には咀嚼中の食べこぼし，流涎，咬頬，口笛不能，麻痺側の口腔前庭の食渣残留がみられやすくなります [48]（**図 13**）．

　三叉神経の運動枝が一側性に損傷されると，開口時に下顎が患側に偏位します [47]．麻痺側に筋収縮力の低下が認められます [47]．咀嚼筋を支配する運動ニューロンは両側大脳の神経支配を受けているため，一側性の運動麻痺は末梢性麻痺です [47]．

Chapter 2 口腔機能管理

2 口腔機能維持・向上のためのトレーニング

　口腔機能の訓練には種々の方法が紹介されています．ここでは，必要に応じて訓練内容を各自が構築可能なように，日常の臨床で役立つと思われる口腔機能の訓練を紹介します．

1 摂食嚥下リハビリテーション

　摂食嚥下リハビリテーションの間接訓練の知識は，臨床において有用です．**間接訓練**は食物を使わない訓練です．間接訓練は機能の改善を目的する場合と機能の維持を目的とする場合があります[49]．訓練内容には大きな差はありませんが，目的を明確にしておくことが大切です[49]．摂食嚥下障害のある場合にはアセスメント，評価に基づいて計画を作成しリハビリテーションを行います．むせがあるので，とりあえずとろみをつける，とりあえず何かの訓練を行ってみるという姿勢ではいけません．摂食嚥下訓練は筋力トレーニング的な要素が多分に含まれますので，栄養が足りていない状況で行っても効果はあまり期待できません[49]．十分な水分と栄養の摂取を確立したうえで，必要な摂食嚥下訓練を考えなければなりません．

　日本摂食嚥下リハビリテーション学会の「訓練法のまとめ（2014版）」は「Ⅰ基礎訓練（間接訓練）」「Ⅱ基礎訓練および摂食訓練」「Ⅲ摂食訓練（直接訓練）」により構成されています[50]（**表17**）．方法が詳細に記載されていますので，「訓練法のまとめ（2014版）」を入手されることをお勧めします．摂食嚥下の5期モデルに対応した間接訓練を**表18〜21**に示します．間接訓練には呼吸訓練や四肢体幹機能訓練も含まれています．代表的な症状に合わせた間接訓練を**図14**に示します．

エピソード―リハビリに無理は禁物

　高齢者のリハビリテーションを家族が行うのは難しい．家族が一所懸命に行おうとすると，運動を少ししたところで高齢者は「疲れたから今日はこれで終わり」という．もう少しがんばってほしいが，理学療法士は「無理は禁物」という．転倒・骨折の不安も家族にはある．理学療法士より受けた注意は，リハビリテーションに意欲をもってもらうこと（最重要），日常生活で過剰な手助けはしないこと，安全の確保のために見守りを怠らないこと，自分でできる環境を整えてあげることなどであった．

表17　間接訓練（日本摂食嚥下リハビリテーション学会医療検討委員会，2014.[50]）

1. 嚥下体操 2. 頸部可動域訓練 3. 開口訓練（舌骨上筋群強化目的） 4. 口唇・舌・頰の訓練 5. 口唇閉鎖訓練 6. 唾液腺のアイスマッサージ 7. 舌抵抗訓練 8. 氷を用いた訓練（氷なめ訓練） 9. 前舌保持嚥下訓練（tongue-hold swallow法，Masako法，舌前方保持嚥下訓練） 10. チューブ嚥下訓練 11. 頭部挙上訓練（シャキア・エクササイズ Shaker exercise, head raising exercise, head lift exercize）	12. バルーン法（バルーン拡張法，バルーン訓練法） 13. ブローイング訓練（blowing exercise） 14. 呼吸トレーニング 15. LSVT（Lee Silverman voice treatment, リー・シルバーマンの音声治療） 16. プッシング・プリング訓練（pushing exercise）（pulling exercise） 17. 冷圧刺激（thermal-tactile stimulation） 18. のどのアイスマッサージ 19. 体幹機能向上訓練 20. 歯肉マッサージ（ガム・ラビング） 21. バンゲード法（筋刺激訓練法） 22. 過敏除去（脱感作）

上記は，日本摂食嚥下リハビリテーション学会「訓練法のまとめ（2014版）」の「Ⅰ基礎訓練（間接訓練）」の一覧である．

表18　頸部・体幹・呼吸機能の基礎的訓練（矢守，2014.[51]）

訓練目的	・頸部・肩の瘢痕化，拘縮，神経障害の予防・改善 ・呼吸機能の改善
訓練技法	・頸部・肩可動域（ROM）拡大訓練 　頸の前屈，頸の側屈，頸のねじり，肩の水平外転，肩の上下 ・頭部挙上訓練（Shaker法） ・呼吸筋の伸長・強化運動 　吸気と同時に上肢を挙上し，呼気と同時に降ろす（自動で行う場合） 　胸郭圧迫による呼吸介助（介助で行う場合） ・腹式呼吸 ・呼吸の随意的制御訓練 　深呼吸，随意的呼吸停止，強い呼気（ハッフィング）など

表19　先行期障害の基礎的訓練（矢守，2014.[51]）

訓練目的	・意識障害 ・口腔顔面失行 ・全失語 ・全般的認知機能低下など
訓練技法	・前口蓋弓冷触刺激 　間接喉頭鏡，舌圧子または綿棒で5～6回上下に軽くこすり，その後，嚥下を促す． ・摂食類似刺激 　コーヒー・紅茶・ジュースなどに浸したあと水分を切った綿棒・ガーゼなどで口腔内を刺激し，咀嚼・吸啜から嚥下を誘発する ・視覚（鏡をみせる）・触覚（綿棒で口唇に触れ，開口や舌運動を促す）などを併用した口腔運動 ・歌唱，復唱，巻き笛，ティッシュ吹きなど ・認知機能賦活訓練 　特に発動性，注意，記憶，遂行機能の改善アプローチを重視する

表20 準備期・口腔期障害の基礎的訓練 (矢守, 2014.[51])

訓練目的	・口唇閉鎖の改善，口腔内圧の向上，口唇からの漏出防止 ・下顎筋力改善（咀嚼障害） ・舌運動の改善（食塊の保持・形成・移送障害）
訓練技法	・口腔器官運動（反復・抵抗運動を含む） 　大きな開口・閉口，口唇突出・牽引，頰膨らまし，舌の前方・上下突出，舌先による口角接触 ・口唇音（p/b, m），奥舌・軟口蓋音（k/g），舌尖・歯～硬口蓋音（t/d, s/dz），弾音（r）を語頭・語中・語尾に含んだ音節・語・句・短文を構音訓練 　/pa/ を含む語：パセリ，パラソル，さっぱり，すっぱい，かっぱなど 　/ta/ を含む語：たかい，たけのこ，ネクタイ，まつたけ，あした，かるたなど 　/ka/ を含む語：カメラ，かがみ，カンガルー，わかめ，あか，しかなど 　/ra/ を含む語：らくご，ランドセル，からす，バランス，ゴリラ，さくらなど ・摂食類似刺激 ・歌唱

表21 咽頭期障害の基礎的訓練 (矢守, 2014.[51])

訓練目的	訓練技法
・軟口蓋挙上（鼻咽頭閉鎖）の改善 （鼻腔への逆流，喉頭蓋谷の残留）	・ハードブローイング，プッシング法 ・非鼻音の構音訓練
・咽頭収縮の改善 ・喉頭挙上範囲の拡大（咽頭残留）	・舌前方保持嚥下 　舌尖を歯列間に挟んで空嚥下し，咽頭収縮を促す
・喉頭挙上の範囲拡大・期間延長 （咽頭残留，喉頭挙上期/下降期型誤嚥）	・随意嚥下 　随意的唾液嚥下・空気嚥下を反復して行う．1セット10回として5～10セット/日行う ・介助・抵抗による喉頭挙上運動 　頸切痕（左右の鎖骨の間の少し上部）を軽く拇指で圧迫すると嚥下が誘発される 　舌骨を拇指で挙上すると嚥下が誘発されるなど 　いずれも口唇を閉鎖して行う ・頭頸部挙上訓練 　Shaker法 ・音声訓練 　声域拡大・声区変換（胸声→頭声）訓練など
・喉頭挙上の確立・迅速化（喉頭挙上期型誤嚥）	・前口蓋弓冷触刺激 　間接喉頭鏡，舌圧子または綿棒で5～6回上下に軽くこすり，その後，嚥下を促す ・呼吸の随意的制御訓練
・声門閉鎖の改善（喉頭挙上期型誤嚥） ・喀出機能の改善（誤嚥）	・音声訓練 　プッシング法，声のon-off訓練（/a/の反復），咳払いによる発声，腹圧発声（腹式呼吸の呼気時に腹圧をかけて発声する）などにより声門閉鎖を促す ・随意的咳 　腹筋収縮と爆発的声門閉鎖を伴った強い咳を行う

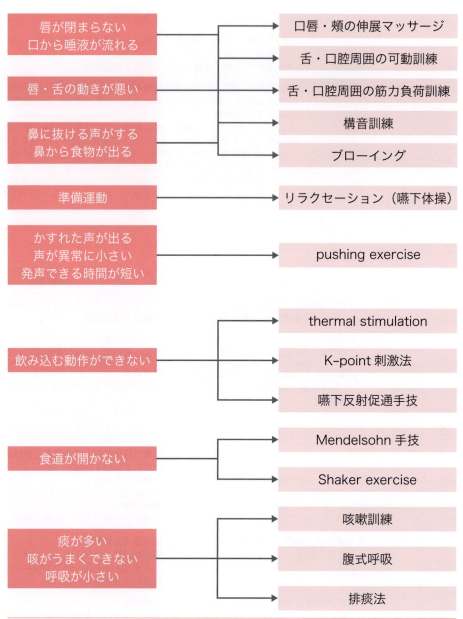

図14 代表的な症状に合わせた間接訓練（戸原, 2007.[49]）

2 — 口腔体操・嚥下体操

　口腔体操・嚥下体操には種々の訓練方法が組み込まれているため，詳しく紹介することにします．介護予防の観点から行う体操を口腔体操とし，摂食嚥下リハビリテーションの観点から食前の準備運動，リラクセーション，覚醒を目的とするものを嚥下体操として紹介します．

　わが国の介護保険制度では，口腔機能向上は栄養改善，運動器の機能向上とともに介護予防の三本柱と位置づけられています．**口腔機能の維持・改善**を期待した高齢者が自ら行える種々のトレーニング法（口腔体操）が紹介されています（**表22，23**）．

　誤嚥が食べ始めの一口目に起こりやすいため，食事前に**準備運動**（嚥下体操）を行うことが勧められています（**表24**）．嚥下体操は嚥下に関連する筋肉を一とおり動かすために，食べる前の準備体操として用いるのには効果的ですが，機能改善を目的としたものでないことに注意が必要です[49]．車いす上で傾眠状態にある場合には意識を覚醒させ，摂食嚥下器官への悪影響を絶つために，口腔のみならず，後頸部，肩部，背部，腰部などの筋にリラクセーションやマッサージを行うこともあります[54]．嚥下体操はリラクセーション，準備体操という意味合いで用いられています．

　嚥下反射時には呼吸が一時的に停止します（嚥下性無呼吸）．嚥下と呼吸は密接な関係があります．また，上肢の機能低下のために口に食物を運べない，姿勢の保持ができないなどの問題は摂食嚥下に影響を与えます．そのため，口腔体操・嚥下体操では口腔周囲の筋肉の運動にとどまらず，呼吸訓練や四肢体幹機能訓練も取り入れています．

　口腔体操・嚥下体操を行う際には，対象者の心身の状況に合わせた運動を行うことが必要です．無理な運動を行わない慎重さが求められています．

メモ4　マッサージ，ストレッチ，リラクセーション

　マッサージとは徒手によりヒトの身体表面に機械的刺激を与える療法の一つで，軽擦法，軽捏法，強擦法，叩打法，圧迫法などがある[55]．血流の促進，鎮静，鎮痛，筋緊張・硬結などの寛解などの効果があげられる[55]．

　ストレッチとは筋や腱を能動的あるいは受動的に伸長させることを指し，筋肉ならびに結合組織の柔軟性の改善や筋肉の緊張緩和，血流改善，神経機能の向上を目的として行われる[56]．静的ストレッチでは目的の筋肉をゆっくり伸ばし，適度に伸びたところでその姿勢を適当な時間保持する[56]．

　リラクセーションとは神経，筋の緊張ならびに精神的緊張の緩和を促すことである[57]．身体的エクササイズや心理的エクササイズを通して副交感神経を活発に作用させる[57]．

表22 愛知県版口腔機能向上プログラム（あいち介護予防支援センター，2012.[52]）を一部改変）

共通プログラム	深呼吸（腹式呼吸）	①口を閉じ，ゆっくり鼻から息を大きく吸い込む．このときに，腹が膨らむようにする． ②息を吐くときには，口を尖らせるようにして，ゆっくり息を吐き出す．最後に腹に力を入れて息をしっかり吐き出す． 3回ずつ行う．腹の膨らみ（吸う）やへこみ（吐く）を意識する． （目的・効果）呼吸筋を鍛えるとともに，鼻咽腔閉鎖，口唇閉鎖の機能を改善する．
	首の体操	①後ろを振り返るように，ゆっくりと首を回す． ②ゆっくり首を左右に倒す． ③ゆっくり首を前に倒し，やや下を向いたまま，首を左右にゆっくり動かす． 3回ずつ行う．首に症状や痛みがある方は無理をしない． （目的・効果）頸部周囲の筋肉の緊張をほぐし，筋肉の萎縮を改善することで，嚥下能力の向上や呼吸困難感の改善を図る．
	肩の体操	①肩をゆっくり引き上げてもとに戻す． ②肘を曲げ，肘で円を描くようにゆっくり肩を回す． ③肘を曲げ，反対側の肩に掌を置く．他方の手で肘を引き上げるようにして，肩・肩甲骨を伸ばす（15～30秒間保持）． 3回ずつ行う．肩に症状や痛みがある方は無理をしない． （目的・効果）頸部周囲の筋肉の緊張をほぐし，筋肉の萎縮を改善することで，嚥下能力の向上や呼吸困難感の改善を図る．
	体幹のストレッチ	①両手を組んで，ゆっくり頭上に引き上げる． ②円を描くように両手を組み，背中を丸めながら，上体を前に倒す． ③後ろで両手を組み，両肘を伸ばすようにしながら，胸を開く． 各種目15～30秒行う．呼吸を止めずに，自然な呼吸で行う． （目的・効果）体側，胸，背中の筋肉の緊張をほぐし，筋肉の萎縮を改善することで，リラクセーションと摂食時の姿勢保持につながる．
	上肢・体幹・手指の運動	①両手を胸の前で合わせ，指先から掌全体に力が加わるように押し合う（胸・腕の筋肉の使用）． ②両手の指先を引っかけて，指先が離れないように引き合う（肩・腕の筋肉の使用）． ③胸を張るようにして両肘を後ろに引き，肩甲骨を内側に寄せる（背上部の筋肉の使用）． ④肘を曲げ，指に力を入れながら第二関節から曲げる．しっかり伸ばす． 5カウント×3回ずつ行う．力を入れるときは，必ず息を吐く． （目的・効果）咀嚼や嚥下に関連する上肢や体幹の筋力向上を図る．手指の巧緻性を高め，食事やブラッシングにかかわる動作を改善する．
	発声「イ・エ・ア・オ・ウ」	①歯を噛みながら，できるだけ口を横に広げて，「イー」と発声する． ②口を開き，頰をできるだけ引き上げながら，「エー」と発声する． ③口をできるだけ大きく開いて，「アー」と発声する． ④唇をすぼめて，「オー」と発声する． ⑤唇を尖らせて，「ウー」と発声する． 3回ずつ行う．頰や唇の筋肉の動きを意識する． （目的・効果）口腔周囲の筋肉を動かすことにより，口輪筋，頰筋などの働きを向上させ，咀嚼や嚥下をスムーズにする．
お口筋力アッププログラム	口唇運動「ウー・イー・ンー」	①唇をしっかり突き出して「ウー」と発声する． ②唇をしっかり横に引いて「イー」と発声する． ③唇をぎゅっと閉じて「ンー」と発声する． 3回ずつ行う．唇や頰にしっかり力が加わるように意識する． （目的・効果）口輪筋などの機能向上
	頰の膨らまし	①口を閉じ，片側ずつ左右の頰を膨らませる． ②口を閉じ，上唇と歯の間に空気を入れ膨らませる． ③口を閉じ，下唇と歯の間に空気を入れ膨らませる． 3回ずつ行う．唇をしっかり閉じて頰が張る感じを意識する． （目的・効果）頰筋などの機能向上

(表 22 のつづき)

ごっくん力アッププログラム	舌の運動	①口を開けて，舌を前に突き出す． ②上唇を舌先で触る． ③左右の口角を舌尖で触る． ④口を閉じ，口唇の内側を舐めるように大きく回す（右回り・左回り）． 3回ずつ行う．舌が大きく動くように意識する． （目的・効果）舌筋の機能向上，舌の動作の改善
	飲み込み運動	①肩の力を抜いて，鼻から大きく息を吸う（腹が膨らむように）． ②しっかり息を止め，つばを「ゴックン」と飲み込む． ③口から息を「ハァー」と吐き出す． 3回ずつ行う．慣れるまでゆっくり行う． （目的・効果）飲み込み動作の向上，誤嚥の予防
	咳の練習	①腹に手を置き，息を吸う． ②腹に力を入れ，腹筋を使うようにして，「ゴホン」と咳をする． 3回ずつ行う．肩の力を抜いてリラックスして行う． （目的・効果）誤嚥物の喀出能力の改善
お口スムーズプログラム	息の吐き出し （発声の呼吸訓練）	①鼻から空気を吸い込む． ②口を尖らせるようにして，口から素早く強く，息を「フッ」と吐き出す． 3回ずつ行う．素早く強くを意識する． （目的・効果）発声の呼吸訓練
	構音の練習	①「パ・パ・パ・パ・パ」「タ・タ・タ・タ・タ」「カ・カ・カ・カ・カ」「ラ・ラ・ラ・ラ・ラ」 ②「パ・タ・カ・ラ」「パ・タ・カ・ラ」「パ・タ・カ・ラ」「パ・タ・カ・ラ」「パ・タ・カ・ラ」 3回ずつ行う．できるだけ大きな声で発声する． スピードを速くしたり，遅くしたり，変化をつけることもできる． パ：上下の口唇をしっかり閉鎖することで発音する． タ：舌先を上顎前歯口蓋側の歯肉にしっかり当てて発音する． カ：舌の後方に力を入れて，軟口蓋を持ち上げることで発音する． ラ：舌の先を反らせて，上顎に舌の先を当てて発音する． （目的・効果）構音の機能向上

お口すっきりプログラム，かめる度アッププログラム，唾液力アッププログラム，全身筋力アッププログラムはここでは省略した．

表 23　口腔機能向上のためのトレーニング（東京都高齢者研究・福祉振興財団編，2006.[53]）

口の開閉と舌のストレッチ	①ゆっくり大きく口を開く． ②しっかり口を閉じて，口の両端に力を入れながら，舌を上あごに押し付けるようにして，奥歯を噛みしめる． ③手指で咬筋，側頭筋の膨らみを確認する． 3回繰り返す． （目的・効果）咬筋，側頭筋，舌筋の筋力向上
舌の体操（応用編）	①舌を左右の頬の内側に強く押し付けるようにする． ②自分の指で口の中の舌の先を，頬の上から押さえる． ③それに抵抗するように，舌を頬の内側に押し付ける． 左右それぞれ10秒間ずつ，5回繰り返す．

※ 表 22 の愛知県版で紹介されていなかった舌の運動を紹介した．

表24 嚥下体操（日本摂食嚥下リハビリテーション学会医療検討委員会，2014.[50]）

意義	全身や頸部の嚥下筋のリラクセーション，覚醒の促し
おもな対象者	偽性球麻痺（仮性球麻痺），高齢者全般，その他（患者の状態による）
方法	①口すぼめ深呼吸，②首の回旋運動，③肩の上下運動，④両手を頭上で組んでの体幹の左右側屈（胸郭の運動），⑤頬の膨らまし・引っ込め，⑥舌の前後的出し入れ，⑦舌による左右の口角への接触，⑧強い息の吸い込み（咽頭後壁への空気刺激），⑨パ・タ・カの発音練習，⑩口すぼめ深呼吸 頸椎症など頸部の疾患がある場合は首の回旋運動を控える． 摂食前の準備運動，基礎訓練として行われる． 上記の方法以外でも患者の状態に応じて，組み合わせや方法が工夫され行われている．

3 ― 口唇・舌・頬の訓練

訓練法のまとめ（2014版）に記載されている口唇・舌・頬に対するおもな訓練を**表25**に示します．ここでは，筋力負荷訓練（筋力増強訓練），ストレッチ訓練，振動刺激訓練を紹介します．

(1) 舌・口腔周囲の筋力負荷訓練（筋力増強訓練）

舌や口腔周囲をある程度動かせても特定の方向への動きが弱い場合に用います[58]．口唇の筋力訓練は，糸をつけたボタンやストローを口唇で保持させて，前方に引くことによりその力に抵抗させるようにします[58,59]（**図15**）．頬の筋力訓練は頬を膨らませて指で圧迫し，その力に抵抗させるようにします[58]．舌の筋力訓練では，舌圧子・スプーンなどで舌背に下方に向かって力を加え舌で押し返してもらいます[58,59]．また，舌圧子・スプーンなどで後方に向かって舌尖に力を加え舌で押し返してもらうことも行います[59]．

筋力負荷訓練に使用する器具（メディカルパタカラ，ラビリントレーナー）が市販されています．このような器具の使用は患者や家族が訓練の方法や目的を理解しやすくなるという利点があります[58]．

(2) ストレッチ訓練

筋ストレッチは筋の柔軟性を高めるなどの目的のために行います．介助者が行う方法をここでは紹介します．介助者が行う筋ストレッチでは，口唇では介助者が拇指と示指で口唇を縮めて伸ばします[59]（**図16**）．頬のストレッチは介助者が口腔内に示指を入れ，指の腹全体を使って頬を内側から外側に向けて押し出すようにします[59]．食べることを考えると舌の上方への動きが重要です[49]．舌のストレッチはガーゼで舌を把持して前方，側方，上下の運動をさせます[59]．

表25 訓練法のまとめ（2014版）の口唇・舌・頬のおもな訓練法（日本摂食嚥下リハビリテーション学会医療検討委員会，2014.[50]）

口唇・舌・頬の訓練	
意義	口腔器官の筋力・拘縮・感覚などの低下予防．おもに準備期・口腔期の機能向上を目的とする．
おもな対象者	脳血管疾患，口腔癌術後，高齢者など準備期・口腔期に障害がある対象者全般
方法	口唇：基礎訓練として第1指と第2指で上口唇に対して伸展と収縮を繰り返す．下口唇にも同様に行う．指示に従える場合は自動運動を指導する．筋力増強を目的として口唇閉鎖運動を抵抗運動として行う場合もある． 舌　：重症度に応じて，突出，挙上，側方などを他動運動，自動運動，抵抗運動と組み合わせて行う．舌の他動運動では，湿ったガーゼで舌の前方を包むようにしっかりと保持して，前方，上方，側方運動を行う．他動・自動運動ともに視覚的にフィードバックできる場合には鏡を用いて行う． 頬　：顔面全体の筋緊張を緩和したあと，温タオルなどで温熱刺激を加えリラクセーションを図り顔面全体の血流をよくする．その後，他動運動，自動運動を組み合わせながらゆっくり開口・閉口，下顎の前進・後退，左右への運動を行う．頬全体を手掌で円を描くようにゆっくりとストレッチをかけながらマッサージする． 指，スプーン，電動ブラシ（背側）などを用いて頬の内面からストレッチをかけたり，振動を与えて感覚や筋運動を高める方法もある．
口唇閉鎖訓練，口唇訓練	
意義	口腔周囲の筋（おもに口輪筋）の緊張や運動能を向上させることにより，口唇閉鎖機能を獲得，あるいは再獲得する．
おもな対象者	口唇閉鎖機能が低下している患者（発達障害患者や脳血管疾患，口腔癌術後患者，高齢者などで流涎，取りこぼし，食べこぼしなどを認める患者
方法	指示に従えない患者に対して行う受動的訓練（他動訓練）：手指で口唇周囲をつかんだり押し上げたり（下げたり）などすることで，口輪筋の走行に対し垂直・水平方向へ筋肉を他動的に伸展・収縮させる． 指示に従える患者が行う自主訓練（自動訓練）：口唇運動能によって①自動介助運動，②自動運動（口唇伸展，口唇突出，口角引き），③抵抗（負荷）運動を行う．抵抗（負荷）運動は舌圧子・木べら・ストロー・定規などを口唇ではさんで保持するほか，ボタンプル（前歯と口唇の間に紐をつけたボタンを挿入し，紐を引っ張ってボタンが口腔外へ飛び出さないよう口唇に力を込める訓練），さまざまな口唇閉鎖訓練器具（パタカラ，リフトアップなど）を用いた訓練法が考案されている．麻痺を認める患者では，自主訓練を行う際には患側の運動を集中的に行う方法が有効である．
舌抵抗訓練	
意義	等尺性筋収縮を要求する抵抗運動による舌の筋力増強，舌の容積増大により，舌による食塊の送り込みを向上させ，口腔，咽頭内圧を高める．舌の口蓋への押しつけ訓練による舌骨上筋群の筋力増強効果も期待される．
おもな対象者	廃用などにより舌の筋力の低下した患者をはじめとする多くの摂食嚥下障害患者
方法	舌を口蓋に対して押し付ける．舌圧子を用いて舌に負荷をかけるような抵抗運動を行う．
バンゲード法（筋刺激訓練法）	
意義	口唇，頬，舌の筋肉群の可動域の改善
おもな対象者	能動的に口腔内外の主として口唇，頬，舌の筋肉群を動かせない，あるいは動きが弱い小児患者，重症心身障害児・者
方法	a. 口唇訓練（口輪筋への刺激）：（1）水平方向に縮める（上下口唇を厚くつまんで水平方向に縮めて離す），（2）膨らます（示指を口腔前庭部に入れて外側から拇指で軽くはさむようにして膨らませる），（3）垂直方向に縮める（押し上げ・押し下げ）（示指を上口唇の赤唇部に置き，鼻の方へ向かって押し上げる．同様に下口唇赤唇部をオトガイ部に向かって押し下げる），（4）のばす（示指を上口唇上に横向きに置き，上顎前歯に対して圧を加えるような気持ちでゆっくり上唇を押し下げる．同様に下口唇もゆっくり押し上げるようにのばす），（5）オトガイ部のタッピング b. 頬訓練：（1）マッサージ（示指と拇指でゆっくりともみほぐす），（2）膨らませる（顎を閉じた状態で，示指を口角の内部に入れて，頬を外側に引っ張る） c. 舌訓練：（1）口外法（オトガイ部尖端下部のすぐ後ろの部分を上方に押し上げる），（2）口内法（舌圧子やスプーンを使って，舌尖部を口腔底に向かって押す方法と，舌縁を反対側に向かって圧迫する方法とがある）

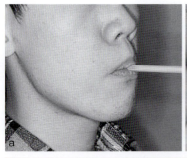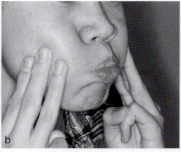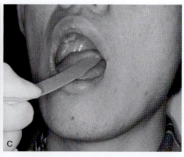

図15　筋力負荷訓練
a：ストローを引く力に抵抗している．　　b：指による圧迫に頬が抵抗している．　　c：舌背を下方に押す力に抵抗している．

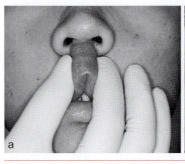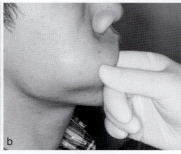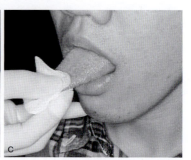

図16　ストレッチ訓練（他動運動）
a　：口唇のストレッチ．口唇を縮める．　　b：頬のストレッチ．外側に指で押す．　　c：舌のストレッチ．前方に引き出す．

　　　ストレッチの間は，鼻から吸って口からゆっくり吐くようにします[59]．

（3）振動刺激訓練

　廃用を防止するために，電動歯ブラシを使い，頬，歯肉，口唇，舌に振動を与える方法があります[59]．刺激することにより，血流を盛んにさせ，代謝の高まりを期待するものです[59]．電動歯ブラシの背を頬粘膜に当て，振動を与えながら上下あるいは前後に頬を内側から外側に向かって膨らませるような感じでゆっくり動かします[59]．歯肉に刺激を与える際には，臼歯部から前歯部に向かって電動歯ブラシを移動させます[59]．舌に刺激を与える際には，舌を突き出してもらい，または術者がガーゼで患者の舌を保持して，舌の中央部，左側，右側に分けて後方から前方に向かって電動歯ブラシを移動させます[59]．

4　開口訓練（舌骨上筋群強化目的）と頭部挙上訓練

　開口訓練（舌骨上筋群強化目的）と頭部挙上訓練（シャキア・エクササイ

ズ）は舌骨上筋の筋力強化を行う訓練です（**表 26**）．頭部挙上訓練原法では負荷が大きすぎるといわれています．開口訓練は実施しやすい訓練といえます．

5 ブローイング訓練

食事の際に水や食物が鼻から出る場合があります．このような鼻咽腔閉鎖不全の患者を対象に行う訓練です（**表 27**）．ブローイング訓練は口唇閉鎖の訓練にもなります[58]．

6 唾液腺マッサージ

唾液腺マッサージでは耳下腺，顎下腺，舌下腺にマッサージを行います．唾液腺に働きかけて唾液を絞り出すのですが，マッサージによってリラックス効果を与え，副交感神経を刺激することにより唾液分泌を促す意味合いもあります[59]．

表 26　開口訓練と頭部挙上訓練（日本摂食嚥下リハビリテーション学会医療検討委員会，2014.[50]）

開口訓練（舌骨上筋群強化目的）	
意義	舌骨上筋の筋力トレーニングによる舌骨の挙上や食道入口部開大の改善
おもな対象者	脳血管疾患，高齢者全般等で舌骨挙上不全や食道入口部開大不全を呈した意思の疎通が可能な患者
方法	最大限に開口を命じて舌骨上筋群が強く収縮していることを意識しながらその状態を 10 秒間保持させ 10 秒間休憩する．5 回で 1 セットとして 1 日 2 セット行う． 顎関節症や顎関節脱臼のある患者には注意して行う，もしくは適用を控える．
頭部挙上訓練（シャキア・エクササイズ）	
意義	舌骨上筋群など喉頭挙上に関わる筋の筋力強化を行い，喉頭の前上方運動を改善して食道入口部の開大を図る．食道入口部の食塊通過を促進し，咽頭残留（特に下咽頭残留）を少なくする効果がある．
おもな対象者	喉頭の前方や上方への運動が低下しており，その結果，食道入口部の開大が減少している患者，球麻痺，一般高齢者
方法	1）挙上位の保持（等尺性運動）：仰臥位で肩を床につけたまま，頭だけをつま先が見えるまでできるだけ高く上げる．1 分間挙上位を保持した後，1 分間休む．これを 3 回繰り返す． 2）反復挙上運動：仰臥位で頭部の上げ下げを 30 回連続して繰り返す． 1），2）を 1 日 3 回，6 週間続ける．負荷が大きいので症例によって適宜，強度や頻度を調節する．頸椎症や高血圧患者には注意が必要である．

表 27　ブローイング訓練（日本摂食嚥下リハビリテーション学会医療検討委員会，2014.[50]）

意義	吹く動作（口腔気流）による鼻咽腔閉鎖に関わる神経・筋群の活性化の促進
おもな対象者	鼻咽腔閉鎖不全により水分，食物が鼻腔に逆流する患者
方法	コップに水を入れ，ストローで静かにできるだけ長くぶくぶくと泡が立つように吹く． 細く裂いたティッシュペーパーを吹き飛ばす．風車をまわす．笛や巻き笛を吹く．

唾液腺が存在する部位の皮膚の上から指でマッサージを行います（**図17**）.マッサージは自ら行う場合と家族・介護者が要介護者に行う場合があります.家族・介護者が行う場合には説明を行い同意を得たうえで行います.

なお，唾液腺のアイスマッサージは流涎の多い患者に対して唾液を減少させるために行う訓練[50]ですので，混同してはいけません.

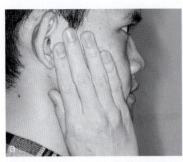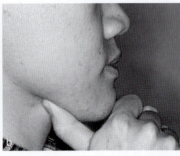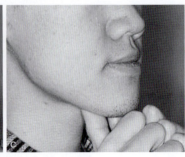

図17　唾液腺マッサージ
a：耳下腺マッサージ：示指から小指までの4指の腹を耳下腺部の皮膚に当て，ゆっくり前方に回すように動かす.
b：顎下腺マッサージ：拇指の腹で下顎骨の内側を上方に力をゆっくり加えながら後方から前方に移動させる.
c：舌下腺マッサージ：拇指の腹で下顎骨の前方部の内側を上方にゆっくり押す.

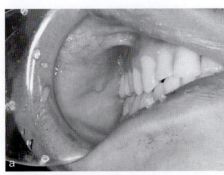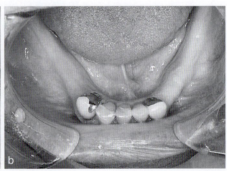

図18　耳下腺乳頭と舌下小丘
a：耳下腺乳頭は上顎第二大臼歯に面した頬粘膜の隆起として観察される.
b：舌下ヒダは舌下小丘から斜め後外側にのびる．舌下小丘には顎下腺管と大舌下腺管が開口し，舌下ヒダには小舌下腺管が多数の小孔となって開口する.

耳下腺，顎下腺，舌下腺

　耳下腺，顎下腺，舌下腺を大唾液腺という.
　耳下腺は外耳道の前下方にある．上縁は下顎骨の下顎枝および咬筋の外面で頬骨弓の下にあり，下端は下顎角に達する．耳下腺管は頬骨弓の下方を咬筋の外面に沿って前方に走り，頬粘膜にある耳下腺乳頭で口腔前庭に開口する（図18）.
　顎下腺は下顎骨下縁の内側にあり，下顎骨と顎二腹筋前腹と後腹とに囲まれる顎下三角にある．顎下腺管は舌下小丘に開口する.
　舌下腺は口腔底粘膜の直下，顎舌骨筋の上にあり，導管は舌下小丘および舌下ヒダに開口する.

Chapter 2　口腔機能管理

3 介護保険制度における口腔機能向上

1 — 基本チェックリストによる二次予防事業対象者の選定

　要支援・要介護に陥るリスクの高い高齢者を対象にした二次予防事業の対象者の把握のために，日常生活の状況に関する 25 項目からなる「基本チェックリスト」が使われています．基本チェックリストとは，高齢者の生活機能を評価し，要介護状態となるリスクを予測することを目的に開発された 25 項目の質問票です[60]（**図 19**）．項目 1 〜 5 は手段的日常生活活動（社会生活を営む上で基本となる行為），項目 6 〜 10 は運動機能，項目 11 と 12 は栄養，項目 13 〜 15 は口腔機能，項目 16 と 17 は閉じこもり，項目 18 〜 20 は認知機能，項目 21 〜 25 はうつをそれぞれ評価するものです[60]．

　二次予防事業における口腔機能向上事業では，基本チェックリストによりニ

No.	質問項目	回答（いずれかに○をお付け下さい）	
1	バスや電車で 1 人で外出していますか	0. はい	1. いいえ
2	日用品の買物をしていますか	0. はい	1. いいえ
3	預貯金の出し入れをしていますか	0. はい	1. いいえ
4	友人の家を訪ねていますか	0. はい	1. いいえ
5	家族や友人の相談にのっていますか	0. はい	1. いいえ
6	階段を手すりや壁をつたわらずに昇っていますか	0. はい	1. いいえ
7	椅子に座った状態から何もつかまらずに立ち上がっていますか	0. はい	1. いいえ
8	15 分位続けて歩いていますか	0. はい	1. いいえ
9	この 1 年間に転んだことがありますか	1. はい	0. いいえ
10	転倒に対する不安は大きいですか	1. はい	0. いいえ
11	6 カ月間で 2 〜 3 kg 以上の体重減少がありましたか	1. はい	0. いいえ
12	身長　　cm　体重　　kg　（BMI ＝　　）（注）		
13	半年前に比べて固いものが食べにくくなりましたか	1. はい	0. いいえ
14	お茶や汁物等でむせることがありますか	1. はい	0. いいえ
15	口の渇きが気になりますか	1. はい	0. いいえ
16	週に 1 回以上は外出していますか	0. はい	1. いいえ
17	昨年と比べて外出の回数が減っていますか	1. はい	0. いいえ
18	周りの人から「いつも同じ事を聞く」などの物忘れがあると言われますか	1. はい	0. いいえ
19	自分で電話番号を調べて，電話をかけることをしていますか	0. はい	1. いいえ
20	今日が何月何日かわからない時がありますか	1. はい	0. いいえ
21	（ここ 2 週間）毎日の生活に充実感がない	1. はい	0. いいえ
22	（ここ 2 週間）これまで楽しんでやれていたことが楽しめなくなった	1. はい	0. いいえ
23	（ここ 2 週間）以前は楽にできていたことが今ではおっくうに感じられる	1. はい	0. いいえ
24	（ここ 2 週間）自分が役に立つ人間だと思えない	1. はい	0. いいえ
25	（ここ 2 週間）わけもなく疲れたような感じがする	1. はい	0. いいえ

（注）BMI ＝体重（kg）÷ 身長（m）÷ 身長（m） が 18.5 未満の場合に該当する．
二次予防事業の対象者の基準
　 i　No.1 〜 20 までの 20 項目のうち 10 項目以上に該当する者
　ii　No.6 〜 10 までの 5 項目のうち 3 項目以上に該当する者
　iii　No.11 および No.12 の 2 項目すべてに該当する者
　iv　No.13 〜 15 までの 3 項目のうち 2 項目以上に該当する者

図 19　基本チェックリスト（厚生労働省[60]）

表 28　口腔機能向上事業の対象者の選定（厚生労働省[42]）

①基本チェックリストの「口腔機能向上」関連の項目13，14，15の3項目中，2項目以上に該当する者
②視診により口腔内の衛生状態に問題を確認
　汚れ（歯，義歯，舌），口臭，口元の表情の豊かさ（笑顔）の乏しさ，会話の問題，飲み込んだ後の口の中の食べ物残存
③反復唾液嚥下テストが3回未満

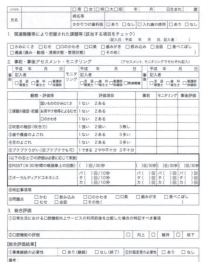

図 20　口腔機能向上に関する記録（例）
（厚生労働省[42]）

次予防事業の対象者と決定した者のうち，口腔機能が低下している人（基本チェックリストの項目13～15のうち二つ以上に該当する者）または市町村の判断で口腔機能が低下している恐れのあると判断した人を対象とします[42]（**表 28**）．

口腔機能向上プログラムの事前アセスメントに使用する「口腔機能向上に関する記録（例）」と事前アセスメントの説明を**図 20**，**表 29**に示します．

2─口腔機能向上プログラム

地域支援事業として口腔機能向上事業，介護保険サービスでは口腔機能向上サービスが実施されています．口腔機能向上事業では，口腔機能向上の必要性についての教育，口腔清掃の自立支援（日常的な口腔清掃の意義と必要性），摂食嚥下機能などの向上支援（機能向上訓練等をセルフケアとして日常生活の場で継続実施）が実施されます[42]．口腔機能向上サービスでは，口腔機能改善管理指導計画に基づき，口腔衛生（口腔清掃，有床義歯の清掃など），摂食嚥下機能に関する実地指導（摂食嚥下機能の維持・向上に必要な実地指導，歯科保健のための食生活指導など）が実施されます[42]（**表 30**）．

表 29 口腔機能向上に関する記録（例）に関する事前アセスメント（厚生労働省[42]）

①基本チェックリスト3項目の課題確認	噛みにくさ	咀嚼機能の問い.
	むせ	嚥下（飲み込み）機能の問い.
	口の乾き	口が乾くと口腔内の細菌叢が変わるため，肺炎や上気道感染のリスクに関する問い.
②咬筋の触診		噛みしめたときに，頬骨から下顎に向かって走る筋（咬筋）の触知具合により，咬合力を評価する.
③歯や義歯の汚れ		口腔の清掃状態を評価する.
④舌の汚れ		口腔の清掃状態を評価する．舌苔が認められれば，舌の運動機能や全身的な状態（舌診）についても推測できる.
⑤ブクブクうがい		うがいの際には，口唇，舌，頬など口腔諸器官をすべて使っているので，口腔機能の巧緻性と協調性を評価する.
⑥RSST（反復唾液嚥下テスト）		30秒間に空嚥下（生唾を飲む）が何回できるかを観察する．3回以上できれば問題ないが，2回以下の場合は，嚥下機能が低下していることの目安になる.
⑦オーラルディアドコキネシス		10秒間に何回，「パ」がいえるか測定する（口唇の機能を評価）．そのほかに「タ（舌の中央部分の機能評価）」「カ（舌根部や咽頭機能の評価）」についても同様に行い，おもに咀嚼機能の巧緻性について評価をする.
特記事項		上記（①～⑦）のなかで，あるいはそれら以外に特記すべき事項があれば記す（問題点ばかりではなく，肯定的な事項を記すのもよい）．また，対象者・利用者の状況により，質問，観察が実施できない場合は，特記事項の欄に理由を記す.
問題点		口腔機能の問題として，噛む，飲み込み，口の乾き，口臭，歯みがき，食べこぼし，むせ，会話などについて該当するものにチェックをする.

表 30 口腔機能向上サービスのプログラム内容（厚生労働省[42]）

①口腔体操の指導
　参加者自らが主体的に口唇や頬，歯や咽喉頭などの咀嚼や嚥下の器官の動きを維持し，高めていくための直接的な機能訓練
②口腔清掃の指導
　清掃困難な部位を指摘しブラッシング法，義歯の清掃法・管理法などを指導
③口腔清掃の実施
　本人では清掃困難な部位の清掃介助などの実施
④唾液腺マッサージ指導
　三大唾液腺（耳下腺，顎下腺，舌下腺）へのマッサージ法の指導
⑤咀嚼訓練（指導）
　おいしく食べ，窒息予防など安全な食事を継続するための訓練および指導
⑥嚥下訓練（指導）
　むせの軽減，肺炎予防などを目的とした訓練および指導
⑦発音・発声に関する訓練（指導）
　構音機能の維持・向上を目的とし，ひいては咀嚼や嚥下機能に関する訓練および指導
⑧食事姿勢や食環境についての指導
　食事のときの姿勢や適切な食具の選択など，その機能を十分発揮し向上できるような環境面への援助や指導助言を実施する.

Part II
基本知識

Chapter 3

噛んで食べるということ
―健康とのかかわりのなかで

- 歯科治療のおもな目的は，摂食嚥下や構音などの口腔機能の回復および改善，審美性の回復および改善，継発する疾病の予防である．

- 口腔機能の改善は心身の改善，QOL の維持・向上につながる．

- 口腔機能の低下は社会生活を送るうえで大きな障害となる．

Chapter 3 噛んで食べるということ —健康とのかかわりのなかで

1 摂食嚥下の過程

食物摂取とは，食物を認識し，口腔内に取り込み，必要に応じて咀嚼を行い，食塊を形成し，それを胃へと送り込む行為です．この行為を理解するためには解剖学・生理学の基本的な知識が必須となります．

摂食嚥下に関連する頭頸部の断面図を**図1**に示します．一般に，摂食嚥下運動は5期に区分して説明されます（**表1，図2**）．摂食嚥下時には多くの筋がきわめて巧妙に制御されており（**表2，3**），口腔・咽頭・喉頭・食道にある多くの筋が決められたタイミングで活動します[2]．

臨床では，準備期（咀嚼期）・口腔期の理解が必須です．口腔内に取り込まれた軟らかい食物は，舌と口蓋で圧縮・粉砕されます．ある程度硬い食物は，十分な咀嚼と唾液との混和によって食塊となります．多くの筋の動きが巧妙に制御され，食物を噛み切る（**咬断**），噛みくだく（**粉砕**），すりつぶす（**臼磨**）

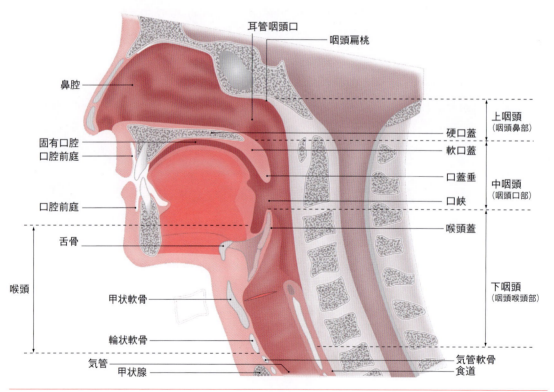

図1 摂食嚥下に関連する頭頸部（阿部，2014.[1] を一部改変）

などといった運動が行われます[6]．

　口腔内に取り込まれた食物は前歯で切断され，舌によって臼歯部に移送されます．口唇，頬，舌が下顎と協調して働き，下顎は開閉口を繰り返し，左右いずれかの臼歯で食物を粉砕します．咀嚼時には舌は下顎の開閉運動に伴いリズミカルに動きます[2]．閉口に伴い食物は咬合面から舌側と頬側に落下しますが，舌と頬によって上下臼歯間に再び置かれます[7]．**咀嚼**により**唾液**が分泌さ

表1　摂食嚥下の5期モデル

1. 先行期（認知期）	視覚や嗅覚などにより認知した食物を随意運動により口腔内に取り込もうとする時期．過去の経験に基づき，摂取の可否，食べる量やペースなどの判断を行う．
2. 準備期（咀嚼期）	食物を粉砕し唾液と混和して，嚥下に適した食塊を形成する時期．咬断，粉砕，臼磨などが行われる．
3. 口腔期	食塊が口腔から咽頭へと送り込まれる時期．舌の絞り込み運動により食塊の移送が行われる．
4. 咽頭期	食塊が咽頭を通過して食道へと送り込まれる時期．鼻咽腔閉鎖，喉頭口閉鎖，声門閉鎖，下咽頭部の開大が起こる．
5. 食道期	食塊が食道から胃へとおもに蠕動運動により送り込まれる時期．

・実際には各期が同時に並行して行われる．たとえば，咀嚼中に食塊が咽頭に送り込まれるため，咀嚼中にも食塊が咽頭に存在する．摂取した食物すべてを嚥下するために複数回の嚥下が通常行われる．
・舌尖は上顎切歯の口蓋側また硬口蓋前方に押しつけられ，舌背は臼歯部と口蓋粘膜に向け側縁部を挙上させることでスプーン状のくぼみをつくり[2]，舌の絞り込み運動によって食塊を咽頭に押し込む．舌根は下前方に移動し，その結果，下咽頭部は開大し，食塊を食道に流すための傾斜した通路が形成される[2]．食塊の多くは喉頭蓋の直上ではなく梨状窩を通過する．
・口腔期，咽頭期，食道期はそれぞれ嚥下第1期，嚥下第2期，嚥下第3期に対応する．咽頭期と食道期は反射性運動である．

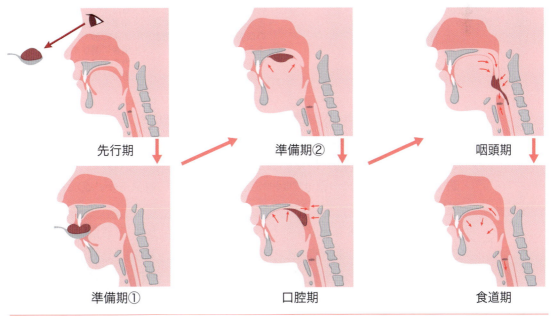

図2　嚥下の模式図（阿部，2014.[1]）

表2 嚥下に伴う諸器官の動き（山田, 2015.[2]）

1	口唇の閉鎖
2	舌による食塊の咽頭への移送
3	軟口蓋と咽頭後壁による鼻腔と咽頭の遮断（鼻咽腔閉鎖，食塊の鼻腔への侵入防止）
4	喉頭の拳上（喉頭蓋の下降）による気道防御（喉頭口閉鎖）*
5	声門閉鎖と呼気圧の上昇による気道防御（声門閉鎖，嚥下時無呼吸）
6	喉頭の前方移動による下咽頭部の開大
7	食道入口部括約筋の弛緩（食道入口部開大）

*喉頭は舌骨とともに上前方に引き上げられ，喉頭蓋が反転する．

表3 口唇・頬・口蓋・舌のおもな役割（森本ほか, 2015.[3]）（森本ほか, 2015.[4]）（井出, 2007.[5]）

口唇	頬	口蓋	舌
・咀嚼時に食物が口腔外に出るのを防ぐ（口唇閉鎖）． ・口唇を突き出して物をくわえる． ・口唇を突き出して息を吹く． ・食片の大きさ，肌触り，温度を判定する． ・危険物が口腔に入るのを防ぐ． ・歯列に口唇を密着させ口腔前庭を狭める． ・構音に関与する． ・表情をつくる． ・口唇圧により歯列の形成や維持に関与する．	・口腔前庭から食物を臼歯咬合面上に移動させる． ・食物を咬合面上に保持する． ・口角を後ろに引く． ・口唇を後ろに引っ張り歯に近づける． ・嚥下を助ける． ・吸啜や吹く動作を補助する． ・頬圧により歯列の形成や維持に関与する．	・舌と口蓋の間で食物を粉砕する． ・口蓋感覚により咀嚼筋活動を反射性に調節する． ・嚥下反射，嘔吐反射を誘発する． ・味覚を受容する． ・小唾液腺からの唾液により食物を湿らせ，嚥下を助ける． ・構音に関与する． ・鼻咽腔を閉鎖する（鼻咽腔閉鎖）． ・舌と共同して食塊を口腔内に保持する． ・舌の後方と密接し，食塊の口腔への後戻りを防止する．	・鋭敏な触覚，圧覚により物の性質を調べる． ・味覚を受容する． ・有害な食物の摂取を防ぐ． ・舌感覚を刺激して唾液分泌を生じる． ・軟口蓋と共同して食塊を口腔内に保持する． ・食物を咀嚼側の臼歯咬合面に載せる． ・食物を咬合面に保持する． ・唾液と食物を混合し食塊形成を行う． ・食塊を口腔内で移動させる． ・顎運動に協調してリズミカルに動く． ・構音に関与する． ・力を歯に及ぼし，歯列の形成や維持に関与する．

れ，粉砕された食物と混ぜ合わされ，**食塊**が形成されます．咀嚼によって，毒物や腐敗物の選別，唾液や胃液などの分泌促進，消化液では消化できない植物の細胞壁の破壊，嚥下が可能となる食塊の形成などが行われます[7]．なお，咀嚼の途中でも食塊の一部は中咽頭に達します（プロセスモデルのstage II 移送）[2]．

　歯科補綴学の重要な研究分野として咀嚼運動があげられてきましたが，近年では嚥下に関する研究が増加しています．つまり，口腔期から咽頭期に至る過程での歯科的対応の必要性が認識されてきたといえます．

2 摂食嚥下機能の加齢変化と摂食嚥下障害

Chapter 3　噛んで食べるということ —健康とのかかわりのなかで

1— 摂食嚥下機能の障害と加齢変化

　摂食嚥下障害は，加齢や脳血管疾患，変性疾患などの多様な疾患が原因となります（表4，5）．また，薬の副作用が影響することもあります．加齢による神経系の機能低下，筋緊張の減弱，靱帯の弛緩などの結果として，食塊保持能力の低下，嚥下反射の遅延，口腔期の延長，安静時の喉頭の低位化，食道入口部開大量の減少などが生じ，**嚥下の予備能力**が低下します[8]．高齢者の摂食嚥下機能は，加齢変化とともに種々の要因が影響し低下していきます．味覚などの口腔感覚の閾値上昇は，**嚥下反射の惹起性低下**につながります．歯の喪失，口唇・頰・舌などの機能低下，唾液分泌量の低下（口腔乾燥）は**咀嚼能力の低下**をもたらします．

表4　高齢者の摂食嚥下機能に影響する要因（下山ほか，2015.[8]）

- 味覚などの感覚閾値の上昇
- 歯の喪失，義歯の不適合などによる咀嚼能力の低下
- 口唇・頰・舌などの機能低下
- 唾液分泌量の減少（口腔乾燥）
- 咽頭期反射の惹起性の低下
- 安静時の喉頭の低位化（嚥下時の喉頭拳上距離の増加）
- 嚥下–呼吸協調性の低下（喉頭口開閉のタイミングのずれ）
- 咳嗽反射の低下（気道防御反射の低下）
- 食道入口部開大量の減少
- 服用薬剤の副作用（唾液分泌量減少，錐体外路症状の出現など）
- 気づかれない疾患の存在（脳梗塞など）

表5　摂食嚥下障害の原因となるおもな疾患（戸原，2007.[9]）

中枢神経障害	
脳血管疾患	脳梗塞，脳出血，くも膜下出血など
変性疾患	筋萎縮性側索硬化症，パーキンソン病など
炎症	急性灰白髄炎，多発性硬化症，脳炎など
頭部外傷	
末梢神経障害	末梢神経麻痺，ニューロパチーなど
神経筋接合部・筋疾患	重症筋無力症，筋ジストロフィー，ミオパチー，多発性筋炎など
解剖学的異常	口腔咽頭食道病変，奇形，頸椎骨棘など

咀嚼の過程で食物は口腔前庭から固有口腔に移動し，食塊形成が行われて嚥下に至ります．ピーナッツを用いた研究では，口腔前庭のピーナッツ粒子は大きいものが主体であり，固有口腔の粒子は細かく粉砕されたものが多くなります[10]．高齢者では咀嚼の進行に伴う舌側への食物の移動が若年者よりも遅く，粒子の粉砕の程度も低くなります[10]．これは，加齢により顎口腔系の機能が低下し，咀嚼粉砕能力が低下するためだと考えられます．咀嚼時間の延長，嚥下までの咀嚼回数の増加，嚥下時の食物の粉砕度低下などにより咀嚼機能の低下が補われます．

2— 摂食嚥下障害の病態

高齢者，とりわけ要介護高齢者では，摂食嚥下機能の低下が認められることが多々あります．**脳血管疾患**や**変性疾患**など，種々の疾患が摂食嚥下障害の原因になります．歯科治療においては基礎的な疾患を把握し，摂食嚥下機能に与える影響を考慮したうえで治療にあたるべきです．摂食嚥下障害患者は，口唇閉鎖不良，送り込み不良，喉頭挙上不良など，複数の機能障害を有する場合が多くみられます[11]．機能障害を理解したうえでの治療がよい結果につながります．摂食嚥下障害の病態と原因を**表6**に示します．

表6 摂食嚥下障害の病態と原因（岡田，2007.[11] を一部改変）

	病態	原因
準備期・口腔期	咀嚼困難	歯の喪失・義歯不適合
	取り込み障害	咀嚼筋群の筋力低下／協調運動障害
	取りこぼし	舌運動障害・感覚障害
	食塊形成困難	口唇閉鎖不良・感覚障害
口腔期・咽頭期	送り込み障害	舌運動障害
	誤嚥	口腔内の感覚障害
咽頭期	誤嚥	嚥下反射惹起の低下／消失
		喉頭挙上不良
		呼吸コントロール不良
		咽頭収縮不良
		喉頭閉鎖不良
	鼻腔・口腔逆流	食道入口部開大不良
		鼻咽腔閉鎖不良
	誤嚥物喀出困難	咳嗽反射の低下／消失
		呼気筋の筋力低下

Chapter 3 噛んで食べるということ ―健康とのかかわりのなかで

3 歯の喪失が顎口腔系に及ぼす影響

　歯の喪失は，咀嚼，嚥下，構音などの機能面だけでなく，審美面にも悪影響を与えます．「入れ歯の具合が悪く他人と一緒に食事をしたくないので小学校のクラス会を欠席した」「会話中に入れ歯が落ちてくるので人と話をするのが怖い」などという話を聞くことがあります．これは，顎口腔系の問題が，社会生活を楽しむための障害となっていることを示しています．**介護予防**では，社会参加・閉じこもり予防が重視されていますが，高齢者の社会参加，社会活動が歯の喪失や摂食嚥下機能の低下によって阻害されることがあってはなりません．

1― 歯の喪失による機能障害

　歯の喪失による影響は大きく，特に第一大臼歯の喪失は咀嚼能率の低下につながります．前歯や小臼歯の喪失は，外観不良や構音障害につながります．歯の欠損を放置すると，隣在歯が欠損部に向かって徐々に移動，傾斜します（**図3**）．対合する歯を喪失した歯は，対合歯が占めていたスペースに向かって挺出します．歯の移動，傾斜，挺出により，歯列における正常な隣接関係が失われます．隣在歯との適切な接触関係の喪失や辺縁隆線の高さの不一致などにより，食片圧入が起こりやすくなります．そして食片圧入の結果として，う蝕や歯肉炎・歯周炎，歯槽骨の吸収などが起こります．また歯の喪失とともに歯の移動，傾斜，挺出により，咬合接触点数や接触面積が減少します．このため**咀嚼能率の低下**が生じます．また歯の移動，傾斜，挺出は下顎運動の障害となる

顎関節症，顎機能障害，オーラルジスキネジア

　顎関節症とは顎関節や咀嚼筋の疼痛，関節雑音，開口障害ないし顎運動異常を主要症状とする慢性疾患群の総括診断名である[15]．
　顎機能障害とは顎関節雑音，顎関節や咀嚼筋の疼痛，顎運動障害を主徴とする症候群である[16]．ときには顎口腔領域にとどまらず全身の身体や精神心理面に種々の障害をもたらす．日本顎関節学会は顎関節症を正式な名称として採用している[16]．
　オーラルジスキネジアとは支配神経あるいは筋肉の障害により，下顎，舌，口唇などに出現する反射性，情動性の不随意運動をいう[17]．咬合異常や口腔内の疼痛，違和感などの末梢入力の異常が誘因や増悪因子となることがある[17]．

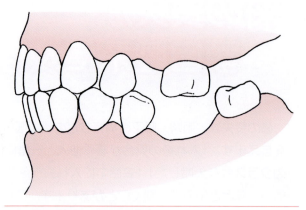

図3 歯の喪失後の残存歯の移動
歯の喪失を放置すると，隣在歯の移動・傾斜や対合歯の挺出が生じる．その結果として，顎口腔系に悪影響を及ぼすことになる．

早期接触や咬頭干渉を引き起こします．早期接触や咬頭干渉，あるいは咬合位の変化は，顎筋や顎関節の機能に障害をもたらすことがあり（**顎機能障害**），さらには全身的にも悪影響を及ぼすことがあります[12]．

高齢者に多い**オーラルジスキネジア**は，不随意な咀嚼様運動，口唇や舌の突出などを主症状とし，その結果，義歯床下粘膜の疼痛発現，咀嚼障害，構音障害，義歯製作困難，顎関節症などをもたらすことがあります[13]．オーラルジスキネジアは，高齢者に現れる原因不明の特発性のものと薬剤（抗パーキンソン病薬，抗精神病薬）の副作用によるものが多くを占めています[14]．特発性のものは，歯の喪失，義歯の不適合，不安定な咬合支持などの関与が大きいといわれています．

オーラルジスキネジアのある患者では歯科治療が非常に困難な場合があります．歯科治療時には患者の緊張感が強くなり，精神的負荷もかかるため，一般的に不随意運動が増強します[14]．オーラルジスキネジアを消失させるために，服用薬剤の変更や服用量の変更，ジスキネジアの治療を目的とした処方，あるいは診療姿勢などについて検討します[14]．

2― 歯の喪失による咀嚼能力の低下

高齢有歯顎者の咀嚼能力は若年有歯顎者の咀嚼能力よりも高いという報告があります[18]．すなわち，歯が健全ならば咀嚼能力の加齢による低下は認められないことになります．しかし，加齢に伴い現在歯数や咬合支持域は徐々に減少し，**咀嚼能力**が低下していくことが知られています．義歯装着により咀嚼能

力は回復しますが，天然歯のときと比較すると咀嚼能力は劣るといわれています（**表7**）．しかし，最大咬合力の低下の影響がやや残ることにより，有歯顎時の咀嚼能力まで回復できなくとも，義歯を適切に装着，管理することによって，年齢，性別，機能歯数や咬合支持域，さらには有床義歯の種類に関係なく，咀嚼能力は十分に回復できる可能性が示唆されています[20]．歯の喪失に対する適切な**補綴歯科治療の必要性**が示されているといえます．

3 — 摂食嚥下機能への影響

歯の喪失は，食物の切断・破砕・粉砕のみならず嚥下機能にも影響を及ぼします．本項では，無歯顎になったときの影響を解説します．

口腔は，歯列弓と口唇・頬との間の口腔前庭と，歯列弓より後方の固有口腔とからなります．歯列が境界となっていますが，歯の喪失により一つの空間となります．口腔は歯の喪失によって空間が大きく広がるという特殊な環境にあるのです[23]．

歯の喪失によって生じる**咬合支持の喪失**，**下顎の固定喪失**，口腔容積の変化は，摂食嚥下機能に影響を及ぼすと考えられます．準備期と口腔期に要する時間が上下顎全部床義歯装着時と比較して上顎義歯非装着時および上下顎義歯非装着時に延長した[24]，高齢無歯顎者の義歯非装着時における液体嚥下では誤

表7 歯の喪失および義歯装着による咀嚼能率（渡辺ほか，1982.[19]）

		平均値（%）	最低（%）	最高（%）
第一大臼歯欠損	義歯未装着	48.9	36.7	69.3
	義歯装着	65.3	44.9	88.1
多数歯欠損	義歯未装着	32.6	18.4	48.9
	義歯装着	44.9	22.5	77.5
無歯顎	義歯装着	35.9	22.5	57.1

咀嚼能率測定法はフェノール硫酸法を用いた比色法による．健常有歯顎者における値を100%とした．無歯顎者では義歯未装着時には測定を行っていない．

咀嚼能力と咀嚼能率

咀嚼能力とは，顎口腔系が食物を切断・破砕・粉砕し，唾液との混和を行いながら食塊を形成して，嚥下動作を開始するまでの一連の能力をいう[21]．咀嚼能率とは食物を規定の粉砕度に要する作業量であり，咀嚼能力の一部を示す指標である[22]．

嚥は生じなかったが高齢有歯顎者と比べて喉頭侵入が増加した[25]と報告されています.

全部床義歯の非装着は，口唇閉鎖や舌運動などに影響します[26]．無歯顎者では上下顎の歯の接触による下顎の固定がなされないため，舌骨上筋群の収縮による舌骨の挙上が不十分になります．嚥下時には舌骨や喉頭の挙上のために，**下顎の固定**が必要です．全部床義歯の非装着時においては，嚥下時に舌が義歯歯槽堤部や咬合支持を補塡すると考えられます[27]．全部床義歯の非装着時には，嚥下中，舌は上下顎歯槽間において下口唇内側部と接し，舌骨の上方への挙上量が増し，喉頭の前方移動量が増すと報告されています[27]．

口腔期には，舌は歯列と歯槽堤をガイドに舌中央部のくぼんだ状態を形成し食塊を移送しますが，無歯顎では舌の固定源がありません．舌運動自体が変化し，舌の上顎への押しつけ不十分による陥凹形成不全を代償するため，舌全体を大きく動かして食塊を咽頭に移送していると考えられます[28]．

健常高齢者では，義歯非装着による咬合の喪失や舌の前方変位を補うため，他の器官の動態が代償的に変化していますが[27]，予備力が低下している要介護高齢者では**代償機能の低下**により義歯非装着による誤嚥の危険性が増すと考えられます．

摂食嚥下障害のある高齢者では，加齢や疾患によって嚥下関連筋群の筋力が低下していることが考えられます．筋力の回復を図る間接訓練は，顎位の安定が前提となります[29]．正常な機能を回復するためには，適切な補綴歯科治療が必要であり，摂食嚥下という視点から義歯を理解する必要があります．

喉頭侵入

喉頭侵入とは，嚥下時に食塊などが喉頭に入り込むが声門よりも上方にとどまり声門を越えない状態をいう．声門下に侵入すると誤嚥となる．

なお，喉頭は上方では咽頭に，下方では気管に連なる．喉頭の内部にある喉頭腔は上部の喉頭前庭，中部の喉頭室（室ヒダと声帯ヒダとの間），下部の声門下腔よりなる．

Chapter 3　噛んで食べるということ —健康とのかかわりのなかで

4 咀嚼機能および咬合維持の重要性

1—栄　養

　歯の喪失は味覚，食物の選択，食品調理，食行動などに影響を与え，**食事の制限**をもたらします[30]．無歯顎者，特に義歯を使用していない無歯顎者は望ましい栄養摂取が妨げられ，栄養状態が損なわれます[30]．

　歯数や咬合支持の有無と栄養との関連を多くの論文が示しています．歯の喪失，咬合支持の喪失による咀嚼能力の低下が，総摂取エネルギー量や各栄養素の摂取量などに影響することが知られています．1990年代は，歯の状態が悪いと摂取エネルギーが不足するというものが多かったのですが，最近では要介護高齢者でない限り，むしろ高カロリー高脂肪食になり太るという結果が多くなっています[31]．**肥満症**や**メタボリック症候群**の患者は，ほぼ例外なく早食いであるという報告もあります[32]．後部視床下部の結節乳頭核に細胞体をもつヒスタミン含有ニューロンは，咀嚼中枢（三叉神経中脳路感覚核）からの神経投射を受けてニューロン活動を賦活化し，神経ヒスタミンを量産します[32]．その結果，満腹中枢の視床下部腹内側核を興奮させ，食欲が抑制されます[32]．ヒスタミン神経系を賦活化すると，食欲抑制とともに，末梢での内臓脂肪分解の亢進，熱産生・放散の亢進を引き起こします[32]．したがって十分に咀嚼しないと，食べ過ぎて肥満になるのです．

　介護保険サービスを受けている在宅高齢者の**低栄養リスク**と関連する要因は，性，バーセル指数，咬合状態であり，低栄養と関連する要因はバーセル指数，頸部聴診時の異常な嚥下音，独居との報告があります[33]．要介護高齢者では，脳血管疾患や認知症などの疾患，社会環境，加齢や疾患に伴う摂食嚥下機能低下などの種々の要因が栄養状態に影響します．そのため，歯数や咬合支持の有無が栄養状態に与える影響は，健康な高齢者と比べると大きくはないようです．認知機能の低下した高齢者の多い施設などでは，食事環境の整備が栄養状態の改善に有効なこと[34]，嚥下機能の問題を有した者でも適正な食事の介護によって栄養状態の改善が認められること[34]，比較的軽度の要介護高齢者の栄養改善には食支援と口腔機能訓練が有効なこと[35]が示されています．要介護高齢者では，食物がよく噛めることを最終目標とするのではなく，摂食嚥下機能，全身状態，ADL，認知機能，社会環境，食環境などに配慮したう

えで**栄養状態の適正な維持**を目標とします．

　また，歯の喪失により野菜の摂取量が減少することが知られています．新潟市在住高齢者での調査では，咀嚼能力の低い男性群で総エネルギー摂取量，緑黄色野菜群，そのほかの野菜・果物群の摂取量が少ないと報告されています[36]．**野菜や果物の摂取不足**は心疾患，脳血管疾患，癌の発症リスクを高めると考えられます．現在歯数の減少によって，長期間にわたり野菜や果物の摂取が不足し，その結果，心疾患や脳血管疾患に罹患しやすいことが考えられます[31]．摂食嚥下機能が低下した高齢者では噛みやすく，飲み込みやすいよう工夫する必要性が指摘されています[37]．

　歯の喪失とともに生じる咀嚼能力の低下が食行動の変化を招き，食行動の変化から生じる栄養摂取状態の悪化が生活習慣病ならびにメタボリックシンドローム罹患を促進することが考えられます[38]．50歳代から70歳代の都市部一般住民を対象とした調査では，咬合支持を喪失した場合には朝食抜き，遅い夕食，夕食後の間食，頻繁な間食，甘い飲料摂取という食行動を有する割合が高いと報告されています[38]．歯科においては歯と咬合支持の喪失予防のための**食行動に関する指導**，咬合支持喪失者に対する補綴歯科治療による咀嚼能力の回復が必要であり，医科においては，メタボリックシンドローム予備軍該当者に対する食行動に関する指導とともに歯科受診の推奨が望まれています[38]．

　義歯と栄養の関連についての論文を紹介します．低栄養リスクの観点からは，義歯使用は天然歯に代わるものとしては十分ではありません．しかし，義歯の不適合を自覚している者は18歯以上の現在歯を有する人と比較して果物や野菜の摂取量が少ないことや摂取食物の種類が少ないことが，また義歯の適合が良好だと自覚している者は，18歯以上の現在歯を有する人と相違ないことが報告されています[39]．また食環境整備や食事の介助技術の向上を中心とした低栄養改善の試みを介護老人福祉施設で行った研究では，義歯装着者で介入による顕著な効果が認められています[34]．こうしたことから，適合のよい

メタボリックシンドローム

わが国では2005年に診断基準が，腹囲が男性85cm以上，女性90cm以上で，高血圧，高血糖，脂質代謝異常の3項目のうち2項目以上を満たす場合と決められている．心臓病や脳卒中などの動脈硬化性疾患を招きやすい病態である．

バーセル指数（Barthel index）

日常動作の代表的な評価法であり，わが国で普及している．食事，車いすからベッドへの移動，整容，トイレ動作，入浴，歩行，階段昇降，更衣，排便コントロール，排尿コントロールの10項目について2〜4段階でそれぞれの項目の自立度を評価する．

義歯，患者の満足する義歯を製作する必要性がわかります．

2 ― サルコペニア

骨格筋量の減少に加えて筋力低下あるいは身体能力低下が認められると，サルコペニアと診断されます[40]．運動障害，転倒・骨折，ADL の低下，身体障害などを招きます（**図 4**）．加齢のみが原因とされる原発性サルコペニアと，その他の原因（活動，栄養，疾患）の二次性サルコペニアに分けられますが，厳密に分類することは困難です．治療はその原因に対応した治療を行いますが，栄養療法と運動療法が行われています．

サルコペニアは顎口腔系にも現れます．加齢に伴う萎縮（サルコペニア）の著しい筋に**頸部筋群**が含まれています[42]．低栄養は，骨格筋のみならず**舌**にもサルコペニアをもたらすことが示唆されています[43]．顎口腔系にサルコペニアが現れると摂食嚥下機能に影響を及ぼします．顎口腔系のサルコペニアが低栄養をもたらし，さらに ADL の低下をもたらします（**図 5**）．高齢者の生活機能の低下は口腔衛生不良，口腔機能低下につながります．サルコペニアと摂食嚥下機能は相互に影響を及ぼしあう関係にあるのです．

65 歳以上の対象者で身体機能から診断されたサルコペニアでは，栄養との関連が強く身体活動との関連は有意ではありませんでした[45]．地域高齢者において，筋肉量，筋力および身体機能から判定したサルコペニアと生活習慣，心理状況，口腔・食事の状況などとの関連を検討した研究では，サルコペニアとの関連が男性では年齢と食品摂取の多様性に，女性では年齢と咀嚼に示されました[46]．いずれにしても，咀嚼機能の維持・向上が栄養状態の維持・向上

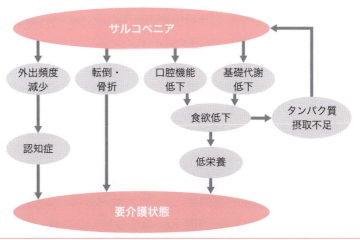

図4　要介護の入り口としてのサルコペニア（飯島[41]）

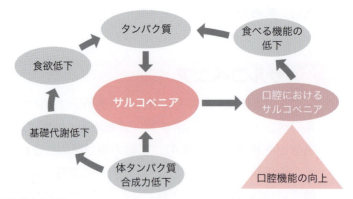

口腔機能向上訓練はサルコペニアの負のスパイラルを断ち切ることを目的としている

図5　身体のサルコペニアと口腔のサルコペニア〜二つの負の連鎖（悪循環）〜
（平野ほか監修, 2006.[44]）

につながり，**サルコペニアの予防**につながるといえます．

　義歯装着患者が「うまく噛めない」と訴えたときは，サルコペニアによる口腔機能低下が隠れているのかもしれません[47]．筋機能の低下がある場合には，単に義歯の適合や咬合を調整するだけでは問題の解決が困難です[47]．

3 ― 運動器の機能向上

　高齢者は転倒の危険性が高いことが知られています．**転倒の危険因子**には，内的因子として身体的疾患，薬物，加齢変化，外的因子として物的環境があげられます[48]．疾病によらない身体機能に関連した転倒の危険因子はいずれも加齢に伴う機能の減衰に基づくものであり，反応時間の遅延，筋力低下，バランス機能低下，起居動作能力の低下，視聴覚機能の低下や深部知覚低下などの感覚障害，そして歩行機能の低下などです[48]（**図6**）．骨格筋量の減少，骨格筋力，身体能力の低下がみられる**サルコペニア**により高齢者の転倒の危険性が増すことになります．高齢者は転倒を経験すると転倒に対する不安や恐怖心を抱き，日常生活の活動量を減少させ，筋力の低下を招いて再転倒の危険性が高くなります[50]．転倒による骨折は寝たきりにつながることがあります．転倒による骨折のみならず，転倒の経験は高齢者のQOLを著しく低下させる要因になるといえます．

　咬合支持と身体能力の関係，歯の喪失と身体能力の関係は数多くの研究があります．高齢者を対象に，アイヒナー分類と体力指標（握力，等尺性膝伸展筋力，脚伸展パワー（**図7**），ステッピング回数，開眼片足立ち時間）との関係を調べた研究では，咬合支持の一部喪失と脚伸展パワーの低下，咬合支持の全

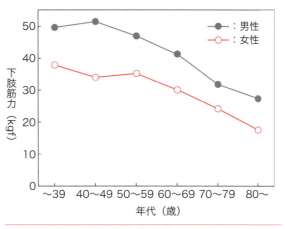

図6 下肢筋力の経年的変化（ROAD Study より）（村木, 2011.[49]）

喪失と開眼片足立ち時間の低下との関連が経年的に確認されました[51]．脚伸展パワーは下肢の筋力の指標です．開眼片足立ち時間は平衡機能の指標であり，転倒との強い関連があります．**咬合支持の保持**は，高齢者の体力低下およびADL低下の防止に寄与すると考えられます[51]．

　全部床義歯の装着と身体平衡の関係を調べた研究では，全部床義歯の装着により重心動揺距離の減少，歩行周期の安定と短縮，歩幅および歩行速度の増加がみられました[52]．新たに製作した全部床義歯の調整完了後には，歩行周期の減少，歩行速度の増加，重心の軌跡の減少が認められています[53]．高齢者の起立時と歩行時の身体平衡に関する研究では，全部床義歯の装着が平衡や制御に有効であることが示唆されています[54]．固定性補綴装置を含めて評価したアイヒナー分類との関連を調べた研究では，男性では生活満足度，timed up & go test，片足立ちバランス，高次生活機能，高次生活機能‐手段的自立，女性では timed up & go test，片足立ちバランス，高次生活機能‐知的能動性との関連がみられました[55]．認知症高齢者の咬合と転倒の関係を調べ

脚伸展パワー測定装置と timed up & go test

　脚伸展パワー測定装置（アネロプレス3500，コンビ社）では，測定装置の椅子に腰かけ，両足を前方のフットプレート上に載せ，膝関節角度が90度になるように調整する（図7）．被検者が両脚でフットプレートを前方に最大のスピードで蹴り出すこと，すなわち膝関節と股関節を伸展させることにより測定する．伸展パワーの低下により階段の昇降や椅子からの立ち上がりのときに負担を感じるようになる．

　Timed up & go test では，椅子から立ち上がり3 m 先の目印を回って再び椅子に座るまでの時間を測定する．下肢筋力，バランス，歩行能力，易転倒性といった日常生活機能との関連性が高く，高齢者の身体機能評価として広く用いられている．

4．咀嚼機能および咬合維持の重要性

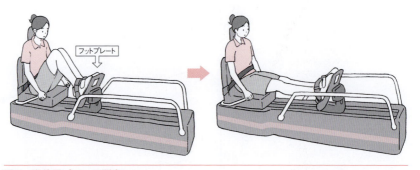

図7　脚伸展パワーの測定
脚の伸展動作時の発揮パワーを測定するために，足底部でフットプレートを全力で前方に押すように被検者に指示する．

た研究では，天然歯および義歯人工歯による咬合の維持が姿勢反射や転倒防止に重要な働きをしていることが示されています[56]．現在歯19歯以下で義歯非装着の場合には転倒リスクが高いことが示されています[57]．歯・咬合の喪失防止および補綴歯科治療による**咬合の適正な回復**は**転倒防止**につながると考えられます．

4 ─ 脳の活性化

　咀嚼中の下顎，舌，頰および口唇の基本的な運動パターンは，脳幹に存在する咀嚼の中枢性パターン発生器によって形成されると考えられています[7]．咀嚼の中枢性パターン発生器が活動するためには，口腔顎顔面領域の感覚入力あるいは大脳皮質などの上位脳からの中枢性入力が必要です[7]．電気刺激あるいは薬物刺激により咀嚼運動を誘発する脳部位は，大脳皮質，扁桃体，線条体，中脳網様体であり，咀嚼運動の制御にかかわっていると考えられます[7]．大脳皮質は，咀嚼の中枢性パターン発生器を起動させ咀嚼運動の開始と維持に関与するとともに，咀嚼運動の制御にも重要な働きをすると考えられます[7]（**図8**）．

　認知症の症状としてもっとも重視されるのが認知機能，すなわち記憶，思考，判断力，言語などの障害です[59]．側頭葉内側部（特に海馬と扁桃体），間脳，前頭前野，小脳が記憶に重要な役割を果たしています．前頭前野は行動の企画・組織化の能力，問題解決能力，自己洞察などに関与しています．

　歯の喪失が認知症の危険因子として知られています[60]．三叉神経は歯根膜感覚や咀嚼筋感覚を支配していますが，多数の歯の喪失によって三叉神経系感覚情報が減弱すると，学習や記憶などの高次脳機能が阻害されるという結果が数多く出されています[61]．また，認知障害との関連が強いのは現在歯数よりも咀嚼能率であるという報告[62]があります．地域在住高齢者を対象にした調

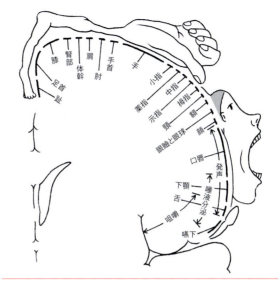

図8 ヒトの運動野の体部位局在 (Penfield, Rasmussen, 1950.[58])

査では,ガム咀嚼によって評価された咀嚼能力の低下はADL低下,認知機能低下,うつ,食多様性の乏しさと関連していました[63]．咀嚼は認知機能に関与しており,その障害は認知症や慢性神経変性疾患の危険因子となりえます[64]．

　マウスでの研究ですが,高齢期に咀嚼ができなくなると空間認知機能の低下が起こることが示されています[65]．これは,咀嚼器官からの感覚入力の減少が海馬の老化を急激に加速させ認知機能の低下を招いたためと考えられます[65]．**咀嚼運動**による口腔諸器官からの運動情報,感覚情報は脳内の神経回路の活性化をもたらします[66]．ガム咀嚼により海馬や前頭前野が賦活されており,高齢者においては咀嚼が前頭前野と海馬をつなぐ神経ネットワークをウォーミングアップさせる効果があるため,加齢による認知機能の低下を抑制しています[65]．咀嚼中には前頭前野,感覚皮質,島皮質,線条体,視床,小脳,海馬の血流が増加しますが,**血流増加**は脳機能に必須な酸素やグルコースの供給の増加につながります[64]．ガム咀嚼運動により前頭前野の中前頭回の血流が両側性に有意に増加したことから,学習,記憶,運動のプログラミングなど高次脳機能と密接にかかわる領域の活動性が増加すると示唆されています[67]（**図9**）．下顎遊離端義歯装着者を対象としたガム咀嚼に関する研究では,大臼歯部に人工歯を排列しない場合には両側の前運動野および右側の島皮質,被殻,小脳に活動が認められ,大臼歯部に人工歯を排列した場合には,両側の中前頭回,両側の前運動野,左側の島皮質および被殻,両側の小脳に活動が認められました[68]．**中前頭回**の活動は大臼歯部に人工歯を排列したときにのみ

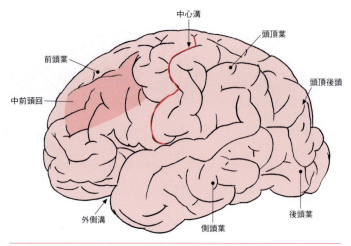

図9　大脳半球

認められているため，補綴歯科治療の必要性を示しているといえます．

　歯がほとんどないにもかかわらず義歯を使用していない人は，認知症発症リスクが高いと報告されています[69]．咀嚼機能の賦活化は，海馬や前頭前野を賦活させるため早期の認知症やその予備軍の症状改善につながる可能性があります[70]．口腔内の障害による一時的な脳機能の低下は可逆的であることが示唆されており，補綴処置などを施し早期に咀嚼機能を復活させることによって，認知症への移行が抑えられると思われます[71]．下顎片側欠損症例における研究では，義歯治療でもインプラント治療でも有歯顎者と同様に感覚運動野，補足運動野，前頭前野が賦活されることが報告されています[65]．しかし，インプラント治療では義歯治療よりも咀嚼時の脳活動パターンが有歯顎者のパターンに近づいていました[65]．すなわち，補綴装置の種類によって咀嚼中の**前頭前野**の活動状態が異なっていました[65]．補綴処置による前頭葉機能を調べた研究では，補綴処置などにより咬合を回復することで，物事に対する意欲・集中力が向上したと報告されています[71]．咀嚼運動を含む摂食行為において，短期記憶能力の向上がみられたことから，咀嚼行為は脳神経の活性化に十分関与しているといえます[66]．

　上記の研究は，咀嚼機能の維持および咀嚼機能の回復のための補綴歯科治療の重要性を示すものとなっています．

5─QOL（生活の質）

　QOLの基本的構成要素は，主観的幸福感や生活の充足感，心身機能などの生活機能，社会や人との接触・交流，身体の快・不快感という四つに集約でき

ます[72)]（**表8**）．ここでは，この視点から考察を加えることにします．

高齢期の摂食嚥下機能の低下は，身体面への影響のみならず精神的な健康面にも影響を及ぼすことが知られています．在宅要支援および要介護高齢者における**摂食嚥下機能の低下**は，**健康関連QOLの低下**をもたらし，特に社会生活機能や心の健康などの精神的健康度に影響を与えると報告されています[73)]．

咀嚼機能の重要な役割としては，多種多様な食べ物からの栄養の確保をはじめ，いろいろな味や噛み応えなどの認知，唾液分泌の促進，嚥下機能の円滑化や消化吸収の効率化，口腔内の清掃効果，脳循環の向上，健康の維持・増進，それに食生活の豊かさの確保や生活の質（QOL）の向上などがあげられます[20)]．また，咀嚼が**ストレスの軽減**に有効であるといわれています．咀嚼がストレスによる扁桃体と前頭前野の応答を抑制し，その結果，ストレスが軽減されることが示唆されています[74)]．

歯の喪失は生活に影響を及ぼすことが知られています．歯の喪失は顔貌の変化，自己イメージの傷つき[75)]，口腔機能の低下を生じ，会話や会食に対する恐れなどをもたらす可能性があります．社会参加している高齢者は，現在歯数が多かったと報告されています[76)]．わが国の介護保険制度では，介護予防の一つとして高齢者の**閉じこもり**に対する対策が重要とされていますが，歯の喪失は社会的な活動への参加回避，閉じこもりにつながる可能性があります．義歯の装着により，口腔機能や顔貌が回復することによって自信の回復や自己イメージの改善につながり[75)]，その結果として身体面のみならず精神面でも健康によい影響を及ぼすと思われます．

歯の喪失は**喪失体験**の一つでもあります．喪失体験は，うつ病発症の要因です．喪失体験には大きなストレスや悲しみが伴い，失った状況に再適応する必要が生じてきます[77)]．「残り少なくなった歯を抜きたくはない」「何とか歯を残せないか」という高齢者の希望を無視した形での**抜歯**は避けるべきです．

表8 SF-36の健康概念

①身体機能
②日常役割機能（身体）
③体の痛み
④全体的健康感
⑤活力
⑥社会生活機能
⑦日常役割機能（精神）
⑧心の健康

SF-36は健康関連QOLを測定する尺度の一つである．

6 — 寿 命

　70歳の高齢者を対象とした7年間の追跡調査の結果では，現在歯数の多い人で死亡率が低く，70歳のときの現在歯数1歯につき4％の死亡率低下を報告しています[78]．また現在歯数が多いほど長寿の傾向にあり，咀嚼食品数からみた咀嚼機能が良好なほど長寿と考えられます[79]．補綴歯科治療（**義歯装着**）が寿命に与える影響を考えてみると，義歯を装着して咬合を回復し咀嚼機能を改善することにより，①誤嚥性肺炎が減少する，②運動機能が向上し転倒が予防される，③栄養状態が改善し低栄養が防止されることが考えられます[80]．

　那須らは全国の65歳以上の高齢者6,700人を対象に，ADL，IADLに関する調査，咀嚼能力の自己評価などの調査を行いました[81]．さきいか，たくあんを噛み切れるとした咀嚼能力の高い者を「咀嚼能力5」とし，その他の群と平均余命，健康余命，不健康余命の比較を行っています[81]．その結果，平均余命では有意差が認められないものの，**健康余命**では咀嚼能力の高い高齢者が有意に長いことがわかりました[81]（**表9，10**）．したがって，健康寿命の延伸には十分な**咀嚼能力の維持**が貢献すると考えられます[81]．歯の欠損に対して適切な補綴歯科治療が必要といえます．

表9　咀嚼能力別の平均余命（那須ほか，2006.[81]）

年齢	男性		女性	
	咀嚼能力5	咀嚼能力4以下	咀嚼能力5	咀嚼能力4以下
65歳	19.26（0.62）	16.73（0.78）n.s.	23.21（0.68）	21.11（0.71）n.s.
70	15.41（0.59）	13.24（0.66）n.s.	19.17（0.64）	17.06（0.59）n.s.
75	11.94（0.58）	10.20（0.59）n.s.	15.24（0.64）	13.18（0.53）n.s.
80	8.95（0.59）	7.68（0.56）n.s.	11.51（0.65）	9.61（0.49）n.s.
85	6.51（0.59）	5.73（0.55）n.s.	8.19（0.65）	6.61（0.47）n.s.

単位：年，n.s.：not significant，＊：P<0.05，＊＊：P<0.01（同年齢同項目間）

表10　咀嚼能力別の健康余命（那須ほか，2006.[81]）

年齢	男性		女性	
	咀嚼能力5	咀嚼能力4以下	咀嚼能力5	咀嚼能力4以下
65歳	16.82（0.54）	13.65（0.68）＊＊	18.64（0.45）	16.30（0.54）＊
70	12.97（0.50）	10.14（0.57）＊＊	14.50（0.40）	12.20（0.45）＊＊
75	9.52（0.48）	7.09（0.49）＊	10.52（0.39）	8.35（0.39）＊＊
80	6.57（0.47）	4.57（0.43）＊	6.87（0.37）	5.02（0.33）＊＊
85	4.18（0.47）	2.64（0.38）n.s.	3.86（0.34）	2.50（0.26）＊

単位：年，n.s.：not significant，＊：P<0.05，＊＊：P<0.01（同年齢同項目間）

Part II
基本知識

Chapter 4

高齢者の栄養

- 栄養状態の改善は QOL の改善につながる．

- 口腔健康管理は栄養管理の基本である．

Chapter 4 高齢者の栄養

1 栄養の問題点

　高齢者の栄養の問題点として，自立高齢者では過栄養・肥満があげられ，生活習慣病が問題となりやすいものです．要介護高齢者では**タンパク質・エネルギー低栄養状態**（PEM：protein energy malnutrition）に代表される低栄養（p.110 参照）が問題であり，免疫能の低下・易感染性から肺炎などの感染症や褥瘡をきたし，さらに低栄養が進むという悪循環に陥ります[1]（**図1**）．高齢者では低栄養に陥るリスクが高く，要介護高齢者では20〜40％に，入院中の高齢者においても30〜50％程度に低栄養が存在するといわれています[2]．嚥下機能の低下，口腔乾燥，口腔内の疼痛，義歯の不適合など，口腔の機能と環境に関するさまざまな問題が栄養状態に影響を及ぼします．高齢者の低栄養の原因は身体疾患だけではなく，経済的問題や社会的孤立などの社会的要因などが複雑に関与します（**表1**）．要介護者の低栄養対策には，経口摂取，経腸栄養，経静脈栄養などの選択肢を必要に応じて適宜組み合わせることが多いのですが，その際考慮すべき内容として，エネルギー量の適正な供給，必須栄養素の供給，誤嚥の防止，患者本人の意思・満足度，家族の意向などがあげられます[1]．

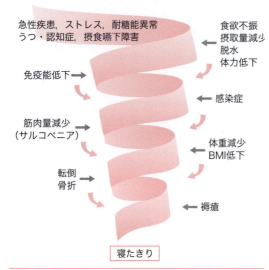

図1　低栄養から寝たきりへ
負のスパイラル：低栄養から筋肉量が減少し，ADL が低下すると転倒のリスクが増加する．また，免疫能が低下し，易感染性が高まる．
(http://www.body-design-project.co.jp/item/saupri001 より作成)

表1　高齢者におけるおもな低栄養リスク（葛谷，2008.[3]）

①食事摂取に介助が必要
②認知機能障害
③うつ状態または独居
④嚥下障害または誤嚥の既往
⑤買い物や家事ができない
⑥多種多剤薬物服用
⑦胃腸障害（便秘，下痢）
⑧食欲低下
⑨口腔内の障害（義歯不適合など）
⑩経済的問題
⑪最近の食事摂取量，種類の変化
⑫過去6か月の5kg以上の体重減少
⑬併発する感染症

Chapter 4 高齢者の栄養

2 栄養状態の評価

リハビリテーションにおいて栄養状態を考慮せずに高齢者に運動療法を行うと，寝たきり状態をつくる危険があります．サルコペニアの摂食嚥下障害への対応においても，栄養状態と栄養管理によって口腔，嚥下の筋力増強訓練を行うべき場合と禁忌の場合があります[4]．義歯装着の目的の一つは咀嚼機能の改善に伴う栄養状態の改善です．歯科臨床の場において咀嚼機能評価とともに栄養状態の評価が必要とされています．

最も重要な低栄養指標は体重の経時的な変化です[5]．**体重減少率**が1か月間で5％以上では中等度以上の栄養障害とされます[5]（**表2**）．**BMI**（body mass index）は身体計測指標として汎用されますが，要介護高齢者では測定が困難な場合があります（**表3**）．

起立不可能な患者，脊椎彎曲の高度な患者では膝下高を測定すると，年齢と膝下高から推定身長が，年齢，膝下高，上腕周囲長（体脂肪量と筋肉量の指標），上腕三頭筋皮下脂肪厚（体脂肪量の指標）から推定体重が算出できます．上腕周囲長と上腕三頭筋皮下脂肪厚から上腕筋囲長（骨格筋量の指標）が算出できます．

血清アルブミン値は身体計測と並んで汎用されています．**血清アルブミン**は長期的な栄養状態の指標であり，入院中の栄養評価としてはプレアルブミン（トランスサイレチン），トランスフェリン，レチノール結合タンパクを用います[5]．血清アルブミンは栄養介入してもすぐに変動しない点に注意が必要です[2]．炎症，代謝亢進，重度の肝・腎疾患などにより血清アルブミン値は低下し，脱水などによって高値になるので，血清アルブミン値のみで栄養状態を判

表2 体重減少率 （葛谷，2013.[2]，日本老年医学会，2011.[5]）

期間	栄養障害の程度	
	軽度～中等度	中等度以上
1か月	5％未満	5％以上
3か月	7.5％未満	7.5％以上
6か月	10％未満	10％以上

体重減少率＝（平常時体重－現在の体重）÷平常時体重×100（％）

表3 BMIによる肥満度分類 （高橋ら，2013.[6]）

18.5 未満	低体重
18.5～25 未満	普通体重
25～30 未満	肥満（1度）
30～35 未満	肥満（2度）
35～40 未満	肥満（3度）
40 以上	肥満（4度）

BMI35以上を高度肥満と定義する．
BMI＝体重（kg）÷身長（m）^{2}

表 4　SGA（葛谷，2013.[2]）

A. 病歴
1. 体重変化
   過去 6 か月間の体重減少：＿＿＿kg，減少率：＿＿＿%
   過去 2 週間の体重変化：□ 増加　□ 無変化　□ 減少
2. 食物摂取変化（平常時との比較）
   □ 変化なし
   □ 変化あり：（期間）＿＿＿（月，週，日）
   食事内容：□ 固形食　□ 完全液体食　□ 低カロリー液体食　□ 飢餓
3. 消化器症状（過去 2 週間持続している）
   □ なし　□ 悪心　□ 嘔吐　□ 下痢　□ 食欲不振
4. 機能性
   □ 機能障害なし
   □ 機能障害あり：（期間）＿＿＿（月，週，日）
   　　タイプ：□ 制限ある労働　□ 歩行可能　□ 寝たきり
5. 疾患と栄養必要量
   診断名：＿＿＿＿＿＿＿
   代謝性ストレス：□ なし　□ 軽度　□ 中等度　□ 高度

B. 身体（スコア：0 ＝正常，1 ＝軽度，2 ＝中等度，3 ＝高度）
   皮下脂肪の喪失（三頭筋，胸部）：＿＿＿
   筋肉喪失（四頭筋，三角筋）：
   くるぶし部浮腫：＿＿＿，仙骨浮腫：＿＿＿，腹水：＿＿＿

C. 主観的包括評価
   □ 栄養状態良好
   □ 中等度の栄養不良
   □ 高度の栄養不良

断するのは必ずしも適切ではありません[7]．血清アルブミン値はある程度栄養状態を反映しますが，疾患を有する患者ではそれよりもさらに炎症や疾患の重症度をよく表していると考えられます[7]．

　栄養スクリーニングは，栄養学的リスクのある患者を抽出するために行います[8]．栄養スクリーニングは，病歴，身長，体重，体重変化などの容易に入手しやすい指標を用います[8]．日本静脈経腸栄養学会は **SGA**（subjective global assessment；**主観的包括的栄養評価**）による栄養スクリーニングをすべての患者に対して実施することを推奨しています[8]（**表 4**）．SGA は栄養アセスメントツールとしては広く使用されています．高齢者用に開発された **Mini Nutritional Assessment**（MNA）[9] も使用しやすいものとなっています（**図 2**）．また介護保険施設で実施されている栄養ケア・マネジメントの評価手法[10] を**表 5** に示します．

　摂食嚥下障害評価表の脱水・低栄養の項目では，「皮膚・眼・口の乾燥」「るいそう（痩せ）」を「なし，軽度，重度」で判定します[11]．皮膚の張り具合の減少やかさつき，脱水状態による涙の分泌減少，眼球結膜・角膜の乾燥，口唇の乾燥・かさつき，口腔内の粘つき・粘稠な唾液がみられれば，重度と判定し

簡易栄養状態評価表
Mini Nutritional Assessment
MNA®

Nestlé NutritionInstitute

氏名:　　　　　　　　　　性別:

年齢:　　　　体重：　　　kg　身長:　　　cm　調査日:

スクリーニング欄の□に適切な数値を記入し、それらを加算する。11 ポイント以下の場合、次のアセスメントに進み、総合評価値を算出する。

スクリーニング

A　過去 3 ヶ月間で食欲不振、消化器系の問題、そしゃく・嚥下困難などで食事量が減少しましたか?
0 = 著しい食事量の減少
1 = 中等度の食事量の減少
2 = 食事量の減少なし　□

B　過去 3 ヶ月間で体重の減少がありましたか?
0 = 3 kg 以上の減少
1 = わからない
2 = 1～3 kg の減少
3 = 体重減少なし　□

C　自力で歩けますか?
0 = 寝たきりまたは車椅子を常時使用
1 = ベッドや車椅子を離れられるが、歩いて外出はできない
2 = 自由に歩いて外出できる　□

D　過去 3 ヶ月間で精神的ストレスや急性疾患を経験しましたか?
0 = はい　2 = いいえ　□

E　神経・精神的問題の有無
0 = 強度認知症またはうつ状態
1 = 中程度の認知症
2 = 精神的問題なし　□

F　BMI (kg/m^2)：体重(kg)÷身長(m^2)
0 = BMI が 19 未満
1 = BMI が 19 以上、21 未満
2 = BMIが 21 以上、23 未満
3 = BMI が 23 以上　□

スクリーニング値：小計 (最大：14 ポイント)　□□

12-14 ポイント:	栄養状態良好
8-11 ポイント:	低栄養のおそれあり (At risk)
0-7 ポイント:	低栄養

「より詳細なアセスメントをご希望の方は、引き続き質問 G～Rにおすすみください。」

アセスメント

G　生活は自立していますか（施設入所や入院をしていない）
1 = はい　0 = いいえ　□

H　1 日に 4 種類以上の処方薬を飲んでいる
0 = はい　1 = いいえ　□

I　身体のどこかに押して痛いところ、または皮膚潰瘍がある
0 = はい　1 = いいえ　□

J　1 日に何回食事を摂っていますか?
0 = 1 回
1 = 2 回
2 = 3 回　□

K　どんなたんぱく質を、どのくらい摂っていますか?
・乳製品（牛乳、チーズ、ヨーグルト）を毎日 1 品以上摂取　はい □ いいえ □
・豆類または卵を毎週 2 品以上摂取　はい □ いいえ □
・肉類または魚を毎日摂取　はい □ いいえ □
0.0 = はい、0～1 つ
0.5 = はい、2 つ
1.0 = はい、3 つ　□.□

L　果物または野菜を毎日 2 品以上摂っていますか?
0 = いいえ　1 = はい　□

M　水分（水、ジュース、コーヒー、茶、牛乳など）を 1 日どのくらい摂っていますか?
0.0 = コップ 3 杯未満
0.5 = 3 杯以上 5 杯未満
1.0 = 5 杯以上　□.□

N　食事の状況
0 = 介護なしでは食事不可能
1 = 多少困難ではあるが自力で食事可能
2 = 問題なく自力で食事可能　□

O　栄養状態の自己評価
0 = 自分は低栄養だと思う
1 = わからない
2 = 問題ないと思う　□

P　同年齢の人と比べて、自分の健康状態をどう思いますか?
0.0 = 良くない
0.5 = わからない
1.0 = 同じ
2.0 = 良い　□.□

Q　上腕（利き腕ではない方）の中央の周囲長(cm)：MAC
0.0 = 21cm 未満
0.5 = 21cm 以上、22cm 未満
1.0 = 22cm 以上　□.□

R　ふくらはぎの周囲長 (cm)：CC
0 = 31cm未満
1 = 31cm 以上　□

評価値：小計（最大：16 ポイント）　□□.□
スクリーニング値：小計（最大：14 ポイント）　□□.□
総合評価値（最大：30 ポイント）　□□.□

低栄養状態指標スコア

24～30 ポイント	□	栄養状態良好
17～23.5 ポイント	□	低栄養のおそれあり (At risk)
17 ポイント未満	□	低栄養

Ref.　Vellas B, Villars H, Abellan G, et al. *Overview of MNA® - Its History and Challenges*. J Nut Health Aging 2006; 10: 456-465.
Rubenstein LZ, Harker JO, Salva A, Guigoz Y, Vellas B. Screening for Undernutrition in Geriatric Practice: *Developing the Short-Form Mini Nutritional Assessment (MNA-SF)*. J. Geront 2001; 56A: M366-377.
Guigoz Y. The Mini-Nutritional Assessment (MNA®) *Review of the Literature – What does it tell us?* J Nutr Health Aging 2006; 10: 466-487.

さらに詳しい情報をお知りになりたい方は、www.mna-elderly.com にアクセスしてください。

(http://www.mna-elderly.com)

図 2　MNA（Mini Nutritional Assessment）(Nestlé Health Science [9])
Mini Nutritional Assessment-Short Form の使用が現在，推奨されている．Short Form は MNA のスクリーニング 6 項目（A ～ F）より構成されている．BMI が測定できない場合には項目 F（BMI）の代わりにアセスメント項目 R（ふくらはぎの周囲長）を用いる．評価はふくらはぎの周囲長 31 cm 未満 0 ポイント、31 cm 以上 3 ポイントとする．

表5 低栄養状態のリスクの判断 (厚生労働省, 2005.[10])

リスク分類	低リスク	中リスク	高リスク
BMI	18.5〜29.9	18.5未満	
体重減少率	変化なし (減少3%未満)	1か月に3〜5%未満 3か月に3〜7.5%未満 6か月に3〜10%未満	1か月に5%以上 3か月に7.5%以上 6か月に10%以上
血清アルブミン値	3.6 g/dL 以上	3.0〜3.5 g/dL	3.0 g/dL 未満
食事摂取量	76〜100%	75%以下	
栄養補給法		経腸栄養法 静脈栄養法	
褥瘡			褥瘡

　すべての項目が低リスクに該当する場合には,「低リスク」と判断する.高リスクに一つでも該当する項目があれば「高リスク」と判断する.それ以外は「中リスク」と判断する.
　BMI, 食事摂取量, 栄養補給法については,その程度や個々人の状態などにより,低栄養状態のリスクは異なることが考えられるため,対象者個々の状態などに応じて判断し,「高リスク」と判断される場合もある.
　BMI (kg/m^2) = 体重 (kg) ÷ 身長 (m)^2
　体重減少率 (%) = (平常時体重 − 現在の体重) ÷ 平常時体重 × 100

ます[11]. るいそう(痩せ)は,基本的には服を着たままの状態で可能な範囲で臨床的に評価を行います[11]. 顔面,頸部の状態を観察し,上肢の筋肉の状態もみて,感覚的に判定を行います[11].

低栄養

　低栄養とは,摂取エネルギー不足,またはある種の栄養素の摂取不足により健康上何らかの支障がある状態をいう.
　タンパク質・エネルギー低栄養状態とは,タンパク質ならびに活動するために必要なエネルギーが不足した状態をいう.不十分な栄養摂取や不適切な栄養法に起因する慢性的なエネルギー摂取不足をマラスムス (marasmus), 比較的急性で主としてタンパク質不足による低栄養状態をクワシオルコル (kwashiorkor) とよぶ[5]. 高齢者のタンパク質・エネルギー低栄養状態はマラスムスとクワシオルコルが混在したマラスムス・クワシオルコル型といわれている.

膝下高(膝高), 上腕周囲長, 上腕三頭筋皮下脂肪厚

膝下高(膝高)
　仰臥位で膝関節を直角に曲げた状態で,膝下高測定用キャリパーで踵部足底から膝蓋部大腿前面までの距離を測定する.

上腕周囲長
　利き腕ではない上腕で計測する.仰臥位で肘を直角に曲げ肩峰と肘先の中点を確認する.肘を伸ばした状態で皮膚を圧迫しないようにメジャー(インサーテープ)で肩峰と肘先の中点の周囲長を計測する.

上腕三頭筋皮下脂肪厚
　上腕周囲長と同じ計測部位で,背部の皮膚を筋肉層と皮下脂肪層を分離するようにつまみ,キャリパー(皮下脂肪厚計)で脂肪部分を計測する.

… Chapter 4　高齢者の栄養

3 必要栄養量の算出

　栄養目標量は，性，年齢，栄養および身体状況，疾患の状況などによって適正量が設定されます．栄養投与量は，全体としてのエネルギー投与量を決定してから各栄養素の投与量を算出します[12]．

　総エネルギー必要量は基礎代謝量に活動係数を乗じて計算します（**表6**）．必要に応じて発熱や手術といった侵襲などによるエネルギー代謝の変動を考慮したストレス係数を乗じます．**基礎代謝量**（BEE）はHarris-Benedict式などで算出されます．臨床的には簡便であるがゆえに簡易式が使いやすいものとなっています．

　高齢者は加齢とともに多くの生理機能評価が低下し，とりわけ長期臥床患者においては十分なリハビリテーションが施行されていない場合が多くなっています[13]．骨格筋が少ない高齢長期臥床患者においては慎重なエネルギー投与が必要です[13]．

　日本人の食事摂取基準（2015年版）の高齢者における食事摂取基準を**表7，8**に示します．日本人の食事摂取基準（2015年版）では，高齢者のタンパク質の推定平均必要量（g/日）の算出には0.85 g/kg体重/日に体重を乗じて算出し，推奨量（g/日）の算出には推定平均必要量に1.25（推奨量算定係数）を乗じて算出しています[15]．静脈経腸栄養ガイドラインによる栄養投与量の

表6　総エネルギー必要量の算出（宮澤，2009.[13]）（石田，2007.[14]）

1. 簡易式　エネルギー必要量＝体重（kg）×（25〜35）（kcal）
2. 総エネルギー必要量＝基礎代謝量（BEE）× 活動係数 × ストレス係数

Harris-Benedict式による基礎代謝量（BEE）の予測
　男性：BEE=66.47＋13.75×体重（kg）＋5.00×身長（cm）－6.76×年齢（歳）
　女性：BEE=655.1＋9.56×体重（kg）＋1.85×身長（cm）－4.68×年齢（歳）

活動係数
　寝たきり　　1.0
　歩行可　　　1.2
　労働　　　　1.4〜1.8

ストレス係数
　手術：胆嚢・総胆管切除，乳房切除　1.2
　　　　胃亜全摘，大腸切除　1.4
　　　　胃全摘，胆管切除　1.6
　　　　膵頭十二指腸切除，肝切除，食道切除　1.8
　体温：1.0℃上昇につき0.2アップ（37℃で1.2，38℃で1.4）

決定方法を**表9**に示します．

表7 高齢者（70歳以上）の推定エネルギー必要量（厚生労働省[15]）

	男 性			女 性		
身体活動レベル	Ⅰ	Ⅱ	Ⅲ	Ⅰ	Ⅱ	Ⅲ
エネルギー（kcal/日）	1,850	2,200	2,500	1,500	1,750	2,000

身体活動レベルは，低い，普通，高いの三つのレベルとして，それぞれⅠ，Ⅱ，Ⅲで示している．
主として70～75歳ならびに自由な生活を営んでいる対象者に基づく報告から算出した．

表8 高齢者（70歳以上）の食事摂取基準（厚生労働省[15]）

栄養素			男性				女性			
			推定平均必要量	推奨量	目安量	目標量	推定平均必要量	推奨量	目安量	目標量
たんぱく質		（g/日）	50	60	—	—	40	50	—	—
		（％エネルギー）	—	—	—	13～20 (16.5)	—	—	—	13～20 (16.5)
脂 質	脂質	（％エネルギー）	—	—	—	20～30 (25)	—	—	—	20～30 (25)
	飽和脂肪酸	（％エネルギー）	—	—	—	7以下	—	—	—	7以下
	n-6系脂肪酸	（g/日）	—	—	8	—	—	—	7	—
	n-3系脂肪酸	（g/日）	—	—	2.2	—	—	—	1.9	—
炭水化物	炭水化物	（％エネルギー）	—	—	—	50～65 (57.5)	—	—	—	50～65 (57.5)
	食物繊維	（g/日）	—	—	—	19以上	—	—	—	17以上

表9 各栄養素と水分の投与量（日本静脈経腸栄養学会，2013.[12]）

タンパク質投与量	体重当たり0.8～1.0g/日を基準として，病態およびストレスの程度に応じて増減する．タンパク質1gは4kcalである．
脂質投与量	総エネルギー投与量の20～40％を基準とし，病態に応じて増減する（経腸栄養）．脂質1gは9kcalである．
糖質投与量	総エネルギー投与量の50～60％を基準とし，病態に応じて増減する．糖質1gは4kcalである．
水分投与量	体重当たり30～40mL/日を基準として，病態に応じて増減する．

Chapter 4 高齢者の栄養

4 栄養法

1 — 栄養治療

　栄養治療の目的は，筋肉などの除脂肪体重を増加させ，各臓器の機能を回復させることです[16]．栄養治療は，高齢者の心肺機能や腎機能の改善，リハビリテーションのスピードアップ，在院日数の短縮，合併症の減少などに有効です[16]．

　栄養摂取は口から行うことが理想ですが，経口摂取が不可能な場合の**人工的水分・栄養補給法**（AHN：artificial hydration and nutrition）として経腸栄養法と静脈栄養法があります（**図3**）．消化管の使用による種々の利点があるため，消化管が使える場合には**経腸栄養法**が選択されます．経腸栄養法が不可能な場合には**静脈栄養法**が選択されます．経腸栄養法で十分な栄養投与ができないときには静脈栄養法を併用するという考え方もあります．経鼻経管栄養法，胃瘻栄養法を用いることにより口腔機能が極端に低下して筋性拘縮が起こり，結果として開口障害をきたすことがあります[17]ので，口から食べる可能性をまず検討すべきです．

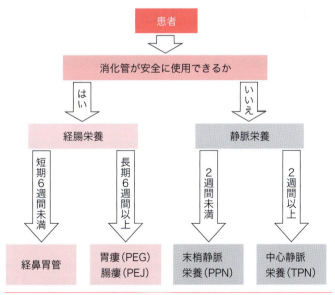

図3　栄養管理のルートの選択
（PEG ドクターズネットワーク　http://www.peg.or.jp/lecture/enteral_nutrition/01.html）

2 — 経腸栄養法

経腸栄養法のおもな投与法は、経鼻経管栄養法と胃瘻栄養法です。経鼻経管栄養法では鼻からチューブを通すため種々の問題が生じます。経鼻経管栄養法の特徴を**表10**に示します。消化管が使用できて長期間の栄養管理が必要な患者への栄養法として胃瘻栄養法はほとんどすべての点で他の人工的水分・栄養補給法よりも優れています[19]。経腸栄養の栄養学的有効性や安全性、経済性が注目され、人工的水分・栄養補給法で最も簡便かつ安価で苦痛の少ない**胃瘻栄養法**が一般臨床の場で普及しました[19]。

脳卒中患者では摂食嚥下障害が多く認められ、経口摂取が困難と判断された患者においては、急性期（発症7日以内）からの経管栄養の開始が末梢点滴のみ継続するよりも死亡率が少ない傾向にあり勧められます[20]。発症1か月後以降も経口摂取困難な状況が継続しているときには胃瘻での栄養管理が勧められます[20]。

胃瘻栄養法には外科的に開腹する開腹胃瘻もありますが、内視鏡を用いる**経皮内視鏡的胃瘻造設術**（PEG：percutaneous endoscopic gastrostomy）が普及しています。PEGの適応となる代表的な疾患は脳血管疾患、アルツハイマー病、脊髄神経疾患などの神経疾患と上部消化管の癌、炎症性疾患などによる閉塞です[21]。日本消化器内視鏡学会では、経皮内視鏡的胃瘻造設術ガイドライン[22]を策定しています。ガイドラインではPEGの適応として摂食嚥下障害、繰り返す誤嚥性肺炎などがあげられています[22]（**表11**）。

PEGの適応には、医学的な側面として安全に施行できて経腸栄養の効果が期待できること、経腸栄養が適応であり他の胃瘻造設法よりも優れていること、倫理的な側面として患者の健全な自己判断能力、発症前の本人の意思表示、患者のPEG希望の有無などを考慮した適応基準が重要です[22]。

PEGを用いた経腸栄養は、栄養補給を確実で容易にするとともに、患者や家族の肉体的、精神的負担を軽減し、チューブの自己抜去、鼻咽頭腔の違和感

表10　経鼻経管栄養法の長所・短所（大熊，2011.[18]）

長所	①頻用されているため医療者が手技に慣れている． ②安価で管理が簡便． ③消化管のもつ各機能（吸収，免疫，内分泌，バリア）の維持． ④ストレスに対する代謝反応亢進の緩和．
短所	①チューブ誤挿入に伴うトラブル． ②下痢・嘔吐などの消化器合併症． ③チューブ留置に伴う咽頭部違和感，嚥下運動阻害． ④胃食道逆流の誘発． ⑤自己抜去防止のための抑制．

表11 PEGの適応（鈴木ほか，2006.[22]）

1. 摂食嚥下障害
   - 脳血管疾患，認知症などのため，自発的に摂食できない
   - 神経・筋疾患などのため，摂食不能または困難
   - 頭部，顔面外傷のため摂食困難
   - 喉咽頭，食道，胃噴門部狭窄
   - 食道穿孔
2. 繰り返す誤嚥性肺炎
   - 摂食できるが誤嚥を繰り返す
   - 経鼻胃管留置に伴う誤嚥
3. 炎症性腸疾患
   - 長期経腸栄養を必要とする炎症性腸疾患，特にクローン病患者
4. 減圧治療
   - 幽門狭窄
   - 上部小腸閉塞
5. その他の特殊治療

表12 胃瘻の合併症（大熊，2011.[23]）

造設術直後〜早期の合併症	①出血 ②誤穿刺，誤挿入による大腸，小腸，肝臓などの損傷 ③腹膜炎，瘻孔部感染 ④誤嚥性肺炎（造設時の内視鏡操作に伴う誤嚥） ⑤内視鏡操作中の喉頭痙攣
後期（維持期）の合併症	①誤嚥性肺炎 ②胃食道逆流，嘔吐 ③下痢 ④チューブの閉塞，汚染 ⑤自己抜去に伴う合併症 ⑥瘻孔部からの漏れ，スキントラブル

による不穏，チューブの刺激による誤嚥性肺炎などの合併症を予防します[16]．大きな合併症が少ないといわれていますが，胃瘻に伴う合併症についても理解が必要です（**表12**）．誤嚥性肺炎の治療時の経口摂取の禁止，胃瘻栄養法を行うことにより，食物摂取による誤嚥・窒息は予防できても唾液の喉頭への垂れ込みは防止できません．したがって，経口摂取を禁止しても**誤嚥性肺炎**は予防できません．経口摂取を行わないことで口腔清掃に対する関心が薄れ，口腔清掃がなされない状態が続く危険性も指摘されています．胃瘻栄養法の普及に伴い，胃瘻造設時や胃瘻造設後の摂食嚥下機能の評価の不十分さ，経口摂取に向けた摂食嚥下リハビリテーションの不十分さも指摘され，また一時的な栄養摂取方法として開発された胃瘻が実際には半永久的な栄養摂取方法として使われることが多いこともあり，安易な胃瘻造設に対する批判が行われるようになりました．胃瘻栄養法には優れた長所があるので，その長所を活かした使用が望まれます．

　経腸栄養法では，注入した栄養剤の逆流や嘔吐を防ぐため，できるだけ座位に近い状態で注入を行い，終了後も最低30分，可能であれば1時間は臥床し

ないよう指導します[18]．**胃食道逆流**が疑われる症例では，2時間以上起きているよう勧めます[18]．口腔ケアの際にもその刺激により胃食道逆流が発生しないように配慮が必要です．

3 — 静脈栄養法

経腸栄養法が実施できない患者には静脈栄養法が適応となります．静脈栄養法では末梢静脈栄養法と中心静脈栄養法があります．

末梢静脈栄養は四肢の末梢静脈から輸液を行うもので，水分や栄養補充に用います．**末梢静脈栄養法**では必要な栄養素を長期間満たすことは困難であり，短期間（2週間以内）の静脈栄養に用いられます．血管痛と静脈炎が代表的な合併症です[24]．

中心静脈栄養の厳密な適応は，①栄養状態の改善が必要であるが，経口摂取もしくは経腸栄養が不可能である場合，②末梢静脈栄養による管理が7～10日間を超えても静脈栄養による管理が必要となる場合の2点であり，この2点を満たす症例のほかにも短腸症候群急性期や炎症性腸疾患増悪期などが適応となります[25]．中心静脈栄養では中心静脈（上大静脈および下大静脈）内にカテーテルの先端を位置させて高カロリー輸液を行うもので，十分な栄養の正確で確実な投与，水分バランスの厳密な管理が可能です．しかし，気胸や血胸などの中心静脈カテーテル挿入時の合併症，カテーテル関連血流感染症や血栓形成などの中心静脈カテーテル留置中に生じる合併症，高血糖をはじめとする代謝性合併症，腸管粘膜の萎縮，腸管の粘膜防御機構の低下などの消化管を使用しないことによる合併症があります[24, 26]．したがって，経口摂取や経腸栄養への移行や併用を早期に検討することが重要となります[25]．

エピソード──ミキサー食

ある介護老人保健施設の利用者（男性，80歳代）は食事のときに「いつも同じ物を食べさせられている」と怒りを爆発させることが多かった．施設の壁に貼ってある献立表からは利用者が飽きないよう毎食異なる食事が提供されていることがわかる．施設の介護福祉士は食事ごとに怒りを爆発させる男性に向かって「これは鮭です．食べればわかりますから，食べてみてください」などといいながら，困った顔をしていた．「これが鮭にみえるのか」と男性はいい返していた．しばらく怒ってから，男性は食事を静かに始めるのが常であった．

男性に提供されている食事を確認したところ，ミキサー食であった．噛まなくともよいようにミキサーにかけられた食材は，色は異なるものの見た目は同じようになってしまう．みた目はおいしさや食欲に影響する．食材の形状が残っていれば怒りを爆発させることはなかったと思われる．

Chapter 4　高齢者の栄養

5 高齢者ケアの意思決定プロセス

　高齢者ケアの現場では人工的水分・栄養補給法の導入に関する判断が難しいときがあります．何らかの理由で経口摂取できなくなった患者に人工的栄養補給を行えばなおしばらくの生が見込まれる場合にどのように判断すべきでしょうか．治癒や症状改善が見込めずに生存期間の延長のためだけに行われる医学的介入の是非については議論があるところです．どんな状況でも1日でも長く生きてほしいという家族もいれば，回復する見込みがまったくない生命維持につながる医学的介入を差し控えて，または中止してほしいという家族もいます．現場の医療・介護・福祉従事者が**人工的水分・栄養補給法導入**をめぐって適切な対応ができるように支援することを目的とした「高齢者ケアの意思決定プロセスに関するガイドライン　人工的水分・栄養補給の導入を中心として」[27]を紹介します．

　医療・介護における**意思決定プロセス**では，医療・介護・福祉従事者は，患者本人およびその家族や代理人とのコミュニケーションを通して，皆が共に納得できる合意形成とそれに基づく選択・決定を目指します[27]．個別事例ごとに，本人の人生をより豊かにすること，少なくともより悪くしないことを目指して，本人のQOLの保持・向上および生命維持のための介入方法，介入の有無を判断します[27]．人工的水分・栄養補給法の意思決定プロセスにおいては，経口摂取の可能性の適切な評価，人工的水分・栄養補給法導入の必要性の確認，本人の人生にとっての益と害という観点からの評価，人工的水分・栄養補給法導入の目的の明確化，家庭の事情や生活環境についての配慮に留意します[27]．人工的水分・栄養補給の導入に関する意思決定プロセスのフローチャート[27]を**図4**に示します．

人工的水分・栄養補給法
経口による自然な摂取以外の方法で水分・栄養を補給する方法の総称である．

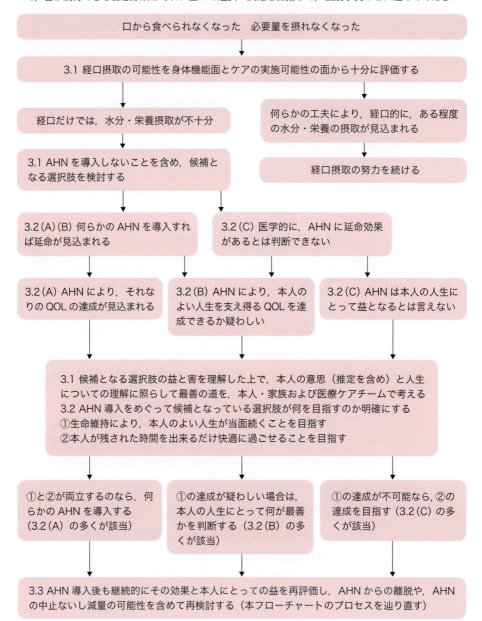

図4　人工的水分・栄養補給の導入に関する意思決定プロセスのフローチャート（日本老年医学会，2012.[27]）
AHN：人工的水分・栄養補給法
本フローチャートの使用にあたっては，出典内の「3. AHN導入に関する意思決定プロセスにおける留意点」を参照されたい．フローチャート内の「3.1」「3.2」等の表記は「3. AHN導入に関する意思決定プロセスにおける留意点」の項目を示している．

Chapter 4　高齢者の栄養

6 高齢者の食事・食品

1 ─ 食事介助

　加齢に伴う変化は高齢者の栄養・食事にも影響を与えます（**表 13**）．高齢者施設や家庭などの生活の場において摂食嚥下機能の低下した高齢者には，おいしく，むせずに，食べやすく，栄養的で，のど越しのよい食事（**介護食**）が必要となります[29]．高齢者施設や家庭などで行う介護食による食事ケアでは終末期まで経口による食事摂取が可能となるよう食事形態を変化させていくことが多くなります[29]．高齢者の食事ケアで最も重要なことは，相手を受容し，敬意をもって接することです[29]（**表 14**）．
　摂食嚥下障害がある患者に対し，食べやすい，または飲み込みやすい食物の条件として，①**密度が均一**であること，②**適当な粘度**があってバラバラになり

表 13　高齢者に起こりやすい栄養（食事）の問題点（松崎, 2010.[28]）

①食欲の低下，食物摂取量の低下によって栄養素量が不足する．
②咀嚼や嚥下能力の低下によって食品が画一化され，栄養素のアンバランスが生じ，食物繊維が不足する．
③味覚が低下するために濃い味つけを好み，砂糖や食塩の摂取量が増大する．
④食事が淡泊になり，脂肪の摂取量が減少し，必須脂肪酸の欠乏や脂溶性ビタミンの吸収の悪化が起こる．
⑤間食に菓子類，ジュースなどの摂取が多くなり，砂糖の摂取量が増大する．
⑥慢性疾患などの治療薬の常用によって食欲が低下する．
⑦精神的機能が低下する．
⑧体が不自由で買い物，調理が困難になる．

表 14　高齢者のための食事ケアのポイント（千嶋, 2010.[29]）

①相手を受容し，敬意をもって接する
　人間の尊厳を大切にし，敬語で話しかける．
②ゆっくりと自立を助ける介助をする
　時間をかけて自分で食べられるように援助する．
③視野狭窄や誤認に注意する
　食器の位置や食べられない飾りものに注意する．
④食事の姿勢や介助の位置に注意する
　誤嚥しない姿勢や本人の食べやすい位置から介助する．
⑤きれいな盛り付けをみせてから食事を開始する
　最初からきざみやどろどろではなく，あとで食べやすい形態にする．
⑥ごちゃ混ぜにせず適切な一口量にする
　一品ずつの味を大切にし，飲み込みやすい量にする．
⑦食前・食後に口腔ケアをする
　誤嚥に備え，食前にもリラックス体操と歯磨きをする．

表 15　摂食嚥下障害者が食べにくい食品とその改善方法 （中村，2007.[31]）

硬いもの	肉類，根菜類	時間をかけて煮る，蒸すなどして軟らかく仕上げる． 大きな塊ではなく，薄くスライスするなど，素材の切り方を工夫する． 調理後ミキサーにかけたものを，とろみ調整食品やゲル化剤を用いて再形成する．
水のようにサラサラとした液体	お茶，味噌汁	とろみ調整食品を用いてとろみをつける． ゲル化剤を用いてゼリーにする．
水分が少なくバサバサしたもの	ふかし芋，ゆで卵の黄身	水分や，油分（バター，マーガリンなど）を足すことにより，しっとりとまとまりやすくする．
口の中でバラバラになるもの	キザミ食	あんかけにする（とろみ調整食品を使うと簡単につくれる）．
口の中にはりつきやすいもの	青菜類，海苔，ワカメ	水分を足してミキサーにかけたものを，とろみ調整食品やゲル化剤を用いて再形成する．
口の中でベタベタするもの	餅	芋餅など代替品を利用する． ゲル化剤を用いて，ミキサー粥や重湯を固めて代用する．
酸味が強いもの	酢の物，ドレッシング	市販のドレッシング類は，出汁やスープで薄めてからとろみ調整食品でゆるくとろみをつけると，酸味が和らぎ薄味でも食品によく絡みおいしい．

にくいこと，③口腔や咽頭を通過するときに**変形しやすい**こと，④べたつかず粘膜につきにくいことがあげられています [30]（**表 15**）．誤嚥のリスクが低いと判断された場合には，食形態の調整，摂食時の姿勢調節，食事に集中できる環境の調整などに検討を加え，安全な食事介助方法が確定されたならば，経口摂取時の食事介助を介護職や家族が行うことも可能です [32]．食事介助ではセルフケア能力を最大限に引き出す視点が重要であり，自分で食事摂取ができたという満足感と自信とともに必要栄養量・水分量の充足が重要となります [32]．

2 特別用途食品

　特別用途食品とは，乳児用，幼児用，妊産婦用，病者用などの特別の用途に適する旨の表示をする食品です（**表 16**）．特別の用途に適する旨の表示とは，乳児，幼児，妊産婦，病者等の発育または健康の保持もしくは回復の用に供することが適当な旨を医学的，栄養学的表現で記載し，かつ用途を限定したものです [33]．

　「**えん下困難者用食品**」とは，「嚥下を容易ならしめ，かつ，誤嚥および窒息を防ぐことを目的とするもの」です [33]．医学的，栄養学的見地からみて嚥下困難者が摂取するのに適した食品であること，適正な試験法によって成分また

表16 特別用途食品の分類 (厚生労働省, 2009.[33])

病者用食品
　許可基準型
　　低タンパク質食品，アレルゲン除去食品，無乳糖食品，総合栄養食品
　個別評価型
妊産婦，授乳婦用粉乳
乳児用調製粉乳
えん下困難者用食品
特定保健用食品

総合栄養食品では，食事として摂取すべき栄養素をバランスよく配合した総合栄養食品で，疾患などにより通常の食事で十分な栄養をとることが困難な者に適している旨を表示する．
特定保健用食品については，特定用途食品制度と保健機能食品制度の両制度に位置づけられている．

表17 「えん下困難者用食品」の規格基準 (厚生労働省, 2009.[33])

規格[*1]	許可基準Ⅰ[*2]	許可基準Ⅱ[*3]	許可基準Ⅲ[*4]
硬さ（N/m^2）	$2.5×10^3 \sim 1×10^4$	$1×10^3 \sim 1.5×10^4$	$3×10^2 \sim 2×10^4$
付着性[a]（J/m^3）	$4×10^2$ 以下	$1×10^3$ 以下	$1.5×10^3$ 以下
凝集性[b]	$0.2 \sim 0.6$	$0.2 \sim 0.9$	

*1 常温および喫食の目安となる温度のいずれの条件であっても規格基準の範囲であること
*2 均質なもの（たとえば，ゼリー状の食品）
*3 均質なもの（たとえば，ゼリー状またはムース状などの食品）．ただし，許可基準Ⅰを満たすものを除く．
*4 不均質なものも含む（たとえば，まとまりのよいお粥，軟らかいペースト状またはゼリー寄せなどの食品）．ただし，許可基準Ⅰまたは許可基準Ⅱを満たすものを除く．
a：粘つきを示す指標．食物の付着しやすさを示す．
b：まとまりやすさの指標．飲み込みやすい食塊を形成する能力を示す．

は特性が確認されるものであることなどの許可基準があります[33]．「えん下困難者用食品」の試験方法には，①硬さ，付着性および凝集性の試験方法（**表17**），②栄養成分量および熱量の試験方法があります[33]．必要的表示事項として，「医師，歯科医師，管理栄養士等の相談指導を得て使用することが適当である旨の表示」があります[33]．

3 ユニバーサルデザインフード

　ユニバーサルデザインフードは日本介護食品協議会が制定した規格に適合した商品で，**食べやすさ**に配慮して調理された食品の総称です．「加齢や身体障害等により咀嚼嚥下機能が低下した人，口腔内の疾病及び歯科治療等により一時的に食事が不自由になっている人等」を対象に食品の硬さおよび粘度に関する物性値などに関する自主規格を定め，食品の硬さおよび粘度に応じて4段階の区分で表示されています[34]（**図5**）．

　ユニバーサルデザインフードには，とろみ調整食品もあります．**とろみ調整食品**とは，食べ物や飲み物に加え混ぜるだけで，適度なとろみを簡単につける

ことができる粉末状の食品です[34]．とろみ調整食品についても統一した表示方法があります[34]（**図6**）．

区分		ユニバーサルデザインフード 区分1 容易にかめる	ユニバーサルデザインフード 区分2 歯ぐきでつぶせる	ユニバーサルデザインフード 区分3 舌でつぶせる	ユニバーサルデザインフード 区分4 かまなくてよい
かむ力の目安		かたいものや大きいものはやや食べづらい	かたいものや大きいものは食べづらい	細かくてやわらかければ食べられる	固形物は小さくても食べづらい
飲み込む力の目安		普通に飲み込める	ものによっては飲み込みづらいことがある	水やお茶が飲み込みづらいことがある	水やお茶が飲み込みづらい
かたさの目安	ごはん	ごはん～やわらかごはん	やわらかごはん～全がゆ	全がゆ	ペーストがゆ
	さかな	焼き魚	煮魚	魚のほぐし煮（とろみあんかけ）	白身魚のうらごし
	たまご	厚焼き卵	だし巻き卵	スクランブルエッグ	やわらかい茶わん蒸し（具なし）
※食品のメニュー例で商品名ではありません。	調理例（ごはん）				
物性規格	かたさ上限値 N/m²	5×10^5	5×10^4	ゾル：1×10^4 ゲル：2×10^4	ゾル：3×10^3 ゲル：5×10^3
	粘度下限値 mPa・s			ゾル：1500	ゾル：1500

※「ゾル」とは，液体，もしくは固形物が液体中に分離しており，流動性を有する状態をいう。
「ゲル」とは，ゾルが流動性を失いゼリー状に固まった状態をいう。

図5　ユニバーサルデザインフードの区分表（日本介護食品協議会[34]，http://www.udf.jp/outline/udf.html）

ユニバーサルデザインフード　とろみ調整

ユニバーサルデザインフード　とろみ調整　ゼリー状

とろみの目安の表示例

とろみの強さ	＋	＋＋	＋＋＋	＋＋＋＋
とろみのイメージ	フレンチドレッシング状	とんかつソース状	ケチャップ状	マヨネーズ状
イメージ図				
使用量の目安	1g	2g		3g

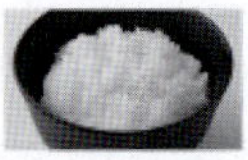

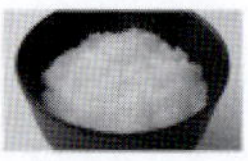

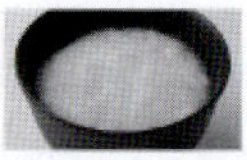

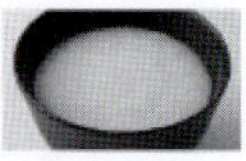

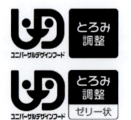

図6　ユニバーサルデザインフードのとろみ調整食品の表示
（日本介護食品協議会[34]，http://www.udf.jp/outline/udf.html）

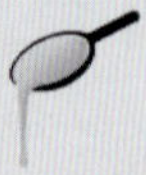

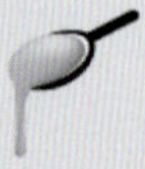

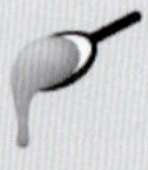

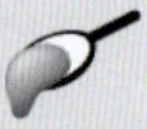

4 ― 日本摂食・嚥下リハビリテーション学会 嚥下調整食分類 2013

　日本摂食嚥下リハビリテーション学会では「日本摂食・嚥下リハビリテーション学会嚥下調整食分類 2013」[35] を作成しています．

　嚥下調整食分類 2013 では食事の分類ととろみの分類を示しています（**表 18，19**）．**食事の分類**では，原則的に段階を形態のみで示し，量や栄養成分については設定していません．嚥下調整食とはいえ，臨床的に，軽度の障害の場合の食事（普通食に近い食事）を用意する場合にはそれなりの咀嚼能力が必要なため，食事の早見表には「必要な咀嚼能力」が示されています．「必要な咀嚼能力」は，上下顎の歯槽堤（歯茎）や舌と口蓋間で押しつぶす能力も含めた広い意味となっています．

　嚥下障害患者にとっては，固形物の形態だけではなく，液体のとろみの程度も重要であるため，嚥下障害患者のための**とろみつき液体**を，薄いとろみ，中間のとろみ，濃いとろみの 3 段階に分けて表示しています．

介護食

　介護食とは，高齢者施設や家庭など生活の場において摂食嚥下機能の低下した高齢者に提供される食事全般を広くさすことが多い[29]．①誤嚥や窒息を起こさない，②栄養や水分を維持できる，③おいしく，のど越しよく食べられるという食事であることが必須条件である[29]．

　食事に際しては，「みた目にもきれいな食欲のわくものにする」「誤嚥しない姿勢で，ゆっくり，少しずつ食べさせ，最後に水分をとって咽頭部に貯留した食物をよく洗い流すようにする」「愛情と敬意のこもった介助をする」などが必要である[29]．

とろみ

　摂食嚥下障害のある人は，水のような粘度が低い液体を誤嚥しやすいため，粘度の低い液体の粘度を高くして誤嚥のリスクを低くすることがある．粘度を高くすることを「とろみをつける」という．個々人に合った適正なとろみをつけるためには，適正な評価が必要である．

エピソード――とろみ

　入院している親戚の女性を見舞いに行くたびに，同室の女性（おそらく 80 歳代後半）が食事のときにむせて苦しんでいるのに遭遇した．あるとき，食事を運んできた看護師が「○○さんはいつも食事のときにむせるから，今回は思いっきりとろみをつけてきた．これでもだむせるようならば，打つ手はない」といっているのが聞こえてきた．とろみさえつければよいという発想は誤りである．

表18 嚥下調整食分類2013（食事）早見表（日本摂食・嚥下リハビリテーション学会医療検討委員会，2013.[35]）

コード【I-8項】		名称	形態	目的・特色	主食の例	必要な咀嚼能力【I-10項】	他の分類との対応【I-7項】
0	j	嚥下訓練食品0j	均質で，付着性・凝集性・かたさに配慮したゼリー 離水が少なく，スライス状にすくうことが可能なもの	重度の症例に対する評価・訓練用 少量をすくってそのまま丸呑み可能 残留した場合にも吸引が容易 たんぱく質含有量が少ない		（若干の送り込み能力）	嚥下食ピラミッドL0 えん下困難者用食品許可基準I
0	t	嚥下訓練食品0t	均質で，付着性・凝集性・かたさに配慮したとろみ水（原則的には，中間のとろみあるいは濃いとろみ*のどちらかが適している）	重度の症例に対する評価・訓練用 少量ずつ飲むことを想定 ゼリー丸呑みで誤嚥したりゼリーが口中で溶けてしまう場合 たんぱく質含有量が少ない		（若干の送り込み能力）	嚥下食ピラミッドL3の一部（とろみ水）
1	j	嚥下調整食1j	均質で，付着性，凝集性，かたさ，離水に配慮したゼリー・プリン・ムース状のもの	口腔外で既に適切な食塊状となっている（少量をすくってそのまま丸呑み可能） 送り込む際に多少意識して口蓋に舌を押しつける必要がある 0jに比し表面のざらつきあり	おもゆゼリー，ミキサー粥のゼリー など	（若干の食塊保持と送り込み能力）	嚥下食ピラミッドL1・L2 えん下困難者用食品許可基準II UDF区分4（ゼリー状）（UDF：ユニバーサルデザインフード）
2	1	嚥下調整食2-1	ピューレ・ペースト・ミキサー食など，均質でなめらかで，べたつかず，まとまりやすいもの スプーンですくって食べることが可能なもの	口腔内の簡単な操作で食塊状となるもの（咽頭では残留，誤嚥をしにくいように配慮したもの）	粒がなく，付着性の低いペースト状のおもゆや粥	（下顎と舌の運動による食塊形成能力および食塊保持能力）	嚥下食ピラミッドL3 えん下困難者用食品許可基準II・III UDF区分4
2	2	嚥下調整食2-2	ピューレ・ペースト・ミキサー食などで，べたつかず，まとまりやすいもので不均質なものも含む スプーンですくって食べることが可能なもの		やや不均質（粒がある）でもやわらかく，離水もなく付着性も低い粥類	（下顎と舌の運動による食塊形成能力および食塊保持能力）	嚥下食ピラミッドL3 えん下困難者用食品許可基準II・III UDF区分4
3		嚥下調整食3	形はあるが，押しつぶしが容易，食塊形成や移送が容易，咽頭でばらけず嚥下しやすいように配慮されたもの 多量の離水がない	舌と口蓋間で押しつぶしが可能なもの 押しつぶしや送り込みの口腔操作を要し（あるいはそれらの機能を賦活し），かつ誤嚥のリスク軽減に配慮がなされているもの	離水に配慮した粥 など	舌と口蓋間の押しつぶし能力以上	嚥下食ピラミッドL4 高齢者ソフト食 UDF区分3
4		嚥下調整食4	かたさ・ばらけやすさ・貼りつきやすさなどのないもの 箸やスプーンで切れるやわらかさ	誤嚥と窒息のリスクを配慮して素材と調理方法を選んだもの 歯がなくても対応可能だが，上下の歯槽堤間で押しつぶすあるいはすりつぶすことが必要で舌と口蓋間で押しつぶすことは困難	軟飯・全粥 など	上下の歯槽堤間の押しつぶし能力以上	嚥下食ピラミッドL4 高齢者ソフト食 UDF区分2およびUDF区分1の一部

学会分類2013は，概説・総論，学会分類2013（食事），学会分類2013（とろみ）から成り，それぞれの分類には早見表を作成した．
本表は学会分類2013（食事）の早見表である．本表を使用するにあたっては必ず「嚥下調整食学会分類2013」の本文を熟読されたい．
なお，本表中の【　】表示は，本文中の該当箇所を指す．
*上記0tの「中間のとろみ・濃いとろみ」については，学会分類2013（とろみ）を参照されたい．
本表に該当する食事において，汁物を含む水分には原則とろみをつける．【I-9項】
ただし，個別に水分の嚥下評価を行ってとろみづけが不要と判断された場合には，その原則は解除できる．
他の分類との対応については，学会分類2013との整合性や相互の対応が完全に一致するわけではない．【I-7項】

表 19　嚥下調整食分類 2013（とろみ）早見表（日本摂食・嚥下リハビリテーション学会医療検討委員会，2013.[35]）

	段階 1 薄いとろみ 【Ⅲ-3 項】	段階 2 中間のとろみ 【Ⅲ-2 項】	段階 3 濃いとろみ 【Ⅲ-4 項】
英語表記	Mildly thick	Moderately thick	Extremely thick
性状の説明 （飲んだとき）	「drink」するという表現が適切なとろみの程度 口に入れると口腔内に広がる液体の種類・味や温度によっては，とろみがついていることがあまり気にならない場合もある 飲み込む際に大きな力を要しない ストローで容易に吸うことができる	明らかにとろみがあることを感じ，かつ，「drink」するという表現が適切なとろみの程度 口腔内での動態はゆっくりですぐには広がらない 舌の上でまとめやすい ストローで吸うのは抵抗がある	明らかにとろみが付いていて，まとまりがよい 送り込むのに力が必要 スプーンで「eat」するという表現が適切なとろみの程度 ストローで吸うことは困難
性状の説明 （みたとき）	スプーンを傾けるとすっと流れ落ちる フォークの歯の間から素早く流れ落ちる カップを傾け，流れ出たあとには，うっすらと跡が残る程度の付着	スプーンを傾けるととろとろと流れる フォークの歯の間からゆっくりと流れ落ちる カップを傾け，流れ出たあとには，全体にコーティングしたように付着	スプーンを傾けても，形状がある程度保たれ，流れにくい フォークの歯の間から流れ出ない カップを傾けても流れ出ない （ゆっくりと塊となって落ちる）
粘度（mPa・s） 【Ⅲ-5 項】	50-150	150-300	300-500
LST 値（mm） 【Ⅲ-6 項】	36-43	32-36	30-32

学会分類 2013 は，概説・総論，学会分類 2013（食事），学会分類 2013（とろみ）から成り，それぞれの分類には早見表を作成した．
本表は学会分類 2013（とろみ）の早見表である．本表を使用するにあたっては必ず「嚥下調整食学会分類 2013」の本文を熟読されたい．
なお，本表中の【　】表示は，本文中の該当箇所を指す．
粘度：コーンプレート型回転粘度計を用い，測定温度 20℃，ずり速度 50 s^{-1} における 1 分後の粘度測定結果【Ⅲ-5 項】．
LST 値：ラインスプレッドテスト用プラスチック測定板を用いて内径 30 mm の金属製リングに試料を 20 mL 注入し，30 秒後にリングを持ち上げ，30 秒後に試料の広がり距離を 6 点測定し，その平均値を LST 値とする【Ⅲ-6 項】．
注 1．LST 値と粘度は完全には相関しない．そのため，特に境界値付近においては注意が必要である．
注 2．ニュートン流体では LST 値が高く出る傾向があるため注意が必要である．

エピソード——お粥

　ある介護老人保健施設の利用者（女性，90 歳代）は，右足に力が入らないため移動には車いすを利用する以外は日常的なことは自分で行える状態だった．周囲にいる認知症の利用者の世話をするしっかりした女性だった．義歯の適合もよく，なんでもおいしく食べられており，むせることもなかった．しかし，米飯はお粥で，副食は食べやすいように一口で食べられる大きさに切られていた．「普通のご飯が食べたい」というので家族が施設の看護師にお粥からの変更を依頼したところ，「高齢者は嚥下機能が低下しているので，お粥にしています」「ここに来る前に入院していた病院ではお粥だったから，ここでもお粥にしています」という回答だった．家族が食い下がったため，お粥からの変更を検討してもらえることになった．理学療法士によるリハビリテーションの時間を使って RSST，改訂水飲みテスト，頸部聴診などを行ったようだが，その結果「普通のご飯が食べたい」という希望がかなえられた．その施設で初めて食べた「普通のご飯」のおいしさは忘れられないと女性はいっていた．「お粥」の漫然とした継続，臨床症状のまったくない高齢者へのスクリーニングテストの実施は正しかったといえるのだろうか．

Chapter 5

安全・安楽の確保

- 感染予防は安全確保の基本である.

- 誤嚥・誤飲の予防は安全確保の基本である.

- 安全・安楽のための具体策の確実な実践が重要である.

1 安全・安楽の基本

1―はじめに

　歯科治療や口腔衛生管理を行うにあたっては，患者・要介護者の安全・安楽とともに医療従事者・介護者の安全・安楽を確保する必要があります．安全性の確保という観点からは，患者・要介護者に対しては感染症，損傷，誤嚥，偶発症などに対する対策が，医療従事者・介護者に対しては感染症，損傷などに対する対策が重要です[1]（**表1**）．安楽を阻害する因子として，疼痛，身体的な不快感，口腔清掃に対する不安，人間関係の不調，環境衛生上の問題（臭気，騒音，振動など）などが考えられます[1]．負担の少ない術式で，短時間で実施でき，効果的な方法を用いる必要があります[1]．なお，バイタルサインについては成書に譲ります．

表1　口腔清掃時のおもな問題点（下山，2003.[1]）

感染症	・感染症の有無と全身状態の確認 ・標準予防策（standard precautions） ・手洗いと手袋の使用，うがいとマスクの使用，ガウンの着用 ・器具の消毒・滅菌 ・医療廃棄物の適正な取り扱い
損　傷	・全身状態と口腔内状態の確認 ・的確な術式の選択と実施 ・安定した体位および頭位 ・清掃部位の直視，必要に応じた開口器の使用 ・全身状態の観察
誤　嚥	・全身状態と口腔機能の確認 ・望ましい体位は座位，臥位では側臥位 ・的確な術式の選択と実施 ・全身状態の観察
偶発性	・全身状態と口腔機能の確認 ・負担の少ない術式の選択と実施 ・全身状態の観察 ・緊急時の対応の習熟

2 — 感染対策

(1) 感染予防の基本

　高齢者は加齢に伴い抵抗力が低下し，感染しやすい状態にあります．「医療の場」にいる高齢者と「生活の場」にいる高齢者とでは問題となる感染症や感染対策は同一ではありませんが，感染対策に関する基本的な事項は同じです．感染源の排除，感染経路の遮断，宿主（ヒト）の抵抗力の向上が感染症対策の柱となっています[2]．感染症対策の基本となる**標準予防策（スタンダードプリコーション）** の徹底が重要となります．

　標準予防策は，感染症の有無にかかわらず，すべての患者のケアに際して適用される感染予防策です．「すべての患者の血液，体液，分泌物，嘔吐物，排泄物，創傷皮膚，粘膜などは，感染する危険性があるものとして取り扱わなければならない」という考えを基本としています[2]．具体的には手洗い，手袋の着用，マスク・ゴーグルの使用，エプロン・ガウンの着用と取り扱いや，ケアに使用した器具の洗浄・消毒，環境対策，リネンの消毒などが標準予防策になります[2]．そのなかでも手洗い，手指消毒が特に重要です．

　「医療の場」においても「生活の場」においても，標準予防策の適切な実践が求められています．

(2) 手洗い・手指消毒

　感染を予防するには「**1ケア1手洗い**」，「ケア前後の手洗い」の徹底が必要です[2]．手洗いには「液体石けんと流水による手洗い」と「消毒薬による手指消毒」があります[2]（**表2**）．手洗いとは，汚れがあるときに液体石けんと

表2　手指衛生

①日常的手洗い	石けん（非抗菌性石けん）と流水を用いて手指を洗浄する． 食前や排泄後などに行う．
②手指消毒 （衛生学的手洗い）	**目にみえる汚れがある場合** 　石けんと流水による手洗い後，必要に応じて擦式手指消毒薬を手指にくまなく擦り込む． 　抗菌性石けんと流水により手指の洗浄を行う． **目にみえる汚れがない場合** 　擦式手指消毒薬を手指にくまなく擦り込む．
③手術時手指消毒	衛生学的手洗い後，擦式手指消毒薬をくまなく丁寧に擦り込む． 衛生学的手洗い後，抗菌性石けんと流水による手洗いを行う．

衛生学的手洗いは抗菌成分を含まない石けんでも可能である．
ラビング法：擦式手指消毒薬の擦り込み
スクラブ法：手指消毒薬と流水による洗浄（揉み洗い）

表3　手指衛生を行う場面（北海道大学病院感染制御部，2014.[3]）

患者に直接接触する前	入室前・診察前，検温や血圧測定
無菌操作をする前	侵襲的処置の前，歯科処置・ケアの前，手袋着用前など
体液暴露リスクのあと	粘膜に触れた後，気管吸引の前後，手袋を外したあとなど
患者に接触したあと	検温や血圧測定，移動や介助のあと，同一患者のある部位から別の部位にケアを移すときなど
患者の環境に触れたあと	リネン交換後，ベッドサイドの清掃後，モニターアラーム確認など

表4　手洗いの際の注意点（三菱総合研究所編，2013.[2]）

- 時計や指輪を外す．
- 爪は短く切っておく．
- まず手を流水で軽く洗う．
- 石けんを使用するときには液体石けんを使用する．
- 手洗いが雑になりやすい部位を注意して洗う．
- 石けん成分をよく洗い流す．
- 使い捨てのペーパータオルを使用する．
- 水道栓は自動水栓または手首，肘などで簡単に操作できるものが望ましい．
- やむをえず，水道栓を手で操作する場合は，水道栓は洗った手で止めるのではなく，手を拭いたペーパータオルを用いて止める．
- 手を完全に乾燥させる．
- 日頃から手のスキンケアを行う．
- 手荒れがひどい場合には皮膚科医師などの専門家に相談する．

流水で手指を洗浄することです．手指消毒とは，洗浄消毒薬あるいは擦式消毒薬を用いて手指の細菌数を減少させることです．**アルコール擦式消毒薬**には，短時間で確実に微生物を減少させる優れた殺菌力，シンクなどの設備不要，ベッドサイドでの使用容易，携帯可能などの特徴があります．そのため，手指消毒の遵守率の向上が期待できます．適切な量を手掌に取ることから手指消毒は始まります．擦式消毒薬の特徴を理解したうえで正しく使用することが大切です．

　感染している高齢者，感染しやすい状態にある高齢者のケアをするときには手指消毒を行います（**表3**）．手洗い時には時計を外し，爪を切っておくことが大切です（**表4**）．親指や指の間などの洗い残しが生じやすいところを注意して洗います（**図1，2**）．日頃から基本に忠実に手洗い・手指消毒を行うことが大切です．

　なお，介護施設などの利用者の感染を防ぐために，食前や排泄後などに利用者が日常的な手洗いを行えるよう，また施設来訪者が日常的な手洗い・手指消毒を適切に行えるよう支援することも大切です．

(3) 防護用具の使用

　血液や体液などに接触する可能性のあるときには，防護用具（手袋，マス

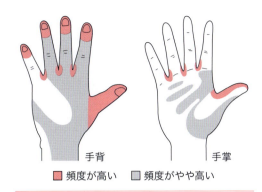

図1 手洗いミスの発生個所（日本環境感染学会監修，2001.[4]）

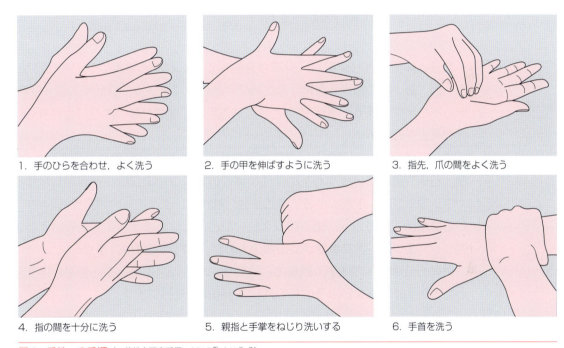

図2 手洗いの手順（三菱総合研究所編，2013.[2]）より作成）
水道の栓を止めるときには手首または肘で止める．できないときは，ペーパータオルを使用して止める．

　ク，エプロン，ガウン，フェイスシールド，ゴーグル，キャップなど）を着用します．

　血液，体液，分泌物，嘔吐物，排泄物，粘膜，創傷皮膚などに触れるとき，また触れる可能性があるときには，確実に手袋を着用します．汚染機材を取り扱うときや手に傷があるときなどにも手袋を着用します．介護施設の日常的なケアにおいても手指衛生，手袋の着用と交換を適切に行わなければなりません（**表5**）．たとえば排泄処理後に手袋を交換せずに，または手指衛生を行わずに口腔清掃や食事介助を行ってはいけません．

表5 手袋の使用上の注意点

接触による感染のリスクがある場合に着用する.
処置や業務に応じた適切な手袋を選択する.
汚染した手袋をしたまま他の人へのケアを実施しない.
同一患者でも処置ごとに手袋を交換する.
使用した手袋を再使用しない.
手袋を外すときには汚染面を素手で触れない.
手袋使用の前後には必ず手指衛生を行う.

表6 マスク, ゴーグル, フェイスシールドの使用上の注意点

飛沫などによる感染のリスクがある場合に着用する.
できる限り顔に適合させる.
マスクで口と鼻を十分に覆う.
マスクを外すときにはマスク紐あるいはゴムをもって外す.
着用後および外すときには汚染面には手を触れない.
外してから手指衛生を必ず行う.

　血液, 体液などが飛散し, 飛沫が発生する恐れがある処置やケアを行う場合, 目, 鼻, 口の粘膜を保護するためにマスク, ゴーグル, フェイスシールドを着用します (**表6**). 取り外すときには汚染面には触れないようにして外し, 手指衛生を行います.

　血液, 体液などが飛散し, 飛沫が発生する恐れがある処置やケアを行う場合, 皮膚や着衣を保護するために使い捨てのガウン, エプロンを着用します. ガウンやエプロンを脱ぐときには汚染面に触れないようにし, 汚染面を内側にして脱ぎます. ガウン, エプロンを脱いだときには必ず手指衛生を行います. ガウン, エプロンを交換せずに複数の人のケアを行ってはいけません.

　頭髪の清潔野への落下, 頭髪の汚染防止のためにはキャップを使用します. 汚染面を手で触れないようにして外し, 手指衛生を行います.

(4) 感染性廃棄物処理

　医療関係機関等から排出される廃棄物は, 医療行為等に伴って発生する廃棄物と医療行為等以外の事業活動により排出される非感染性廃棄物があり, 前者はさらに感染性廃棄物と非感染性廃棄物とに区分されます[5]. **感染性廃棄物**とは医療関係機関等から生じ, 人が感染し, もしくは感染する恐れのある病原体が含まれ, もしくは付着している廃棄物またはこれらの恐れのある廃棄物をいいます[5]. 感染性廃棄物の処理は適正になされなければなりません. 感染性廃棄物に関する具体的な判断は, 形状, 排出場所, 感染症の種類の観点から行われます (**図3**). 感染性廃棄物は他の廃棄物と分別して排出する, 感染性廃棄物の移動は移動の途中で内容物が飛散・流出する恐れのない容器で行うなどの取り扱いを行います[5].

感染性廃棄物の判断フロー

【STEP 1】（形状）
　廃棄物が以下のいずれかに該当する．
① 血液，血清，血漿及び体液（精液を含む）（以下「血液等」という）
② 病理廃棄物（臓器，組織，皮膚等）(注1)
③ 病原微生物に関連した試験，検査等に用いられたもの(注2)
④ 血液等が付着している鋭利なもの（破損したガラスくず等を含む）(注3)

　YES

　NO

【STEP 2】（排出場所）
　感染症病床(注4)，結核病床，手術室，緊急外来室，集中治療室及び検査室において治療，検査等に使用された後，排出されたもの

　YES

NO

【STEP 3】（感染症の種類）
① 感染症法の一類，二類，三類感染症，新型インフルエンザ等感染症，指定感染症及び新感染症の治療，検査等に使用された後，排出されたもの
② 感染症法の四類及び五類感染症の治療，検査等に使用された後，排出された医療器材等（ただし，紙おむつについては特定の感染症に係るもの等に限る）(注5)

　YES

　NO(注6)

非 感 染 性 廃 棄 物

感染性廃棄物

（注）　次の廃棄物も感染性廃棄物と同等の取扱いとする．
　　　・外見上血液と見分けがつかない輸血用血液製剤等
　　　・血液等が付着していない鋭利なもの（破損したガラスくず等を含む）
（注1）ホルマリン漬臓器等を含む．
（注2）病原微生物に関連した試験，検査等に使用した培地，実験動物の死体，試験管，シャーレ等
（注3）医療器材としての注射針，メス，破損したアンプル・バイアル等
（注4）感染症法により入院措置が講ぜられる一類，二類感染症，新型インフルエンザ等感染症，指定感染症及び新感染症の病床
（注5）医療器材（注射針，メス，ガラスくず等），ディスポーザブルの医療器材（ピンセット，注射器，カテーテル類，透析等回路，輸液点滴セット，手袋，血液バック，リネン類等），衛生材料（ガーゼ，脱脂綿等），紙おむつ，標本（検体標本）等
　　　なお，インフルエンザ（鳥インフルエンザ及び新型インフルエンザ等感染症を除く），伝染性紅斑，レジオネラ症等の患者の紙おむつは，血液等が付着していなければ感染性廃棄物ではない．
（注6）感染性・非感染性のいずれかであるかは，通常はこのフローで判断が可能であるが，このフローで判断できないものについては，医師等（医師，歯科医師及び獣医師）により，感染のおそれがあると判断される場合は感染性廃棄物とする．

図3　感染性廃棄物の判断フロー（環境省大臣官房廃棄物・リサイクル対策部，2012.[5]）

(5) 疥癬

　歯科治療の場では，感染症というと肝炎を思い浮かべることが多いと思われますが（肝炎の解説は他書に譲り，本書では割愛します），介護の場では疥癬に対する感染予防の知識も必要です．疥癬とはヒト皮膚角化層に寄生する**ヒゼンダニ**の感染により発症し，ヒゼンダニの虫体，糞，脱皮殻などに対するアレルギー反応による皮膚病変と瘙痒を主症状とする感染症です[6]．

　臨床症状から，一般的にみられる疥癬（通常疥癬）と角化型疥癬（痂皮型疥癬）に大別されます[6]（**表7**）．角化型疥癬は全身衰弱者や重篤な基礎疾患を有する人，ステロイド剤や免疫抑制剤の投与などにより免疫能の低下している人など，またそれらを有する高齢者に発症する病型です[6]．ヒゼンダニの寄生数は，通常疥癬では少なく感染力は低いのですが，角化型疥癬では100万〜200万匹と多く感染力は非常に強くなっています[6]．

　肌と肌の直接接触が主な感染経路です[6]．通常疥癬患者から感染が成立する状況としては，同衾する，患者が使用した寝具を使用するなど，濃密な接触の場合に限られ，短時間の接触や衣類・リネン等の媒介物を介して感染することは少ないと考えられています[6]．角化型疥癬では多量のヒゼンダニが患者の皮膚角質層内に存在するため，直接的な接触のほか，剥がれた角質層が飛散・付着することにより，肌と肌の直接接触を介さず感染が成立することがあります[6]．そのため見舞客など短時間の接触や直接接触なしにリネンなどの**間接的接触**を介して感染が拡大し，集団感染を引き起こすことがあります[6]．施設内の職員を介する感染もあります[6]．

　疥癬予防対策には一般の感染症と同様の予防対策に加えて，ヒゼンダニの生態に基づいた対応が必要です[6]（**表8**）．角化型疥癬患者は個室隔離が必要な

表7　疥癬の臨床症状（日本皮膚科学会疥癬診療ガイドライン策定委員会編，2015.[6]）

通常疥癬	①手関節屈側，手掌，指間，指側面に好発する疥癬トンネル 　疥癬トンネルは疥癬に特異的な唯一の皮疹である． 　疥癬トンネルは雌成虫が産卵しながら角層内を掘り進んでいる道筋そのものである． 　疥癬トンネル自体は瘙痒を認めるが，高齢者では瘙痒を欠く場合もある． ②臍部や腹部，胸部，腋窩，大腿内側，上腕屈側などに散在する激しい瘙痒を伴った紅斑性小丘疹 　瘙痒は夜間に特に強く，不眠となることもある． ③おもに男性の外陰部にみられる小豆大，赤褐色の結節 　頻度は7〜30%程度と低いが，瘙痒が非常に強い．
角化型疥癬	灰色から黄白色で，ざらざらと厚く蛎殻様に重積した角質増殖． 手・足，臀部，肘頭部，膝蓋部など摩擦を受けやすい部位のほかに，通常疥癬では侵されない頭部，頸部，耳介部を含む全身に認められる． 瘙痒は一定せず，まったく認めない場合もある．

場合がありますが,インフォームドコンセントの取得が必要であり,隔離期間は必要最小限にすべきです[6].口腔衛生管理の際に感染する可能性もあるので慎重な対応が必要です.

表8 疥癬予防のポイント(日本皮膚科学会疥癬診療ガイドライン策定委員会編,2015.[6])
以下に示した対策は治療がすでに始まっていることを前提にしている.治療は疥癬における最優先の感染予防策である.

	対応	通常疥癬	角化型疥癬
手洗い	処置ごとの手洗い	励行	
身体介護	予防衣・手袋の着用 使用後の予防衣・手袋は落屑が飛び散らないようにポリ袋などに入れる.	特別な感染予防策は不要	必要(ただし隔離期間のみ).
入浴	疥癬のほかにも白癬などの感染機会となる.リスクが高いケアなので,タオル・足ふきマットの管理に常日頃から注意	通常の方法	入浴は最後とし,浴槽や流しは水で流す.脱衣所に掃除機をかける.
居室・環境整備	患者の居室・立ち回り先に殺虫剤散布	不要	必要(ピレスロイド系殺虫剤を隔離解除・退室時に1回だけ散布).
	掃除	通常の方法	モップ・粘着シートなどで落屑を回収後,掃除機(フィルター付が望ましい)で清掃.**
	布団の消毒	不要	隔離解除・退室時に1回だけ熱乾燥,またはピレスロイド系殺虫剤散布後,掃除(上記参照).
	車いす,ストレッチャー,血圧計の管理	通常の方法	隔離解除時に掃除機をかけるか,ピレスロイド系殺虫剤散布.
	診察室・検査室などのベッド	診察室や,MRI・脳波検査などは,常日頃からベッドにディスポーザブルシーツなどを使用し,患者ごとに交換する.***	
リネン類の管理	シーツ・寝具・衣類の交換	通常の方法	自家感染予防のため治療のたびに交換.
	洗濯物の運搬時の注意	常日頃から落屑などが落ちても飛び散らないようにポリ袋などに入れて運搬する.***	
	洗濯	通常の方法	以下のいずれかを行う ・普通に洗濯後に乾燥機を使用する. ・50℃10分間熱処理後普通に洗濯. ・密閉しピレスロイド糸殺虫剤を噴霧してから普通に洗濯.
病室管理	個室への隔離(隔離には患者の同意を得,人権に配慮する)	不要	個室に隔離し,治療を開始.患者はベッド・寝具ごと移動.隔離期間は治療開始後1~2週間.
	接触者への予防治療	雑魚寝状態なら同室者・家族・友人・同棲者には予防治療を検討する.	同室者は症状の有無を問わず予防治療を検討する.職員は患者との接触の頻度・密度を考慮して予防治療を検討する.

* 本表を基本に,各施設ごとで対応可能なマニュアルを作成する.
** 落屑が多い場合に,掃除機をかけてしまうと,掃除機の排気で落屑を撒き散らす恐れがある.まずモップ・ワイパー・粘着シートなどを用いて落屑を回収してから掃除機をかけるとよい.
*** 疥癬は潜伏期間が長いため,施設への「持ち込み」を完全に防ぐことは不可能である.万が一,角化型疥癬が発生しても感染拡大を防止できるように,リネン類の管理などを日頃から行うことを推奨する.

1. 安全・安楽の基本

3 ─ 患者の安全と安楽

(1) 体 位

患者・要介護者に適した姿勢・体位，最も安楽で維持可能な姿勢・体位を用います．姿勢・体位を検討する際には，医療従事者・介護者の安楽，歯科治療や口腔清掃の容易さも考慮します．

❶座 位

座位は骨盤と大腿部を底面とする基本的な体位です[7]（**表9**, **図4**）．横隔膜

表9 体位の特徴（下山, 2003.[1] より改変）

体 位	状 態	誤嚥の危険性	疲 労
座 位	・いすに腰をかけて座る体位 ・ベッドに上体を起こして足を投げ出した座り方	・誤嚥しにくい	しやすい
ファウラー位	・頭部を45〜60度挙上した体位	・比較的誤嚥しにくい	比較的しにくい
セミファウラー位	・頭部を25〜30度挙上した体位	・誤嚥に注意する ・側臥位と組み合わせるとよい	比較的しにくい
仰臥位	・背部を下にしてあおむけに仰臥した体位	・誤嚥に注意する ・顔を横に向けるとよい	しにくい
側臥位	・身体の左右どちらかを下にして横臥した体位	・誤嚥に注意する ・片麻痺患者に適する	しにくい

ファウラー位，セミファウラー位における上半身の角度については必ずしも統一されているものではない．たとえば，ファウラー位では上半身を約30〜60度，セミファウラー位では20度程度起こした体位とするものもある[8]．

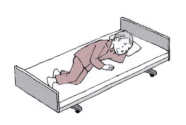
側臥位

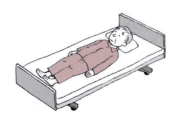
仰臥位

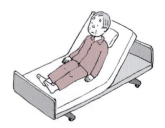
ファウラー位

図4 体位

や内臓が下がるため呼吸がしやすくなりますが，上半身を支える筋群の力が十分でないと重心の位置がずれやすく，上半身の体重により臀部が圧迫されやすくなります[7]．背もたれを用いると，長時間座位を保持しやすくなります．座位は誤嚥が生じにくいため安全な体位といえます．座位において頸部をやや前屈させると，さらに誤嚥が生じにくくなります．長時間の同一の座位は下肢に血栓ができやすいので，適宜運動する必要があります[7]．座位にはいすに腰かけた体位（椅座位），ベッドの端に下肢を垂らして腰かけた体位（端座位）などが含まれます．

❷ファウラー位，セミファウラー位

　ファウラー位（Fowler position）は仰臥位より頭部を挙上し，上半身をある程度起こした体位です．セミファウラー位はファウラー位よりも上半身を起こす角度が小さくなります．

　ファウラー位では横隔膜や内臓が下がり，胸郭の運動も大きくなるため呼吸がしやすくなります[8]．ファウラー位では膝を屈曲させることで上半身が下方にずれ落ちることを防ぎ，腹部や下肢の筋緊張の緩和が図れます[8]．ファウラー位は仰臥位よりも誤嚥しにくい体位ですが，頸部の角度に配慮する必要があります．座位を保持できない人では，上半身を30度程度起こして頸部を前屈させることにより誤嚥しにくくなります[9]（**図5**）．頸部を伸展させると誤嚥しやすくなるので注意が必要です[9]．

❸臥　位

　臥位は，頭部から下肢までが平面上に位置して横たわった姿勢をいいます[11]．重心が低く，安定した体位です．基底面が広いため筋緊張が少なく，座位や立位に比べエネルギー消費量が少なくなります[11]．患者にとって，仰臥位は楽な体位といえます．しかし，仰臥位は異物の誤嚥・誤飲が生じやすい

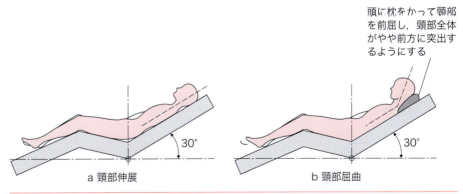

図5　咽頭と気管の位置関係（藤島，1998.[10]）
頸部が伸展すると誤嚥しやすく，屈曲すると誤嚥しにくい．

体位です．仰臥位でも顔を横向きにすると誤嚥・誤飲を起こしにくくなります．

片麻痺のある要介護者の口腔清掃には誤嚥・誤飲を起こしにくい**側臥位**が適しています[1]．麻痺側を上に，健側を下にします．唾液や水は重力により健側に向かうので，誤嚥が起こりにくくなります．

❹ 医療従事者・介護者が望む体位・姿勢

歯科診療において，術者は座位で患者を水平位にして診療するのが一般的になっています．患者の**口腔内を直視**しやすい，術者が**無理のない姿勢**をとりやすい，種々の操作が行いやすいという利点があります．腰痛などの防止のために身体的に負担がかかる診療姿勢を避ける必要があります．しかし，要介護者に対する歯科治療や口腔清掃では医療従事者側の望む体位・姿勢は要介護者の安全・安楽とは多くの場合，相反します．患者・要介護者の安楽を重視しつつ，適切な体位・姿勢を決定します．

（2）損傷予防

口腔内の歯や粘膜の損傷を防ぐには十分なアセスメントを行い，適正な用具とケア方法を選択すること，口腔内の視野を十分に確保することが必要です[12]．**視野の確保**のためには照明の確保，開口の確保・維持，口唇・舌の圧排，体動，特に頭部の動きの抑制が必要です[12]．開口の確保・維持のために，開口器を使用することがあります．開口器による歯や粘膜の損傷が生じないよう，事前に開口器使用の可否を判断すべきです．よほど非協力的で噛みつく可能性がある者以外は，手指で口唇を圧排し開口させることにより視野が十分に得られ，痛みや損傷を与える危険は少なくなります[12]．

損傷予防には安定した体位・頭位も重要です．**突然の頭部・下顎の動き**は損傷を招きやすいものです．頭部の動きの抑制のために，枕，ムートン，円座などで固定することがあります[12]．口腔内で歯科治療器具を用いるときには，歯科治療器具を保持している手の固定源を歯列に求めることが一般的です．介護者が要介護者の口腔内を歯ブラシで清掃するときには，要介護者の歯列や口腔周囲を固定源とすれば頭部や下顎の突然の動きに追従でき，損傷の危険が少なくなります．

（3）口腔内の過敏症状

成人以降の要介護者の過敏症状は，特定部位への接触により表情を歪めるといった症状がほとんどであったと報告されています[13]．しかし，過敏症状が強い場合には術者の手指が口唇に触れた瞬間に，口唇をすぼめて手指の挿入を

表10 口腔内過敏症状への対応（日本摂食嚥下リハビリテーション学会医療検討委員会，2014.[14]）

①過敏症状の確認は口腔に向かって遠位から行う．体幹，肩，首，顔面，口腔周囲，口腔内の順に行う．
②脱感作は口腔に向かって遠位から行う．
③脱感作の刺激は弱い刺激から始め，次第に強くしていく．
④患者にとっては楽しい体験ではないので，食事時間以外に1日数回行うとよい．
⑤過敏の除去は一定期間，毎日確実に行うことで効果が得られる．
⑥心理的な拒否と区別する．

防ぐような動きあるいは手指を吸引するような動きがみられます[13]．高齢者の場合には心理的拒否による過敏様症状が多いと思われますが，その判別は困難です[13]．

摂食嚥下機能に問題のある要介護者を対象とした調査では，義歯未装着者の64.3％に過敏症状がみられています[13]．長期間の寝たきりの生活による口腔への刺激の乏しさが重大な要因であると考えられています[13]．経口摂取や口腔清掃を行わないと刺激を受けることが少なくなり，過敏症状を起こしやすくなるといわれています．

過敏症状は口腔清掃や食事介助の障害となるため，**脱感作**を行い，症状を軽減・消失させる必要があります（**表10**）．一般的には，触覚に対する過敏は体の中心に近いところほど強く存在します[14]．口腔から遠いところから口腔に向かって過敏症状の有無を確認します．具体的には，体幹，肩，首，顔面，口腔周囲，口腔内の順に掌全体，口腔内であれば示指でしっかり圧迫するように当てて評価します[14]．口腔内の脱感作には，刺激に慣れるために指やスポンジブラシを用いて弱い刺激から与えていきます．

(4) 歯科治療・口腔清掃の際の誤嚥・誤飲

食物摂取・口腔清掃のときの誤嚥・誤飲の予防の基本は，患者・要介護者の**覚醒**です．覚醒が不十分な場合には嚥下反射が惹起しにくいことが知られています．声掛けを行い，口腔周囲のマッサージや嚥下体操などを行うことにより覚醒を促します．

口腔内の**水分・唾液**の量や流れをコントロールすることも必要です．口腔清掃や歯科治療に際して唾液や水の誤嚥を防止するために，口腔外から口腔内にもち込む水は必要最小量とする必要があります．たとえば，要介護者の口腔内を清掃するときには，水分を含んだスポンジブラシを軽くしぼって水分を減らしてから口腔内で使用します．歯ブラシも水がしたたり落ちる状態ではなく，ペーパータオルなどに水分をある程度吸収させてから使用します．また，誤嚥防止のために口腔内の唾液や水を口腔外に排除する必要があります．吸引，

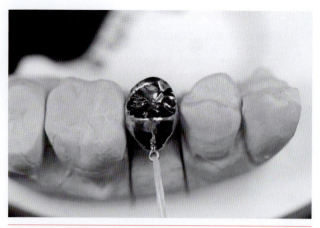

図6 誤飲・誤嚥防止のための工夫
ループ状の着脱用ノブにデンタルフロスを通しておくことにより，たとえ口腔内に落下させても口腔外への除去が容易である．デンタルフロスの長さは胃まで到達することを考えて決定する．ループ状の着脱用ノブはクラウンを合着後に除去する．

ガーゼなどによる吸収，口角からの流出などにより唾液や水を口腔外に排除します．仰臥位（水平位）では唾液，水が咽頭に向かうため，誤嚥防止に関しては特に配慮が必要といえます．

　歯科診療中に発生する異物の誤嚥・誤飲は，**水平位（仰臥位）**で起きやすいものです．水平位では口腔内に落下させてしまった異物は咽頭に落下しやすいため，誤嚥・誤飲の事故が発生しやすくなります．座位のときには舌背や歯列上などに異物が落下しやすいため，誤嚥・誤飲の事故が発生しにくくなります．異物としてはクラウンなどの補綴装置，リーマー・ファイルなどの診療器具，歯などが考えられます．歯内療法時などでは，ラバーダムを使用することで誤飲・誤嚥を防止できます．ラバーダムが使用できないときには補綴装置や診療器具にデンタルフロスをつけておけば，落下時に口腔外にただちに取り出すことができます[15]（図6）．

　誤嚥・誤飲が発生しやすい体位は仰臥位（水平位）であり，危険性が低い体位は座位です．側臥位は仰臥位より危険性が低くなります．たとえ仰臥位でも頭部の前屈と頭部の回旋（顔を横に向ける）により危険性が低下します．クラウンなどの補綴装置の試適時に，特に撤去時に誤嚥・誤飲が生じやすいため，水平位では顔を横にして補綴装置を着脱することが勧められます．

　口腔清掃時には補綴装置の脱離や歯冠の破折によって誤嚥・誤飲が発生することもあります．口腔内の診査を十分に行い，脱落の可能性がある場合には除去するなどの事前の対応が必要となります．

　食後・口腔清掃後などには胃からの逆流の可能性があるので，食後・口腔清

表 11　高齢者の誤飲・誤食の予防（消費者庁，2015.[16]）（国民生活センター，2010.[17]）（国民生活センター，2009.[18]）

① 薬のPTP包装シートは1錠ずつに切り離さない．
② 1回分ずつの薬を袋にまとめて入れる「一包化」を行う．
③ 食品や薬とそれ以外のものは分けて保管する．
④ 食品以外のものを食品用の容器に移し替えない．
⑤ 認知症患者の手の届くところに不要なものや危険なものを置かない．
⑥ 家族など周囲の者が安全に配慮する．

掃後などには座位，半座位を保持することが勧められています．

(5) 日常生活における誤飲・誤食

　高齢者の誤飲・誤食の事故は，認知症高齢者のみならず認知症が認められない高齢者でも発生しています．高齢者は，視覚・味覚などの身体機能や判断力の低下，認知症などにより，誤飲・誤食のリスクが高まると考えられます[16]．

　薬の**PTP包装シート**（press through package）[16,17]，義歯[16]，漂白剤[16]，乾燥剤[16]など，種々のものが誤飲・誤食されています．石けんや入浴剤を包装・形状などに惑わされ菓子や飲料と間違えて食べたり飲んだりしてしまう事故も起きています[18]．日本中毒情報センターの中毒情報には義歯洗浄剤，歯磨剤が記載されています[19]．義歯洗浄剤では医薬品と間違えて錠剤や粉末をそのまま飲む，コップの水に溶かした状態のものを清涼飲料水やジュースと間違えて飲むという事故が多くなっています[19]．

　事故の予防には，基本的な対策が大切です（**表11**）．義歯洗浄剤の錠剤・粉末や溶液の入ったコップの置き場所に注意するとともに，義歯洗浄剤用専用容器を使用し食器は使用しないという配慮が必要です．

　誤飲・誤食事故が発生した場合には，ただちに患者の状態や誤飲・誤食した物質・量を確認したうえで，必要に応じて医療機関を受診させます．PTP包装シートやクラスプデンチャーの誤飲・誤嚥事故は粘膜損傷・穿孔の危険がありますので，医療機関をただちに受診させます．義歯洗浄剤を誤飲・誤食した場合には，家庭で行える処置は牛乳や卵白を飲ませることです（**表12**）．

(6) 起立性低血圧

　高齢者では，日常の動作において起立性低血圧が認められることがあります．歯科治療時に水平位から座位に変換することにより血圧低下が生じるため，急速な**体位変換**は避けます．治療終了時に歯科用治療いすから立ち上がる際には，起立性低血圧による立ちくらみ，ふらつき，転倒に十分に注意が必要です[20]．

　表情の変化，めまい，気分不良などがないことを確認しながら，ゆっくりと

表12 義歯洗浄剤の誤飲・誤食時の対応（日本中毒情報センター[19]）

①家庭で可能な処置
　牛乳や卵白を飲ませる．
②中性から弱アルカリ性の商品
　少量ならば，牛乳や水分をとらせ経過を観察する．
　大量に摂取した場合，刺激感や胃部不快感などの症状がある場合はただちに受診する．
③強アルカリ性商品
　錠剤や粉末を食べた場合，強アルカリ性商品の水溶液を飲んだ場合はただちに受診する．
　催吐，中和，重曹・炭酸飲料の経口投与は禁忌である．
④受診時には商品（説明書）を持参する

体位を変換すること，また立ち上がってもらうことが必要です．また起立性低血圧によるふらつきなどに対応できるように常に備えておく必要があります．

高齢者では起立性低血圧とともに，食後に生じる食後性低血圧にも配慮が必要となります[21]．食事のあとには，内分泌系，神経系や血液動態に変化が生じますが，自律神経障害がある場合には食後に血圧が低下し，起立位をとるとさらに著明に低下することがありますので注意が必要です[22]．

4 — 患者の暴言・暴力

要介護者の暴言・暴力は介護現場の問題の一つです．認知症や脳血管疾患では易刺激性，易怒性を呈することがあります．感情のコントロールが難しくなり，わずかな刺激で泣き出したり，怒り出したりすることがあります．要介護者の易怒性，暴言・暴力は介護者に身体的危険と精神的苦痛をもたらします．

イライラして些細なことで不機嫌になる，怒り出すなどの易刺激性は，アルツハイマー病初期，さらには認知症に至っていない軽度認知障害（MCI）の時点からみられます[23]．適切なコミュニケーションがとれていない，適切なケアが提供されていない事例では，身体的接触を認容できず，易刺激性，焦燥，興奮が増強し，暴言，暴力，拒絶，介護への抵抗などに発展することが多いものです[23]．攻撃的な行動には，大声で叫ぶ，介護者やほかの周囲の人をののしるなどの**言語的攻撃行動**と，叩く，蹴るなどの**身体的攻撃行動**に分けられます[23]．**アルツハイマー病**では病期が進行し，コミュニケーション能力が低下し状況が認識できなくなった時期に，身体接触を含んだケアなどをきっかけに身体的攻撃行動が出現することが多くなっています[23]．**前頭側頭型認知症**では，早期から脱抑制行為が目立ち，性格変化とともに暴言・暴力などの攻撃的行為がみられます[23]．

記憶を失い，過去，未来とのつながりを切り離され，不安な患者に対して今を心地よいと感じられるよう対応し，環境を整えることが重要です[23]．たと

表 13　認知症における怒りの認知（高橋，2011.[23]）

① 認知機能障害を受け入れられないための易怒性
　　自己への叱責，MCI の時期から．
② 被害妄想的な内容に基づく易怒性
　　敵意に満ちた考え⇒報復の正当化⇒身体的攻撃に結び付きやすい．
③ 身体接触を含んだケアに対する易怒性
　　他者への非難⇒報復の正当化⇒身体的攻撃に結び付きやすい．
④ 周囲からの不用意な対応に対する易怒性
　　他者からの不当な扱い⇒敵意に満ちた考え，他者への非難，MCI の時期から．

MCI：軽度認知障害

え間違った内容，不適切な行動でも患者の発言・言動はすべていったん受け入れたうえで，その発言・言動の裏にある患者の心理を推測し，自尊心を尊重して対応することが重要です[23]．認知症の人の怒りは，周囲からの不用意な対応や発言など，不適切な刺激に対する認知に起因する場合が多くみられます[23]（**表 13**）．物忘れを有する人の不安，焦燥を理解し，適切に受け容れるケアを行い，不適切な刺激の認知を減らすことで，易刺激性，焦燥・興奮を減らすことが可能になります[23]．**傾聴，共感**することにより，認知症高齢者と時間と空間を共有することは，易怒・興奮の状態から脱することに役立ちます[24]．

　ケアに際しては一方的なケアにならないよう，不快感を与えないようケアを行う必要があります．介護者が行う口腔清掃に対して認知症高齢者は抵抗し拒否することが多いため，術者も患者もお互いに安全に口腔清掃が行えるよう種々の配慮が必要となります[25]．頭部や手足の動きの**適切な抑制**などによって安全の確保に配慮しつつ，疼痛を与えないようにして口腔清掃を継続することによって，口腔清掃に拒否的だった認知症高齢者が口腔清掃を受け入れるようになることはよく経験することです[25]．

エピソード

介護老人保健施設の利用者（女性，90 歳代）から聞いた話である．
① 同じ施設利用者（女性，80 歳代）に突然叩かれて痛かった．普段寝てばかりで弱々しいおばあさんでも怒ると力が強いのでびっくりした．何が気に入らなかったのだろうか．叩かれた理由は思い当たらない．
② 認知症の施設利用者（女性，80 歳代）は，いつも不機嫌な顔をしており，咳や雑談の声を聞いては「うるさい．黙りなさい．うるさいのは嫌いだ」と怒鳴っていた．ただし，ある球団の応援歌を歌ってあげると，そのときだけ笑顔になる．あるとき，施設の廊下で「ここは私の家だ．あなたは間違っている」と施設利用者（男性，80 歳代）に近づきながら何度もいったところ，「うるさい．あっちへ行け．殴ってやろうか」と男性が怒り出し，スタッフがあわてて引き離した．

Part II 基本知識

Chapter 6

高齢者の身体的な特徴

- 身体的特徴の理解は口腔健康管理の効果的な実施に必須である．

- 脳血管疾患に対する理解は安全・安楽・負担軽減につながる．

- パーキンソン病に対する理解は安全・安楽・負担軽減につながる．

Chapter 6 高齢者の身体的な特徴

1 高齢者の置かれた状況

高齢者の歯科診療には，歯科診療所などで行われる診療と歯科訪問診療などの生活の場で行われる診療とがあります．歯科診療を安全に，効果的に実施するためには，高齢者の置かれた状況の理解が必須となります．

1―健　康

平成 25 年時点での平均寿命，健康寿命（日常生活に制限のない期間）はそれぞれ，男性では 80.21 歳，71.19 歳，女性では 86.61 歳，74.21 歳となっています[1]（**図 1**）．日常生活に制限がある期間は，男性で約 9 年，女性で約 12 年となっています．

高齢者の健康の特徴は下記のとおりです[1]．

①高齢者の半数近くが何らかの自覚症状を訴えているが，日常生活に影響がある人は 4 分の 1 程度である．

②**健康寿命**が延びているが，平均寿命に比べて延びは小さい．

③高齢者の受療率は他の年代より高い．

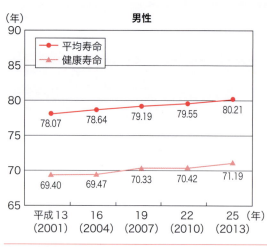
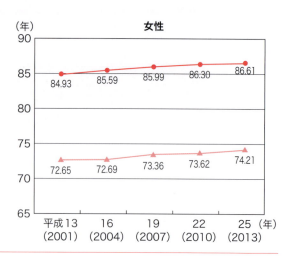

図 1　健康寿命と平均寿命の推移（内閣府，2015.[1]）

資料：平均寿命：平成 13・16・19・25 年は，厚生労働省「簡易生命表」，平成 22 年は「完全生命表」
　　　健康寿命：平成 13・16・19・22 年は，厚生労働科学研究費補助金「健康寿命における将来予測と生活習慣病対策の費用対効果に関する研究」，平成 25 年は厚生労働省が「国民生活基礎調査」を基に算出

2 ― 介 護

介護の特徴は下記のとおりです[1].

① 高齢者の要介護者・要支援者数は急速に増加しており，特に75歳以上で割合が高い．
② おもに家族（とりわけ女性）が介護者となっており，「**老老介護**」も相当数存在する．
③ 家族の介護・看護のために離職・転職する人は女性に多い．
④ 「要介護5」の要介護者の介護を介護者の半数以上がほとんど終日行っている．
⑤ 介護を受けたい場所は「自宅」が男性約4割，女性3割となっている．

わが国の介護保険制度において，平成24年度末で要支援または要介護と認定された65歳以上の者は545.7万人であり，第1号被保険者の17.6％を占めています[1]．65歳以上の被保険者の要支援，要介護の認定状況は，65～74歳では要支援認定1.4％，要介護認定3.0％であり，75歳以上では要支援認定8.4％，要介護認定23.0％となっています[1]．介護が必要にもかかわらず認定を申請していないケースもあるかとは思われますが，第1号被保険者の多くは支援や介護を受ける状況にはなっていないといえます．

介護が必要になった原因は，その他・不明・不詳を除くと，男性では**脳血管疾患**（脳卒中）が26.3％，女性では**認知症**が17.6％と最も割合が高くなっています[1]（**図2**）．

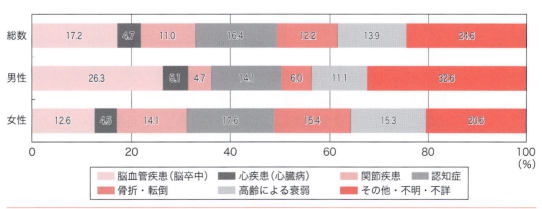

図2　65歳以上の要介護者等の介護が必要となった原因（内閣府，2015.[1]）
資料：厚生労働省「国民生活基礎調査」（平成25年）

2 高齢者の医学的な特徴

Chapter 6 高齢者の身体的な特徴

　高齢者には，以下のような医学的な特徴がみられます[2]．これらの特徴に十分に配慮したうえで，歯科診療を行うことが安全確保につながります．
　①複数の**全身疾患**を合併していることが多い．
　②**予備力低下**により，安静時に問題がなくとも負荷が加わると異常を示しやすい．
　③**個人差**が大きい．
　④症状が典型的でない場合が多い．
　⑤服用薬剤が多く，それによる有害作用のリスクがある．
　⑥生体防御力が低下している．
　⑦特有の疾患や障害を有することが多い．
　⑧社会的環境の影響を受けやすい．
　⑨水分バランスや電解質の異常を起こしやすい．
　⑩認知機能の低下が少なくない．
　症状が**非定型的**であるため，疾患が顕在化しにくいという特徴を理解することが重要です．すなわち，高齢者は同じ疾患であっても成壮年者とは異なる症状を呈することがあります．意識障害，全身倦怠感，食欲不振などの症状が認められた場合には，背後にその症状をもたらす疾患が隠れている可能性があることを忘れてはなりません．
　高齢者肺炎の症状としては，成壮年者と同様に咳，痰，発熱，呼吸困難がみられますが，高齢者肺炎の20〜30％は典型的な症状を欠きます[3]．いつもより元気がない，食欲低下，意識障害，不穏，せん妄，失禁などの非典型的症状で気づかれることがあります[3]．虚血性心疾患についても，典型的な胸部症状に乏しい無症候性心筋虚血の症例が多くなります[4]．急性心筋梗塞では多くの場合，胸部の持続性の激痛，絞扼感，圧迫感として発症します．しかし，高齢者心筋梗塞の約25％が無症状，あるいは非典型的な訴えのみであると報告されているように，初期診断がつかないまま経過する場合も多くみられます[4]．

3 老年症候群と高齢者総合機能評価

Chapter 6　高齢者の身体的な特徴

1― 廃用症候群

　廃用症候群は，身体の不活動状態によって引き起こされる病的状態の総称であり，筋萎縮，筋力低下，関節拘縮，起立性低血圧，運動耐用能の低下など，全身にさまざまな症状を呈します[5]．高齢者は短期間の安静臥床でも廃用症候群をきたしやすいものです[5]．検査のために歩いて入院した患者が，検査結果に異常は認められなかったにもかかわらず，看護師の「危ないから歩きまわらずにベッドで横になっていてください」という言葉に従ったため，退院時には歩けなくなっていたという事例もあります．施設や在宅での長期療養においては，廃用症候群の理解と対策が特に必要です[6]．

　廃用症候群は頭頸部筋にもみられます．**頭頸部筋**などの廃用が摂食嚥下障害や構音障害などの原因になっている場合があります．廃用に伴う摂食嚥下障害は入院時の原因疾患治療のための絶飲食によっても生じ，入院前には経口摂取していた患者が入院中に経口摂取ができなくなる場合があります．

2― 老年症候群

　高齢者に多くみられ，医療だけではなく，介護，看護が必要な症状や徴候の総称を老年症候群といいます[6]．症候群という名称が誤解を生みやすいため，**高齢者に特有な病的状態**という名称に変わりつつあります[6]．老年症候群は，特に疾患や外傷などがなくても誰にでも起きる生理的な老化に伴う症状と，疾患や外傷によって症状が起きてくる病的老化に伴う症状があり，高齢者ではその両者が重複しています[6]．老年症候群は大きく三つに分類されます[6,7]（**表1**）．

　最も頻度が高いのは **ADL 低下**であり，廃用症候群と多くの共通点があります[7]．わが国では介護予防が重視されていますが，虚弱（frail）の理解，介護予防の理解には，多くの老年症候群の理解が欠かせません[6]．また，老年症候群は歯科治療や口腔のセルフケアの困難さと密接に結びついています．

表 1　老年症候群の分類（鳥羽，2013.[6]）（鳥羽，2008.[7]）

①急性疾患関連（加齢変化なし）
　おもに急性疾患に付随する症候で，若い人と同じくらいの頻度で起きるが，対処方法は高齢者では若い人と違って工夫が必要な症候群.
　めまい，息切れ，腹部腫瘤，胸腹水，頭痛，意識障害，不眠，腹痛，黄疸，リンパ節腫脹，下痢，低体温，肥満，睡眠時呼吸障害，喀血，吐血・下血

②慢性疾患関連（前期高齢者で増加）
　おもに慢性疾患に付随する症候で，前期高齢者（65〜74歳）から徐々に増加する症候群.
　認知症，脱水，麻痺，関節変形，視力低下，発熱，関節痛，腰痛，喀痰・咳嗽，喘鳴，食欲不振，浮腫，しびれ，言語障害，転倒，悪心・嘔吐，便秘，呼吸困難，体重減少

③廃用症候群関連（後期高齢者で増加）
　後期高齢者（75歳以上）に急増する症候で，日常生活活動度（ADL）の低下と密接な関連をもち，介護が重要な一連の症候群.
　ADL低下，骨粗鬆症，椎体骨折，嚥下困難，尿失禁，頻尿，せん妄，うつ，褥瘡，難聴，貧血，低栄養，出血傾向，胸痛，不整脈

3　高齢者総合機能評価

　高齢者医療では，多職種間の協働，問題点の共有が重視されます．歯科医療も歯科医師が単独で行うのではなく，多職種協働のなかで行う必要があります．そのためには，高齢者総合機能評価（comprehensive geriatric assessment；CGA）の知識が必要となります．

　高齢者医療は単なる診断と治療にとらわれず，患者と介護者の視点に立って疾病および生活機能障害を評価し，全人的医療を行う必要があります[8,9]．高齢者総合機能評価とは，患者が有する生活機能障害を多角的包括的に評価する手法であり，患者の生活機能を身体的，精神心理的，社会的などの諸分野から評価し統括するものです[8]．身体的な分野では，慢性疾患の評価とともに**基本的日常生活動作**（BADL，最低限の生活の自立），手段的日常生活動作（IADL，家庭での生活手段の自立）の評価が重要となります[8,9]．精神心理的な分野では抑うつや認知機能障害の評価が重要です[8,9]．社会的経済的な分野では，家族，同居者，介護者，経済状況など，患者が置かれているさまざまな社会的環境を評価します[8,9]．

　CGA7は最も簡易な総合機能評価方法であり，5分以内で実施が可能です[10]．CGA7は，スクリーニング検査として高い感度をもっており[10]，意欲1項目，認知機能2項目，手段的ADL（IADL）1項目，基本的ADL（BADL）2項目，情緒・気分1項目で構成されています[10]（**表2，3**）．

表2 CGA7（日本老年医学会，2011.[10]）

①外来患者の場合：診察時に被検者の挨拶を待つ
　入院患者もしくは施設入所者の場合：自ら定時に起床するか，もしくはリハビリテーションへの積極性で判断する．
②「これからいう言葉を繰り返してください（桜，猫，電車）」
　「あとでまた聞きますから覚えておいてください」
③外来患者の場合：「ここまでどうやって来ましたか？」
　入院患者もしくは施設入所者の場合：「普段バスや電車，自家用車を使ってデパートやスーパーマーケットに出かけますか？」
④「先程覚えていただいた言葉をいってください」
⑤「お風呂は自分ひとりで入って，洗うのに手助けは要りませんか？」
⑥「失礼ですが，トイレで失敗してしまうことはありませんか？」
⑦「自分が無力だと思いますか？」

表3 CGA7の正否と大まかな解釈，次へのステップ（日本老年医学会，2011.[10]）

①意欲の評価
　外来患者：自分から進んで挨拶できない場合には，意欲の低下．
　入院患者もしくは施設入所者：自ら定時に起床できない．またはリハビリテーションその他の活動に積極的に参加できない場合には，意欲の低下．
　次へのステップ：vitality index
②認知機能の評価
　復唱できない場合には，難聴，失語などがなければ中等度の認知症が疑われる．
　次へのステップ：MMSEまたはHDS-R
③手段的ADLの評価
　つき添いが必要な場合には，虚弱もしくは中等度の認知症が疑われる．
　次へのステップ：IADL
④認知機能の評価
　遅延再生（近時記憶）の障害の場合には軽度の認知症が疑われる．遅延再生が可能（ヒントなしで全部正解）であれば認知症の可能性は低い．
　次へのステップ：MMSEまたはHDS-R
⑤基本的ADLの評価（入浴）
⑥基本的ADLの評価（排泄）
　入浴，排泄（失禁なし，もしくは集尿器での自立）の両者ができない場合には，要介護状態の可能性が高い．
　次へのステップ：Barthel index
⑦情緒・気分の評価
　無力だと思う場合には，うつの傾向がある．
　次へのステップ：GDS-15

問題ありと判断した場合，次のステップを実施し，詳細な評価を行う．

ADLとBADL，IADL

　日常生活動作（activities of daily living；ADL）は基本的日常生活動作（basic ADL；BADL）と手段的日常生活動作（instrumental ADL；IADL）に分類される[11]．
　BADLは人が毎日の生活を送るために各人が共通に繰り返すさまざまな基本的かつ具体的な活動のことで，食事，移乗，整容，トイレ，入浴，歩行（車いす），階段昇降，着替え，排便，排尿などが評価される[11]．IADLは地域社会で自立した生活を営むうえで必要な活動であり，外出，買い物，食事の準備，金銭管理，電話の使用などで評価される．

4 脳血管疾患

1 脳血管疾患の分類

　脳血管疾患は，無症候性，局所脳機能障害，血管性認知症，高血圧性脳症に大別されます（**表4**）[12]．無症候性は，脳実質・脳血管病変があってもこれによる脳・網膜の症候がみられないものです[13]．局所脳機能障害は，局所の神経脱落症状をきたしたもので，便宜上，症状の持続時間によって一過性脳虚血発作（transient ischemic attack；TIA）と脳卒中（stroke）に分けられます[13]．一過性脳虚血発作は，脳虚血による局所の症状が24時間以内に完全に回復するものであり[13]，通常は短時間で回復します．脳梗塞の警告徴候とされ，1年以内に50％，1か月以内に20％が脳梗塞発作を起こすとの報告もあります[14]．血管性認知症は脳血管疾患に起因する認知症であり，高血圧性脳症は血圧の著しい上昇で招来される脳浮腫が本態とされます[13]．

2 脳卒中

（1）脳卒中とは

　脳卒中は局所脳機能障害に分類されます（**表4**）．
　脳出血は脳実質内の出血で，血管壊死による微小動脈瘤の破綻や血管壊死によって起こり，高血圧が大きく関与します[15]．通常，片麻痺，意識障害を突然きたし，血腫の増大，脳浮腫の出現とともに症状は急速進行性に増悪します[13]．脳梗塞に比し症状の発現は急であり，出血した血液の量にもよりますが，血腫が腫瘤として作用して周辺組織を圧迫し，神経細胞の壊死を招きます[16]．症状は，出血した部位・程度により大きく異なります[16]．
　くも膜下出血は，くも膜下腔に出血が起こり，脳脊髄液に血液が混入した状態です[17]．多くは脳動脈瘤の破裂によって起こり，死亡率も高くなっています[15]．突然の激しい頭痛で発症し，意識障害，嘔吐，痙攣，麻痺などの症状を呈します[17]．
　脳梗塞は，血管性病変により脳に虚血性器質性の病変をきたしたものです[18]．アテローム血栓性脳梗塞は粥状硬化による脳動脈の狭窄・閉塞により，

表4 脳血管疾患の臨床病型（National Institute of Neurological Disorders and Stroke, 1990.[12]）

A. 無症候性
B. 局所脳機能障害
　1. 一過性脳虚血発作（TIAs）
　2. 脳卒中（stroke）
　　1）脳出血
　　2）くも膜下出血
　　3）脳動静脈奇形（AVM）からの頭蓋内出血
　　4）脳梗塞
　　　a）機序　　　　　　　　b）臨床カテゴリー
　　　　（1）血栓性　　　　　　（1）アテローム血栓性
　　　　（2）塞栓性　　　　　　（2）心原塞栓性
　　　　（3）血行力学性　　　　（3）ラクナ
　　　　　　　　　　　　　　　（4）その他
C. 血管性認知症
D. 高血圧性脳症

　心原性脳塞栓症は心内血栓による脳動脈の閉塞により，ラクナ梗塞は深部穿通枝動脈の閉塞により生じます[18]．心房細動に起因する脳塞栓症は，85歳以上の脳梗塞で最も多い臨床病型です[13]．心原性脳塞栓症は脳梗塞のなかでも最も重篤な臨床病型であり，意識障害，失語をきたす頻度がほかの臨床病型よりも高くなっています[13]．

（2）脳卒中の障害

　脳卒中には，さまざまな障害がみられます（**表5**）．ここでは運動障害，言語障害，失認・失行，摂食嚥下障害，知能・精神障害を取り上げます．

❶運動障害

　運動麻痺と歩行障害は，脳卒中患者の中核的な障害です．運動器は使用しないと関節拘縮（関節の可動域が制限された状態）や筋力低下などの廃用症候群を生じ，全身的な生活機能障害を起こす危険性が高くなります[20]．

　麻痺とは，機能を喪失した状態をいいます．麻痺には**運動麻痺**と**感覚麻痺**があり，また中枢性麻痺（中枢神経の障害）と末梢性麻痺（末梢神経の障害）に分けられます．四肢の運動麻痺の形態は，障害された部位によって異なります．**片麻痺**は片側の上下肢に脱力がみられる状態であり，そのほかに単麻痺（上下肢のうち一肢だけの脱力），対麻痺（両側下肢の脱力），四肢麻痺（両側上下肢の脱力）に分けられます[21]．

　運動麻痺は，片麻痺が圧倒的に多くなっています．片麻痺では病巣と対側の片麻痺を呈し，麻痺の程度は上肢に強いことが多くなっています[22]．一般には麻痺のある上肢に対してその機能回復を促すとともに，利き手が実用手まで回復する見込みがないときには，利き手と反対側の手で日常生活ができるように**利き手交換**の練習を行います．顔面麻痺は通常は上下肢の麻痺と同側であ

表5 脳卒中の障害評価（下堂ほか，2005.[19]）

機能障害	1. 四肢・体幹機能	片麻痺（Brunnstrom stage） 関節可動域制限（拘縮・疼痛の有無） 筋緊張（低下，痙縮，固縮） 非麻痺側や体幹の筋力低下 失調やパーキンソニズム，不随意運動 感覚障害（表在覚，関節位置覚，異常感覚など）
	2. 高次脳機能（認知）	失語：構音障害との鑑別が必要 失行：特に観念失行（道具使用）や肢節運動失行 失認：特に半側空間無視 記憶障害（瞬時，近時，遠隔），失見当識（日時，場所） 知能低下（全般的精神機能低下） その他：意識障害，注意障害，遂行機能障害など
	3. 脳神経系	視覚（視野，視力，眼球運動） 構音障害 嚥下障害 顔面神経麻痺，聴覚障害，味覚障害など
	4. その他	排尿障害，性機能障害
能力障害		1. 基本動作：寝返り，起き上がり，座位，移乗，立ち上がり 2. 歩行・移動：平地，階段，屋外（杖や下肢装具，車いす） 3. ADL（自助具やベッド周囲の環境評価を含む） 4. 手段的 ADL（IADL），生活関連動作（APDL） 5. 職業前評価 6. コミュニケーション能力
社会的不利		1. 経済状況や家屋構造（特に風呂・トイレ，段差），居住地 2. 社会資源の活用（身体障害者手帳，介護保険申請） 3. 家族：主介護者は訓練介助や介護法修得が可能か 4. 在宅介護が可能か，施設申請が必要か 5. 復職や復学は可能か
心理的問題		1. 抑うつや意欲・自発性の低下 2. 不穏・夜間せん妄 3. 障害受容

り，前頭筋の麻痺は伴いません（中枢性顔面神経麻痺）[22]．橋下部病変で顔面神経核性・核下性の障害により病巣と同側の末梢性顔面麻痺（前頭筋も麻痺）を呈することがあります[22]．片麻痺では上下肢を随意的に動かせないというだけではなく，共同運動や連合反応など，通常ではみられない異常な現象が出現します[23]．また，片麻痺では筋緊張の異常を伴うことが特徴的となっています[23]．一般には，発症後初期の段階では筋緊張は低下し，いわゆる弛緩した状態を呈し，その後徐々に筋緊張が亢進し痙性を認めるようになります[23]．痙性とは，中枢神経系の障害に伴う筋緊張の亢進した状態で，他動的に動かしたときに感じる抵抗が速度に依存しているものをいいます[24]．**共同運動**とは，ある部位の意識的な運動に伴って，他の部位が半ば無意識的に一定の連結した動きをすることです[25]．共同運動としては，歩行の際に上下肢を規則的に交互に振り出す動きなどがあります[25]．脳卒中の回復段階では，上下肢の屈筋

共同パターンないし伸筋共同パターンといった，決まった組み合わせで動いてしまう病的共同運動がみられます[25]．**連合反応**は，中枢性麻痺のある患者において，身体の一部にある運動をさせたときに，それとほぼ対称的な部位に筋の収縮が起こることであり，脳卒中による片麻痺でよくみられる現象です[26]．健側上肢に力を強く入れると，患側上肢の筋緊張が高まり上肢が屈曲してしまう（対称性），患側下肢を曲げようとすると患側上肢が屈曲する（同側性）などが連合反応です[23]．

歩行障害の原因としては，麻痺，筋力低下（筋萎縮），関節拘縮，平衡機能障害などがあります[27]．中枢性の麻痺は痙性麻痺とよばれ，脳血管疾患による**片麻痺歩行**が代表です[27]．一側上下肢の痙性麻痺に，さまざまな関節拘縮が合併しています[27]．痙性歩行の特徴は，上肢では肩関節の内旋・内転，肘関節の屈曲，手関節のやや尺側偏位を伴う屈曲，手指の屈曲であり，下肢では膝関節の伸展，足関節の内反・底屈，足趾の屈曲です[28]．

脳卒中による顎顔面口腔の運動機能障害では，患側における食物残渣の停滞，舌苔の付着，口唇閉鎖不全による流涎，摂食嚥下障害などがみられます[29]．

❷ 言語障害

脳卒中による言語障害は，しばしばみられます．ある日突然「しゃべらなくなった」ときには，意識障害の有無を確認し，意識が保たれていても「しゃべれない」「しゃべりづらい」が続くときには，脳卒中では麻痺性構音障害と失語症を考えます[30]．脳卒中で圧倒的に多いのは，麻痺性構音障害です[30]．

a．失語症

失語症とは，正常な言語機能をいったん獲得したのちに，何らかの原因で大脳に損傷を起こし，その結果として言語表象（音声言語と文字言語の両方を含む）の理解と表出に障害をきたした状態であり，発語に関する筋や末梢神経に異常がなく，知能や意識の低下もなく，聴力の障害もないのに言語や文字・記号による理解ができない状態です[31]．失語症では，「話す」「聞く」「読む」「書く」機能のすべてが多少なりとも障害されるため，言葉を用いたコミュニケーション全体に制限を受けます[30]．

失語症は，全失語，Broca 失語（ブローカ失語），Wernicke 失語（ウェルニッケ失語），伝導失語，超皮質性運動失語，超皮質性感覚失語，健忘失語などに分類されます[31,32]（**表6**）．

全失語では，自発語は非流暢で数語の残語または発声が残っている程度で[31]，言語表出も言語理解も失われた状態です．話す，書く，読む，復唱する，聞いて理解する，計算するなどに重症の障害がみられます．ほとんどの人

表6　失語症（安保ほか，2005.[31]）（深津，2013.[32]）

非流暢型失語群
　Broca失語
　　自発言語の強い障害．復唱に障害．言語理解は比較的良好．
　超皮質性運動失語
　　比較的良好な復唱を除けばBroca失語とほぼ同様の症状．
　　自発言語の強い障害．復唱は良好．言語理解は比較的良好．
流暢型失語群
　Wernicke失語
　　文意不明の言葉の大量産生．復唱に障害．著明な字性錯語・語性錯語．言語理解の強い障害．
　伝導失語
　　著明な復唱障害．字性錯語の混入．良好な言語理解．
　超皮質性感覚失語
　　比較的良好な復唱を除けばWernicke失語とほぼ同様の症状．
　　復唱は比較的良好．反響言語の出現．言語理解の強い障害．
　健忘失語
　　喚語困難．復唱は良好．迂遠な言い回し．良好な言語理解．
文字言語に障害が限局するもの
　純粋失書：書字のみの障害
　純粋失読：音読・読解のみの障害
　失読失書：音読・読解と書字の障害

が右片麻痺を伴っています．

　Broca失語（ブローカ失語）は言語表出の障害であり，言語理解は保たれます[33]．音声，書字いずれの言語表出も障害され，自発語は少なく努力性です[33]．話そうとする内容はわかっていますが，それが言葉として出てこない（喚語困難）ので，発語に努力を要し，話しはじめるまでに時間がかかります[34]．ほとんどの人が右片麻痺を伴っています．

　Wernicke失語（ウェルニッケ失語）は言語の聴理解に加えて文字の読解もおかされた状態です[35]．発語は多く流暢に話しますが，内容は空虚で聞き手に理解できません[34]．錯語が多く，自分でフィードバックできないので誤りに気がつかず訂正できません[34]．

　伝導失語は話し言葉の理解や読解は良好ですが，復唱が著しく障害されます[31]．復唱の誤りに気づき訂正しようとしますが，成功しません[34]．自発語は比較的流暢ですが，しばしば音韻性錯語（字性錯誤）が認められます[31]．

　超皮質性運動失語は，復唱が比較的良好である点を除けばBroca失語とほぼ同様の症状を呈します[31]．

錯　語

錯語には「時計」を「メガネ」というような，ある単語を別の単語に置き換える意味性錯語（語性錯誤）と，「時計」を「トテイ」というような語のなかの特定の音素が他の音素に置き換えられる音韻性錯語（字性錯誤）がある[34]．

超皮質性感覚失語は復唱が比較的良好である点を除けば，Wernicke失語とほぼ同様の症状を呈します[31]．復唱は，意味理解が伴わない反響言語（相手の言葉をオウム返しに繰り返すこと）であるため，認知症による症状と誤られることが多くみられます[31]．

健忘失語は自発語は流暢ですが喚語困難が特徴で，復唱や言語理解は良好であり，読み書きにも大きな障害はありません[34]．語を思い出せず，迂回表現がみられるため，話がまわりくどくなります．

失語症の人々に対して，①心理・社会面の援助，②実用的コミュニケーションの援助，③言語機能回復に対する援助が必要です[36]．援助の対象は，失語症をもつ患者とその家族を中心とした周囲の人々です[36]．障害の受容を促すことが援助の目的の一つであり，援助が最終的に目指すところは「その人らしく生活を送ること」です[36]．失語症が重度になるほど，言語面の回復は制限され，非言語的なコミュニケーション手段を含めた伝達手段の確保が重要になります[36]．患者一人一人の言語機能に直接アプローチする言語訓練は言語リハビリテーションの中核的な仕事ですが，言語能力が病前と同程度まで改善するケースは多くはありません[36]．しかし，言語訓練を行い最大限に回復を図ることによって，心理・社会面の問題や実用的コミュニケーション上の問題も軽減することが期待されます[36]．

対応方法としては，話すことへの意欲を低下させないことが重要です（**表7**）．会話時の注意点を**表8**に示します．重度の失語症者でもジェスチャーや表情などの非言語的方法を用いて，状況を理解し，適切な社交的表現（たとえば「こんにちは」や「ありがとう」に相当するパフォーマンス）を行うことが一般的です[32]．家族にその点を説明し，生活活動，社会活動に可能な限り参加するよう支援していくことが必要です[32]．

b．構音障害

構音障害とは，口唇・頬・下顎・舌 軟口蓋・喉頭などの構音器官の筋やそれを支配する神経系に異常をきたして起こる広範な表出面での発声・発語の障害の総称です[31]．言葉の理解，思考過程，文章を組み立てる一連の言語学的過程は正常ですが，うまくしゃべることができません．脳卒中で圧倒的に多いのは，**麻痺性構音障害**です[30]．発語筋は四肢に比べて脳の両側性支配を受けている度合いが強く，両側の脳障害（両側核上性麻痺）により構音障害がみられるようになります[30]．一側性大脳損傷でも麻痺性構音障害が生じますが，一過性で回復良好であることが多いものです[30]．脳幹部の障害（**球麻痺**），両側性大脳半球の障害（**偽性球麻痺**）では嚥下障害とともにみられることが多くなります[37]．球麻痺では，舌咽神経，迷走神経，舌下神経などの下部脳神経

表7　失語症への対応方法（松房，2001.[34]）

①患者の心理や障害の理解
　話すことに対するコンプレックス，「他人の言葉が理解できない」「思いが伝えられない」に対する苛立ちを理解する．
②良好なコミュニケーションの確立
③患者のニードのいち早い察知
　患者の反応・行動を観察する．
④患者の状態に対応した会話
⑤ジェスチャーの活用
⑥人格の尊重
　知的に正常な大人として接する．
⑦患者の緊張の緩和
　やさしさや励まし．

表8　会話時の注意点（松房，2001.[34]）

①単純な構造の文でゆっくり，はっきり話しかける．
②病前から使い慣れていた言葉や表現を使って話しかける．
③患者が現在関心をもっている具体的な事柄について話しかける．
④抑揚や表現を豊かに話しかける．身振りを加える．実物をみせる．文字で示す．
⑤話しかけても1回で理解できないときには，さらに繰り返す，または表現を変える．聴覚には障害がないので大きな声は出さない．
⑥理解されたことを確認してから次に進み，話題を唐突に変えない．
⑦うまく話せない患者には，「はい」「いいえ」で答えられるように質問を工夫する．
⑧話すための時間を十分に与え，ゆっくり辛抱強く聞く．
⑨無理やり話をさせない．
⑩誤りを訂正しない．
⑪患者がうまく話すことができたとき，また理解できたときには，はっきりとほめ，ともに喜び，励ます．

核の核または核下性の障害による運動麻痺および，それらにより生じる構音障害や嚥下障害などの臨床症状を認めます[31]．口唇麻痺では口唇での破裂音がうまく発音できず，軟口蓋麻痺では鼻声となります[31]．偽性球麻痺では構音障害の多くは唇音や舌音で一貫性のある誤りがみられ，構音は不明瞭で抑揚に乏しく単調となり，ゆっくり間延びした話し方になったり，とぎれたりします[31]．

　リハビリテーションとしては，①発声発語器官の運動障害に対する**機能回復訓練**，②呼吸，発声，構音などに対する**発話訓練**，③**代償手段の獲得**があげられます[32]．訓練によって実用的な発話が獲得できない場合，あるいは他の手段の併用がコミュニケーションに有効な場合には代償手段の活用を指導します[32]．代償手段としては書字，身ぶり，50音表の指さし，コミュニケーションボードの指さしなどがあります[32]．

　構音障害での言葉の障害は，もっぱら音声実現に限定されており，聞いて理解する，読んで理解することに障害はありません[30]．対応方法を**表9**に示します．

表9 構音障害の対応方法（臼田，2001.[37]）

①発語にこだわらないコミュニケーション
　表情，ジェスチャー，コミュニケーションボード，筆談．
②聞き取りやすい状況の設定
　静かな場所，患者の正面での会話．
③心理面への配慮
　患者自身の障害に対する認識をふまえた対応．
④聞き取りづらい場合の対応
　一語一語ゆっくりと区切っていう，別のいい方に変えるなどの修正を指導．
⑤聞き手側の注意
　適度な相槌，言葉の確認，聞き取れなかった場合のフィードバック．

表10 左半側空間無視でみられる症状（石合，2009.[41]）（中村ほか，1996.[42]）

・食事のときに左側の皿に手をつけない．
・茶碗の内容の右半分だけを食べる．
・車いすの左側ブレーキをかけ忘れる．
・車いすでの移動の際に左側をぶつける．
・自立歩行時に左肩や左前額部を入り口にぶつける．
・口腔清掃が不良である．
・義歯の装着が困難である．

❸失　認

　感覚障害，精神障害，意識障害がなく，ある感覚（視覚，聴覚，触覚など）を介する対象認知の障害です[38]．失認を示す病変の多くは右半球にあるため，左片麻痺患者に多く認められます[38]．

　代表的な失認に視覚失認があげられます．**視覚失認**とは，視野視力は十分なのに，視覚では対象が認知できない状態です．視覚性物体失認では，目でみただけでは何であるかがわからないけれども，手で触る，音を聞くことなどで認知できます．相貌失認とは，家族などの親しい，ないしは既知の人物の顔の同定ができなくなった状態です[39]．声，眼鏡や髪形などの人物の特徴的なもので人物が同定できます．**視空間失認**は，外的な対象の空間内での視覚的な認知の障害です[40]．損傷半球と反対側の空間や存在する対象が認知されない**半側空間無視**の頻度が高く，臨床上重要です．右半球損傷に伴う左半側空間無視が多いのですが（**表10**），右半側空間無視もみられます．半側空間無視では認知できないこと自体に無関心なのが特徴となっています[43]．半側空間無視ではみえていないこと自体を理解できないのです[43]．脳卒中に合併する半側空間無視は片麻痺や感覚障害に合併することが多く，患者が極端に右側を向いている，左側の危険に気づきにくい，食事を左側だけ残すなどの日常生活の場面で気づかれやすいものです[43]．半側空間無視が重度の場合には，食べやすいように身体右側に食事を配置しますが，次第に正面に置いて見落としを指摘しつつ全体を食べられるように指導していきます[41]．身体外空間の認知障害である地誌的見当識障害は，自分の家などよく知っている所へ行く道順がわからなくなり迷ってしまう障害です．

　身体失認は，身体あるいは身体部位を空間的に正しく認知することができない状態です[44]．身体部位失認では，自己の身体を指し示すこと，身体の部位の名称をいうこと，身体模式図を描くことができません[45]．身体の一部の名

表11 失認への対応方法 （臼田，2001.[38]）

①患者の症状の理解
②転倒・転落・外傷の防止
　寝返りや起き上がり時に起こる体幹の後ろへの患側上肢の置き去りに注意する．
　車いすのブレーキのかけ忘れやフットレストの上げ忘れなどに注意する．
　移動時に介助者が患側に立ち障害物に気をつける．
③座位の獲得
　座位により視野が広がり，周囲の人や物と正面から相対することができる．
　自己の身体が視野に入りやすくなり，注意を向ける機会となる．
④患者の反応に応じた対応
　一方的な対応は患者にストレスを与え，拒否感が芽生える．
　患者の後方や患側からの声かけには反応しにくいため，できるだけ正面から患者の顔をみながら対応する．
⑤生活のなかでの刺激による注意喚起
　積極的に無視側への注意を促す．気長に注意を促す．

称をいっても，患者は指し示すことや動かすことができません[45]．身体の半側を無視したように振る舞う半側身体失認，片麻痺の存在を否認する病態失認，左右を正しく示すことができない左右失認などがあります．

味覚や嗅覚にも失認が出現し，**味覚失認**，嗅覚失認として分類されています．

半側空間無視，半側身体失認，病態失認はしばしば同時にみられます．転倒の危険性を伴うので，注意が必要です．日常生活では無視側に注意を向けることを繰り返し習慣づけていくことが重要とされています．

対応方法としては，患者の症状を理解したうえで患者の反応に基づいた対応が必要とされています（**表11**）．

❹失　行

運動麻痺・運動失調・不随意運動などの運動障害がなく，また認知面にも問題がないにもかかわらず，すでに学習されている運動を要求に応えて正しく遂行できない状態，目的とする運動ができない状態をいいます（**表12**）．

肢節運動失行では，熟練していた手指運動が拙劣化する巧緻運動障害で，病巣の反対側の手に通常みられます[48]．服のボタンかけなどの動作がぎこちなく拙劣になります．

観念運動失行では，要素的な運動障害がないにもかかわらず，敬礼，バイバイと手を振るなど，比較的単純な動作が意図的にできない状態です[49]．普段何気なく行っている動作であっても，指示されて意図的に行わなければならないときや模倣するときにうまくできません．自発的には歯磨きを行えるのですが，「歯磨きをしてください」と指示されると歯磨きができない状態です．

口腔顔面失行は観念運動失行が口腔や顔面に生じたものです．口腔顔面失行では，口腔器官に障害がないにもかかわらず，意図的に口腔器官を動かすこと

表12 失行の分類 (原, 2005.[46]) (松房, 2001.[47])

肢節運動失行	熟練しているはずの運動行為が拙劣化している状態. 四肢の動かし方が麻痺の程度に比べて拙劣である.
観念運動失行	社会的習慣性の高い客体非使用の運動行為の意図的実現困難. 普段何気なく行っている動作であっても, 指示すると行えない.
観念失行	日常慣用物品の使用障害. 動作の順序を間違う. 薬袋を切る際にハサミがうまく使えないなど, 道具をうまく使えない.
構成失行	個々の運動の失行はなく, 操作の空間的形成が侵される行為障害. パジャマをうまくたためない, 床頭台の整理ができないなど.
着衣失行	物体失認や他の失行が存在しないが, 衣服をきちんと着ることができない状態 違うところに手足を通す, 服がねじれるなど.
発語失行	構音とプロソディーの障害.

が困難になります. 舌を出す, 口唇を舌でなめる, 頬を膨らませるといった動作を意図的に行うのが困難となるのですが, 無意識に行うことは可能です. 舌打ちや咳払いを演じさせると口の動かし方を誤り, たとえば何かを噛む動作が出現します[50].

観念失行では, 個々の単純動作は可能でも単純動作を含む複雑な一連の系列行為の遂行ができなくなります[51]. 動作の順序を間違う, 道具がうまく使えないということが起こります. たとえばポット, 急須, 茶葉などを使ってお茶を入れて飲むといった行為において, 使い慣れた道具の使用手順の間違いとして現れます. 日常的に使う物品については理解できますが, たとえば使い慣れた歯ブラシを渡しても正しく使えない状態です. 歯ブラシを櫛のように使ってしまい, 歯ブラシに髪の毛がついていることもあります[52].

構成失行は, 幾何学的図形や物体の描画や模写が正しくできず, 二次元または三次元の空間的形態を構成することが障害された状態です[53]. たとえば, マッチ棒で手本のような図形をつくれないなどが構成失行の例です.

着衣失行は, 観念失行や観念運動失行, 半側空間無視, 半側身体失認などの症状がなく, 一般的な知能障害(認知症)がないにもかかわらず, 着衣が困難になる状態です[54]. 服が後ろ前になる, ズボンの片側に両足を入れる, ネクタイが結べないなどが生じます.

対応法としては, 動作がうまくできずに悩んでいる患者の心理を理解し, 患者の障害に応じた対応を行います(**表13**). 道具の使用が困難な場合には, 観察により道具使用のどの過程(道具の選択, 道具の把持, 道具の使い方)に障害があるのかを把握し, 手順を統一して声をかけることや本人が確認できるよう手順を図に示すことを行います[55]. 環境を日頃その物品使用時に近い状況に整え, 誤りなし学習(誤りの繰り返しを避けるために正しい内容を学習す

表13 観念失行に対する対応方法（松房，2001.[47]）

①使用する物品数を減らし，物品を認識しやすい環境設定を行う．
②心理的負担にならない平易な動作項目を確実に実行させていく．
③物品を使わない模倣動作練習，物品を使った模倣動作練習，基本的物体操作練習，日常物品使用練習を段階的に，または並列的に用いる．
④日常使用物品練習は系列の簡単なものから複雑のもの，繰り返しのパターン化されたものからパターンが常に変化していくもの，視覚情報処理の簡単なものから複雑なものなど，比較的成功率が高いものから行う．
⑤失敗体験は介助者の徒手的誘導で修正し，極力避ける．
⑥「なんでできないの」は禁句である．

ること）を繰り返すことが神経回路を強化します[52]．動作を誤らないよう介助者が手を添えて修正したり，また正しい方法をみせたりして行います[52]．

一連の動作を分割して簡単なことから練習していきます．歯磨きをするときは，歯ブラシで歯を磨く動作から練習し，ある程度できるようになったら自分でコップに水道水を入れて口をすすぐ，歯ブラシに歯磨剤をつけるなどの一連の動作を獲得できるように練習します[52]．

患者は何をしてもうまくできず，また左脳損傷により失語症を合併して言語的な理解，表出も障害されていることが多く，家族は認知症と勘違いすることも多くなります[52]．病態について「知能低下によるものではないこと」「道具使用についての脳の回路がうまく働かないこと」「回路の強化のために間違わないで繰り返すこと」を十分に説明して，理解と協力を得ることが必要です[52]．

❺ 摂食嚥下障害

摂食嚥下障害はその病態生理から，口腔・咽頭・喉頭・食道の器質的病変を伴う解剖学的問題と神経筋疾患による生理学的問題に分けられます[56]．頻度としては生理学的問題が多く，脳血管疾患やパーキンソン病などの中枢神経疾患に伴うものがその多くを占めています[56]．脳血管疾患には，摂食嚥下障害を起こす**球麻痺，偽性球麻痺**，意識障害を伴う大きな病巣という三つの大きな病態がみられます[57]（**表14**）．脳血管疾患では，脳幹病変による球麻痺，多発性脳病変による偽性球麻痺が嚥下障害を残す病態として重要です[56]．臨床的には，球麻痺も偽性球麻痺も，嚥下障害だけでなく，構音障害や片麻痺（両側片麻痺），失調，顔面神経麻痺，三叉神経麻痺など他の神経症状を一緒に呈することが多くみられます[57]．高齢者や多発性脳梗塞では両者の病態が混在して，必ずしもどちらかに分けられない場合も多くなります[57]．また，急性期に意識障害を伴う大きな病巣は，部位にかかわらず必ず摂食嚥下障害を伴います[57]．脳血管疾患の急性期には，大脳一側性病変であっても3割の症例で嚥下障害（誤嚥）を呈しますが，その多くは1か月程度で改善します[56]．

表 14 球麻痺・偽性球麻痺・大きな病巣の鑑別点 (藤島, 2007.[57])

	球麻痺	偽性球麻痺	大きな病巣
障害部位	延髄の嚥下中枢	延髄の上位運動ニューロン	脳全体の機能低下
嚥下反射	ないかきわめて弱い パターン異常	ある パターン正常	不確実
高次脳機能	問題なし	認知症, 感情失禁など多彩	意識障害
構音障害	弛緩性 個別の障害(気息性)	痙性 絞扼努力性	タイプは明確でない
その他	左右差 輪状咽頭筋機能不全	嚥下反射の遅延 感覚低下, 口蓋反射の低下	意識障害が改善するとともに嚥下機能も回復

　脳血管疾患では, 損傷された部位により麻痺や失調, 感覚障害, 高次脳機能障害など摂食嚥下障害の治療に影響する障害を伴うことが多くなります[57]。脳血管疾患による摂食嚥下障害を治療するうえでは, 患者を大きくとらえ, 訓練の可能性, 全身の疾患や機能, 認知面をみるとともに, 予後に要介護状態が見込まれるときには介護力や生活環境なども考慮して対応する必要があります[57]。

　患者にとって安全で快適な摂食状態をつくることが目標となります。摂食嚥下障害に対する対応方法を**表 15**に示します。歯科治療と口腔衛生管理は的確に行われる必要があります。**口腔衛生管理**は嚥下訓練の前提です。経口摂取が行われていないと口腔内が汚れやすいため, 口腔清掃を徹底します。口腔乾燥がみられることが多いため, 口腔乾燥にも対応する必要があります。検査や食事の前には誤嚥の可能性に備えて口腔清掃を行っておきます。また, 口腔清掃時の歯ブラシの刺激でサブスタンスPが放出され, 嚥下反射や咳反射が改善すると考えられます[58]。

❻ 精神症状

　脳卒中後には, 抑うつ状態, 自発性・意欲の低下, 知的機能の低下, 不安, 感情面の動揺など, 種々の精神症状が現れることがあります。

a. 抑うつ状態

　抑うつ状態は脳卒中後にしばしばみられ, QOLを低下させる因子として, またリハビリテーションの阻害因子として重要です。**脳卒中後抑うつ状態**は, 急性期の反応性抑うつ状態, おもに慢性期にみられる器質性脳病変による症候としての抑うつ状態, 内因性うつ病の3群に分けられます[59]。リハビリテーションに携わる臨床家にとって重要なのは, 抑うつ状態を見逃さないことです[60]。「どうも元気がない」「食欲がない」「訓練に行きたがらない」「死にたいといった」といった言葉や態度に表れるサインから, 周囲が気がつくことに

表 15　摂食嚥下障害の対応方法（才藤，2005.[56]）

①口腔衛生管理
　歯科疾患の予防
　誤嚥性肺炎の予防
　食事への意欲改善や口腔過敏症改善を期待
②間接訓練と直接訓練
　安全性と効果の両者の確保
③代償的手法
　体位・肢位設定（誤嚥防止，食塊通過）
　食物の種類・形態の選択（均一，高い凝集性，低い付着性，大きい変形性）
　嚥下補助装置の装着
④経管法
　消化管機能に障害がなければ原則として経腸栄養を選択
⑤医学的管理
　脱水，低栄養の予防
　誤嚥性肺炎・窒息の予防
　手術療法

なります[60]．

脳卒中患者のリハビリテーションでは，抑うつ状態に留意した対応が重要です．うつ状態は身体・心理・社会的な要因が重なり合って生じてくる精神状態であるため，患者の個別性に焦点をあてた理解と対応が重要となります[61]．うつ病の意欲低下は「やりたくてもできない」状態です[62]．激励は禁忌であり，共感的態度で接することが大切です[59]．周囲が「頑張れ」を繰り返すと患者の「できない」という感覚を助長し，患者の気持ちを追い込んでしまうことになります[60]．患者の孤独感への対応としては，励まさずに黙って一緒にいるだけでよいのです[60]．

b．自発性・意欲の低下

自発性・意欲の低下は「やりたい気持ちそのものが起きない」状態であり，自分から行動せずに家族などに依存するようになります．反応性のうつ状態や高齢者の単なる意欲低下の場合，わずかずつでも運動能力が向上すれば意欲障害に陥ることはまずありません[63]．しかし視床-前頭葉系に器質性病変のある場合には，リハビリテーションが不可能なほど重度の意欲低下が起こることがあります[63]．

c．感情失禁，易怒性

感情失禁は感情的な誘因により泣き，笑い，あるいは怒りといった感情の身体的表出が過剰な反応を示したものです[64]．病気や家族の話題，励ましやいたわりの言葉などが誘因となります．歯科医師にとっては何気なく発した励ましの言葉で感情失禁が起き，初診時に歯科医師が驚いたということがありました．患者は，自分の感情がコントロールできないで過度であることを自覚しています[64]．感情失禁者は，必ずしも知的機能や人格が障害されるものではな

表 16　易怒性への対応（出田ら，1999.[64]）

①不安と焦燥を取り除く（家庭生活あるいは社会生活復帰への希望ある目標）．
②不快な刺激を与えないよう愛護的に対応する．
③十分に耳を傾けて聞く．
④相手の気持ちを理解する態度でなだめる，諭す．

いことを銘記して対応するべきです[64]．

　誘因（感情刺激）がないにもかかわらず，容易に抑制できない泣きや笑いを呈する場合を**強制泣き，強制笑い**といい，感情失禁と区別します[64]．たとえば診察中に「口を開いて」「眼を開いて」などの運動指示などで泣き顔や笑い顔を呈しますが，表情に見合った感情を体験していないことが特徴です[64]．

　易怒性とは，わけもなく些細なことで怒りやすい傾向を示すことです[64]．しかし，易怒性を誘発するには何らかの原因がある場合が多く，不快な刺激を与える，要求に速やかに応じない，障害に基づく心理状態を無視するなどが誘因になります[64]．看護師などによる処置や手当の際に乱暴に扱ったということも誘因になります[64]（**表 16**）．

d. 血管性認知症

　血管性認知症は，**脳血管疾患**による脳実質の損傷による認知症の総称であり，短時間の手足の麻痺，構音障害など，一過性の脳虚血発作を繰り返しているうちに徐々に認知症が目立ってくる場合と，片麻痺など突然の脳卒中を機に卒中からの回復後から認知症が出現する場合とがあります[65]．アルツハイマー型認知症との合併も珍しくありません[65]．認知症の基本症状というべき**記憶障害，見当識障害**，そのほかの認知障害が必発します[65]．障害された脳の部位によって異なるため，ある能力は低下し，ある能力は正常な働きを保つため，まだら状の認知症となります．脳血管疾患を再発するたびに増悪し，認知機能は階段状に悪化します．発症初期には意欲の低下，自発性低下が目立つほか，早くから夜間の不眠や不穏がみられ，症状の変動が激しいのも特徴です[65]．感情失禁や感情易変動がみられることもよくあります[65]．気分の変動が激しく，些細なことで怒りを爆発させ，介護者への暴言や暴力が出ることがあります[65]．認知症状がかなり進行した段階でも，他者配慮や対人接触，病識は保たれていて，相手に合わせて話し，適度に相槌を打ち，お世辞をいうなどして現実とのつながりを保ち，人格の芯は保持されています[66]．

　患者の情報をスタッフと家族，介護者間で共有し，介護・訓練方法を統一します[67]．認知症が中等度（ADL一部介助）になると，認知リハビリテーションを行うとともに，作業療法では身体機能訓練のほか食事，整容，更衣，入浴などのADL訓練を行い，食事，整容，入浴の自助具の利用や簡単な更衣手順，

表 17　血管性認知症への対応方法（松房，2001.[68]）

① 一人の尊厳ある人間として接する
　「○○さん」という呼び方で個人として尊重する．
② 疎外しない
　「いつもあなたのことを気にしていますよ」といった態度で接する．
③ ばかにしない
　認知症患者には感覚が鋭い人が多くいる．
④ 残された機能を維持・強化する

更衣しやすい服なども指導します[67]．重度（ADL 常時介助）では摂食嚥下障害，歩行障害などの身体症状や栄養障害，廃用，感染症，内科的合併症が多く，栄養管理を中心とした全身管理，合併症予防が中心となります[67]．

一人の尊厳ある人間として接します[68]（**表 17**）．身体の異常を自ら訴えられないので注意深い観察が必要です．認知症に伴う精神と行動の障害（BPSD）や ADL の低下により介護負担やストレスが大きいため，介護者の介護負担やストレスの軽減に配慮する必要があります．

❼ 高次脳機能障害と対応する病巣

大脳には左右の半球があり，利き腕に対応する側の大脳半球を優位半球といいます．右利きの場合には優位半球は左大脳半球，劣位半球は右大脳半球にほぼなります．

劣位半球損傷では，利き腕の機能は保たれます．利き腕の機能が保たれるため，日常生活での障害が少ないと思われることが多いのですが，劣位半球症状として日常生活を困難にする半側空間無視，病態失認，着衣失行，地誌的見当識障害などがみられます（**図 3**）．

優位半球損傷では，利き腕の機能が失われ，利き手交換が必要となる場合があります．優位半球症状としては失語，失行，ゲルストマン症候群（Gerstmann syndrome；手指失認，左右失認，失算，失書）などがみられます．

❽ 脳卒中の治療方法と障害への対応

脳梗塞急性期における治療には，組織が不可逆的変化に陥る前の再灌流（血栓溶解療法），微小循環改善（抗血小板薬，抗凝固薬），脳保護薬，脳浮腫改善薬などがあります[69]．脳出血では，大血腫の場合には外科的治療（血腫除去術）が適応となる場合がありますが，脳浮腫改善薬，止血薬，降圧薬などの保存的治療が中心となります[69]．くも膜下出血は原因となる破裂脳動脈瘤に対する外科的手術や血管内治療が中心となります[69]．脳卒中慢性期においては，脳卒中後遺症に対する治療，再発予防対策が中心となります[69]．後遺症のうち，運動麻痺，失語症などの神経症状はおもにリハビリテーションが中心となります[69]．再発予防対策には，高血圧，糖尿病，脂質異常症，メタボリックシンドロームなどの生活習慣病の管理とともに，禁煙，節酒などの生活習慣の

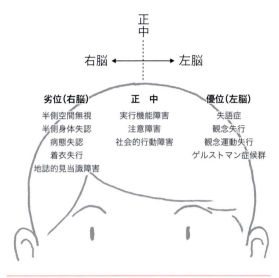

図3　おもな高次脳機能障害

表18　高次脳機能障害（広義）への対応の原則（先崎，2013.[70]）

①本人の自己決定を尊重する．
②多職種による総合的アプローチを行う．
③本人の参加を保障する．
④成功体験により心理的障害の軽減を図る．
⑤本人の個別性に配慮する．
⑥二次的障害の発症予防の視点をもつ．
⑦変化やリカバリーへの希望をもつ．

改善が重要となります[69]．

　高次脳機能障害は生活の障害として現れます[70]．患者の生活に接する家族の障害に取り組む力を高めることが必要となります[70]（**表18**）．

❾ リハビリテーションと歯科

　脳卒中では，患者が直面する課題は急性期では疾病，回復期では障害，維持期では生活となります．急性期，回復期，維持期では診療するチームが変わります．脳卒中リハビリテーションは，発症直後から急性期，回復期，維持期にわたって一貫した流れで行うことが勧められています．歯科疾患の予防，口腔機能の回復，誤嚥性肺炎の予防などのために早期から継続的な歯科介入が望まれます．

a．脳卒中後遺症患者にみられる口腔の特徴

　脳卒中後遺症患者では，口腔内の清潔保持を妨げる種々の障害があり，口腔内環境が劣化します．摂食嚥下障害による経口摂取の禁止の継続は顎口腔系の廃用性萎縮をもたらします．

　顎顔面口腔にみられる感覚障害では，「患側に存在する食物残渣や薬剤に気

がつかない」「義歯性潰瘍や咬傷などがあっても気づかない」ということが生じます[29]．運動機能障害では，障害の部位に応じて，患側の**食物残渣**・薬剤の停滞，**舌苔**の付着とそれに伴う味覚低下，**嚥下障害**，口唇閉鎖不全による**流涎**などがみられます[29]．服用薬剤の副作用として，歯肉腫脹と唾液分泌減少による口腔乾燥などが問題となります．歯肉腫脹や口腔乾燥により口腔内が汚れやすくなり，口腔清掃が適切に行われないと口腔内の環境が著しく劣化します．高次脳機能障害などの種々の障害が口腔清掃を困難にし，口腔内の清潔を維持できなくなります．

回復期病院でのリハビリテーションが必要な，中等度から重度の患者を対象とした調査では，口腔ケアの自立度は急性期病院退院時では全介助24.9％，部分介助44.5％，自立30.6％，回復期病院退院時では全介助17.2％，部分介助24.7％，自立58.1％と報告されています[71]．脳卒中の罹患により寝たきりとなり，ADLの低下や嚥下機能の低下で口腔ケアを必要とする患者を受けもつ脳神経外科病棟に勤務する看護師に対する調査では，口腔ケアの方法や技術面に関する悩みの多さ，口腔ケアについての方法・技術の指導の必要性が認められることから，歯科医師・歯科衛生士との情報の共有や方法・技術面での充実を図る必要性が指摘されています[72]．

b．急性期

急性期は生命の危機にある時期ですが，発症直後からベッドサイドでリハビリテーションが開始されます．医学的な活動制限下で，病状管理，リスク管理を行いつつ，廃用症候群の予防と早期からの運動学習による**セルフケアの早期自立**を最大の目標として行われます[73]．廃用症候群を予防し，早期のADL向上と社会復帰を図るため，十分なリスク管理のもとにできるだけ発症後早期から積極的なリハビリテーションを行うことが強く勧められています[73]．**急性期リハビリテーション**には早期座位・立位，装具を用いた早期歩行訓練，摂食嚥下訓練，セルフケア訓練などが含まれます[73]．早期離床により，深部静脈血栓症，褥瘡，関節拘縮，沈下性肺炎など長期臥床で起こる合併症を予防可能と考えられています[73]．

全身状態の改善が優先され口腔の管理が疎かになると，う蝕多発，重度の歯周病罹患，咬合の崩壊，口腔機能の低下に至ることになり，回復期での歯科的対応が困難になります．また中枢性神経麻痺と長期にわたる開閉口筋の運動不全による筋性拘縮により，開口障害がみられることがあります[74]．このような場合には，口腔衛生管理が困難になります．筋麻痺あるいは筋拘縮に対して早期に介入を行えば口腔衛生状態や全身状態の悪化が防げる可能性があります[74]．嚥下機能の低下による口腔由来の肺炎や口腔器官の廃用性萎縮を防止

する目的で，口腔清掃を含めた積極的な口腔内刺激，口腔機能リハビリテーションが重要となるため[75, 76]，疾患発症直後からの歯科医師・歯科衛生士による早期介入は医療チームに大きな援助となります．回復期においても口腔健康管理が継続して行われるように，急性期からの十分な情報提供が必要となります．

急性期の早い段階で**誤嚥性肺炎**を発症した脳卒中患者は，離床が遅れる傾向にあります[77]．1日3回以上のブラッシングなどの積極的口腔ケアと早期からの行動的介入からなる早期経口摂取訓練を脳出血患者に行うことにより，経口摂取可能となった者の比率は高くなり，呼吸器感染症は少なくなり，補助栄養なく経口摂取可能となるまでの期間は短くなったと報告されています[78]．口腔内を清潔にするために行う**口腔清掃**は，誤嚥性肺炎の予防，廃用性萎縮の予防，口腔機能の維持・向上という目的も併せもっています．意識障害などにより気道確保と誤嚥防止の観点から義歯を外すように指導されますが，意識回復後には口腔のリハビリテーションを兼ねて早期に義歯装着を再開し，咬合を確保・維持し，嚥下や発音を行いやすくするべきです[79]．

c．回復期

回復期には，リハビリテーションチームによる集中的かつ包括的なリハビリテーションが行われ，効果が期待できる患者に対してセルフケア，移動，コミュニケーションなど，**能力の最大限の回復**および**早期の社会復帰**を目指します[73]．移動，セルフケア，嚥下，コミュニケーション，認知などの複数領域の障害が残存した例では，急性期リハビリテーションに引き続き，より専門的かつ集中的に行う**回復期リハビリテーション**を実施することが勧められます[73]．

回復期に歯科に期待される役割は，**食生活機能**の再建と安定化および栄養向上です[80]（**表19**）．食事面・栄養面での歯科的なかかわりの重要性を認識する必要があります．口腔のリハビリテーションでは患者のもてる力を十分に発揮できるようにしながら機能向上を目指すことが重要です．多職種のスタッフがチームとして患者の目標を共有しながら協働していくことが重要となります．さらに回復期の歯科の役割として，その後の在宅や施設といった維持期の歯科管理への道筋をつけることもあげられます[80]．

回復期には**口腔清掃の自立**が図られますが，歯科的な介入が行われないと口腔内環境が悪化する可能性があります．歯ブラシの改良や自助具の検討，利き手交換によるブラッシング指導などの環境面・機能面を整備し，社会復帰支援を行い，状況に応じた口腔管理の方法を指導し習慣化することがQOLの向上を目指すうえで重要となります[80]．口腔清掃に対する問題を解決するために，

表 19 回復期における歯科に期待される役割（渡邊ほか，2010.[80]）

目標：食生活機能の再建と安定化および栄養向上
①廃用症候群の改善
②摂食嚥下訓練を含む口腔管理による機能改善・向上
③種々の機能障害の改善の程度に応じた食生活機能の回復

作業療法士・理学療法士などとの連携が必要となることもあります．

d．維持期

脳卒中維持期とは，病状がおおむね固定している時期です．**維持期リハビリテーション**は，回復期リハビリテーションにより獲得した能力をできるだけ長期に維持するために実施されます[73]．回復期リハビリテーション終了後の慢性期脳卒中患者に対して，筋力，体力，歩行能力などを維持・向上させることが勧められます[73]．合併症を予防し，獲得した心身の機能維持・強化および日常生活における活動・参加の促進，QOL 向上を目的に施設や在宅などでリハビリテーションが行われます[81]．維持期のリハビリテーションでは生活すること自体がリハビリテーションであるともいえます．歯を磨くことも，リハビリテーションの一つになります．

維持期では患者自身のセルフケア，家族や介護従事者のケアに任される部分が増大します[29]．口腔環境を整えるために歯・粘膜・義歯に対するセルフケア，介護者による日常的ケアおよび専門的なケアが重要です．**口腔環境の改善，口腔機能の維持・向上，廃用性萎縮の予防**に関する対応は重要であり，多職種のスタッフが協働したケア・リハビリテーションが重要となります．

e．嚥下障害に対するリハビリテーション

嚥下機能のスクリーニング検査，さらに嚥下造影検査，内視鏡検査などを適切に行い，その結果に基づいて栄養摂取経路（経管・経口）や食形態，姿勢，代償嚥下法の検討と指導を行うことが勧められています[73]．急性期には嚥下障害を 70％程度の例で認めるとされていますが，検査を行って栄養摂取方法を調整することで肺炎の発症が有意に減少します[73]．検査結果に基づき**栄養摂取方法**や**代償嚥下法**の検討とその指導を本人や家族に行うことは，誤嚥性肺炎や脱水・栄養障害を減少させることにつながります[73]．

❿ 口腔衛生管理

a．セルフケア

脳卒中患者においてもセルフケアは大切です．口腔清掃のためには，座位や立位を保持する，義歯を外す，歯ブラシを手に持ち歯面に当て動かす，歯間ブラシを手に持ち歯間部に出し入れする，片手に持った義歯に別の手で持った義歯用ブラシを的確に当てて動かす，うがいをする，義歯を装着するなど複雑な

課題を行っていくことになります．口腔清掃の対象は歯と義歯のみならず，舌，口蓋，頬などの軟組織も対象となります．脳卒中患者の高次脳機能障害，摂食嚥下障害，精神的な問題などを理解したうえで**口腔の清掃方法の提案・指導**が必要となります．障害の程度に配慮した口腔清掃用品の選定と使用法の指導を行うことが効果を高めます[82]．

セルフケアでは歯ブラシを手で保持します．利き手が麻痺して実用手まで回復する見込みがない場合に日常生活や仕事ができるように**利き手交換**を行います．利き手交換を行った場合には歯ブラシを適切に使えるよう訓練が必要になります．歯ブラシの把柄部を握りやすいように調整することもあります．

上肢に麻痺があり残存歯が多い患者には**電動歯ブラシ**の利用が有効です[82]．電動歯ブラシはもち手を保持でき，歯に毛先を当てることができれば，小刻みに振動するので，口腔清掃と口唇や頬のマッサージ効果が期待できます[82]．電動歯ブラシは，本体の重くないもの，ヘッドが小さく振動や音が大きくないもの，操作や手入れが簡単なもの，把柄部の太いものが理想です[82]．

麻痺側の口角から水が漏れ出てうがいができないことがあります．このようなときには非麻痺側の手で口唇閉鎖してもらうと水漏れを防ぐことができます[83]．このようにさまざまな配慮が必要となります．

b. 介護者によるケア

脳卒中患者ではセルフケアを適切に実施するのは難しい場合が多々あります．セルフケアが不十分な場合には，介護者による日常的なケアが大きな意味をもちます．しかし，介護者は口腔清掃に関する知識・技術が十分とはいえません．介護者は効果的な清掃方法とともに**安全**（誤嚥防止）・**安楽**への配慮も習得する必要があります．歯科医師・歯科衛生士により評価や効果的な清掃方法の提案・指導が介護者による効果的で安全な口腔清掃を可能とします．

介護者による日常的なケアの際には，まず口腔内を観察することになります．口腔内の観察によりう蝕や補綴装置の脱離などの口腔内の問題が発見され，問題解決のための歯科治療につなげられる可能性があります．また，口内炎がある場合などは痛みを与えないように配慮ができます．

⓫歯科治療時の注意点

a. 歯科治療の可否

患者に関する種々の条件を総合的に判断して歯科治療の可否を判断します．再発の危険性が高い脳血管疾患の発症後6か月以内は，緊急処置のみ行うのが望ましいとされています[84]（**表20**）．再発防止のためには，循環動態を安定させ，ワルファリンおよび抗血小板薬を継続投与のまま抜歯を行い，十分な局所止血処置を行います（**表21**）．

表20 歯科治療の判断（大渡，2012.[84]）

1) 脳血管疾患の発症後6か月以内
   緊急処置のみを行うのが望ましい．緊急処置が疼痛を伴う処置，局所麻酔を必要とする処置ならば専門の歯科医療機関に依頼する．
2) 一過性脳虚血発作あるいは高血圧性脳症の既往
   専門の歯科医療機関への依頼が望ましい．
3) 他の全身疾患の合併
   重篤な全身疾患が存在する場合，全身疾患が安定しない場合には専門の歯科医療機関に依頼する．

表21 歯科治療時の注意

1) 基礎疾患への対応
   医科主治医による十分なコントロールが必須である．
   医科主治医との連携に基づいたリスク管理が重要である．
2) ワルファリンまたは抗血小板薬の服用時の対応
   原則として服用を継続したまま歯科治療を行う．
   抜歯時には十分な局所止血処置を行う．
3) 血圧管理
   不安や疼痛などのストレスの低減に努める．
   処方されている降圧薬の服用を事前に指示し，治療開始前に服用を確認する．
   治療中に血圧と脈拍のモニタリングを行う．
4) 誤飲・誤嚥の防止
   嚥下障害を有する患者には特に配慮が必要である．
   口腔内に存在する水，唾液，印象材，治療器材，補綴装置などの誤飲・誤嚥を予防する．
5) コミュニケーション
   患者のコミュニケーション能力を理解し，障害に応じた柔軟な対応を行う．
6) 日常生活動作の障害への対応
   障害に応じた柔軟な対応を行う．
   移動の際には安全に配慮する．

ワルファリン服用患者で，原疾患が安定しINR（international normalized ratio）が治療域にコントロールされている患者ではワルファリンを継続投与のまま抜歯を行っても重篤な出血性合併症は起こらないとされています[85]．なお，INR値とはプロトロンビン時間を国際標準化比に換算した値です．日本人を対象にした観察研究の結果から，INR値が3.0以下であれば，ワルファリン継続下に抜歯を行っても重篤な後出血を含む重篤な出血性合併症は生じないとされています[85]．

抗血小板薬服用患者では，抗血小板薬を継続のまま抜歯を行っても，重篤な出血性合併症を発症する危険性は少なく，また十分に局所止血処置を行うことが推奨されます[85]．

b．急性期，回復期，維持期における歯科治療

急性期には口腔環境の管理をおもに行い，抜歯などの積極的な歯科治療は行いません．姑息的な治療を選択せざるをえない場合が多くなります．口腔健康管理のためには，急性期から回復期への十分な情報提供が必要となります．

回復期は全身状態が安定してきている時期であり，歯科治療により口腔機能

の改善が可能となる時期です．たとえば，義歯の新製・調整により咀嚼機能を回復することができます．廃用を予防するための道具として新義歯を位置づけ，患者のモチベーションの向上に用いることができます[80]．「退院先で安定した生活を送るための条件をいかに整えていくか」という考え方は歯科治療においても必要です[86]．要介護高齢者は自分で口腔清掃を行うことが困難なため，「介助者が口腔ケアを行いやすい環境を整えておく」ことが重要です[86]．予後不良が予測される歯に対して抜歯を行っておくこと，プラークが溜まりやすい大きな窩があれば必要に応じて麻酔抜髄して充填まで行っておくこと，可能であれば感染根管治療や支台形成まで行っておくこと，このような比較的リスクが高い治療を入院中に行っておくことで，在宅での歯科訪問診療におけるリスクが低減されます[86]．回復期における歯科は，その後の在宅や施設といった**維持期**の歯科管理への道筋をつけることも重要な役割です[80]．

　病院から施設や在宅に移るときに，歯科的問題，特に義歯の問題や抜歯など観血処置が必要な状態が明らかになり，歯科診療依頼がなされることが多くなります[87]．歯科診療としてはう蝕治療，歯周病治療，欠損補綴のニーズが高くなっています．その際には，歯周基本治療などの侵襲度の低い処置で口腔の処置に慣れてから観血処置を行うことがより安全と考えられます[87]．歯科治療における注意点としては，脳卒中の再発と抗凝固療法，抗血小板療法による止血困難があげられます[87]．長期に安定している患者は，しばらく検査が行われていないことも多く，内科主治医が管理している以外の疾患が新たに発現している可能性があります[87]．観血処置を行う場合は，内科主治医に対して血液生化学と血液凝固に関する検査を依頼するといった能動的な連携を図ることもこれからは必要になってきます[87]．

　高齢者が療養する施設や在宅のキーパーソンは看護師です[87]．看護師との連携は療養生活を支えるという面から考えると必須のものです[87]．看護師と密に連携を図ることで，全身状態の変化を事前に知ることができ，歯科治療時のリスクを回避することができます[87]．

⓬ ACT-FAST

　脳卒中が疑われる場合には，FASTとよばれる簡単なテストを行うことが勧められています．**顔**（face）の麻痺（左右非対称），**腕**（arm）の麻痺（左右非対称），**言葉**（speech）の障害，**発症時刻**（time）をチェックする方法で，頭文字をとってFASTとよんでいます（**図4**）．顔については「顔面の片側が下がる」「うまく笑顔がつくれない」，腕については「両腕を同時に前方に上げても片腕が下がる」「片腕が上がらない」，言葉については「言葉が出てこない」「ろれつが回らない」などの症状をチェックして一つでも該当すれば発

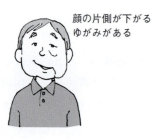
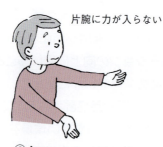
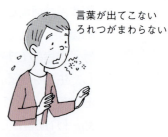

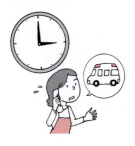

図4　ACT-FAST の確認事項
（平成22年度循環器病研究開発費「新しい脳卒中医療の開拓と均てん化のためのシステム構築に関する研究」班 http://kintenka.stroke-ncvc.jp/index.html [88] より作成）
①〜③の一つでも症状が出ていれば，脳卒中の可能性大．

　症時間を確認して，ただちに救急隊を呼び適切な病院に搬送することが勧められています．脳梗塞を発症した場合には，血栓溶解療法が可能な病院に一刻も早くたどりつくことが回復の決め手になります．
　血栓が脳動脈につまると脳梗塞，冠動脈につまると心筋梗塞となります．上腸間膜動脈や下肢動脈につまると急性動脈閉塞症になります．いずれの場合にも症状発現は急激であり，迅速かつ適切な治療を行う必要があります．

家族との面会

　施設に入所している高齢者は，普段は無表情や暗い表情の人でも，家族が来たときには機嫌がよく，笑顔で家族に対応することが多い．しかし，家族が帰るともとの表情に戻ってしまう．「家族は施設で機嫌よく暮らしていると勘違いしているかもしれない」と施設に入所している高齢者がいっていた．

Chapter 6 高齢者の身体的な特徴

5 パーキンソン病

1 ─ パーキンソン病の病態

　パーキンソン病の病態は，中脳黒質ドパミンニューロンの変性・脱落による線条体のドパミン欠乏です[89]．**安静時振戦，筋強剛（筋固縮），無動・寡動，姿勢反射障害**などの運動症状を特徴としますが，自律神経障害，嗅覚障害，うつ状態，睡眠障害，認知症などの非運動症状も高頻度に合併する神経変性疾患です（**表22**）．パーキンソン病では，同時に二つの動作をする能力が低下します．テレビをみながら食事をすると誤嚥するなどが例としてあげられます．なお，パーキンソン症候群とは，四大症候のうち二つ以上の症候を認める症候群で，そのおもな原因疾患を**表23**に示します．重症度の分類には，Hoehn-Yahr分類などが使われています（**表24**）．

　歩行障害では，前屈・前傾姿勢（背中を丸め，上半身を前傾させた姿勢）をとり，歩行時の歩幅は狭く（**小刻み歩行**），歩行速度は遅くなります．進行すると，**すくみ足**（足がすくんで動かなくなる状態）がみられます．すくみ足があっても進行方向に直角に線を引き，それをまたぐように指示すると足をスムーズに前に出せるようになります[91]．歩き始めると前傾姿勢が強くなり，次第に小走りになり何かにつかまらないと倒れてしまうという現象（**加速歩行**）もみられます．すくみ足などの歩行障害は狭い所を通過するとき，方向転

表22　パーキンソン病の四大症候　(鈴木ほか，2013.[89])（平井，2008.[90]）（進藤，2000.[91]）

安静時振戦	安静時にみられる4～6Hzのリズミカルなふるえ． 通常は片側で発症する． 上肢（手），下肢，下顎，舌などにみられる． 企画動作時には消失・軽減する．
筋強剛（筋固縮）	伸張反射（筋が引き伸ばされたときの反射性の収縮）の亢進状態を示す． 他動的に四肢の関節を屈伸する際に抵抗を通して感じる． 歯車様筋強剛：歯車が引っかかるようなカクカクとした抵抗． 鉛管様筋強剛：鉛管を曲げたときのような連続的な抵抗．
無動・寡動	運動開始までの時間の延長，緩慢な動作遂行． 日常生活でみられる動作の遅さ，運動量の乏しさ． 診察室では仰臥位からの起座，姿勢変換，歩行（特に方向転換）でみられる． 仮面様顔貌（表情が乏しい）． 小字症（文字が徐々に小さくなる）． 低く単調な話し方．
姿勢反射障害	安静立位姿勢の患者の両肩を後方に引いたときに容易に倒れる．

表23 パーキンソン症候群をきたすおもな原因疾患（鈴木ほか，2013.[89]）

神経変性疾患	1) パーキンソン病（孤発性，遺伝性） 2) 進行性核上性麻痺 3) 大脳皮質基底核変性症 4) 多系統萎縮症 5) レビー小体型認知症／レビー小体病
症候性（二次性） パーキンソニズム	1) 薬剤性：制吐薬，抗うつ薬，抗精神病薬など 2) 血管性：多発ラクナ梗塞，ビンスワンガー病 3) 代謝性：甲状腺機能低下症，ウィルソン病 4) 中毒性：一酸化炭素，マンガン，MPTP 5) 脳腫瘍，硬膜下血腫，正常圧水頭症 6) 脳炎後

MPTP：1-メチル-4-フェニル-1,2,3,6-テトラヒドロピリジン

表24 Hoehn-Yahrの重症度分類（平井，2008.[90]）

Stage 1	症状は一側性で，機能障害はないかあっても軽微．
Stage 2	両側性の障害があるが，姿勢反射障害はない． 日常生活，就労は多少の障害はあっても行いうる．
Stage 3	両側性の障害があり，姿勢反射障害がみられる． 機能障害は軽度ないし中等度． 日常生活動作はほぼ自立，就労は可能．
Stage 4	機能障害は高度． 起立や歩行はなんとか可能であるが，自力のみの生活は困難． 多くの場面で介助が必要．
Stage 5	起立・歩行は不能で車いすないし寝たきり． 日常生活全般に介助が必要．

換するとき，障害物に出会ったときなどに出現しやすいものです[91]．障害が高度になると歩行時や起立時の転倒危険性が高くなります．

　パーキンソン病では運動障害が病像の中心ですが，自律神経症候（便秘，頻尿，起立性低血圧など）は精神・知的機能障害（うつ状態，幻覚，認知症など）とともに頻度が高く，問題となりやすい合併症です[92]．起立性低血圧はパーキンソン病の症状として，また抗パーキンソン病薬の副作用としても出現します．

2— 治療方法

　治療法としては，L-ドパ，ドパミンアゴニストを中心とした薬物療法，手術療法，カウンセリング，リハビリテーションなどの非薬物療法などの対症療法には多くの治療の選択肢が存在します．L-ドパは最も有効な薬物ですが，L-ドパ（レボドパ）の長期投与により，症状の**日内変動**（wearing off 現象，on-off 現象，no-on/delayed on 現象），ジスキネジア，精神症状などを起

こす問題があります[93]．L-ドパ治療開始から数年の経過でwearing off現象やジスキネジアが起こります[94]．この症状は運動合併症とよばれ，ADLを障害することからパーキンソン病治療における大きな課題となっています[94]．歯科治療は運動症状の日内変動の影響を受けるために，日内変動に対する理解が必要です．

　パーキンソン病患者のケアにあたっては，無動，筋固縮，振戦，姿勢反射障害を生じ転倒しやすいことに注意し，認知機能障害，精神症状，自律神経障害なども伴いやすいことを認識しておくことが必要です[93]．

3—口腔にみられる問題

　口腔の問題としては不随意運動（ジスキネジア），嚥下障害，流涎，口腔乾燥などがあげられます．

　L-ドパ誘発性ジスキネジアには，peak-doseジスキネジアとdiphasicジスキネジアとがあります[95]．Peak-doseジスキネジアはパーキンソニズムのon時に現れ，L-ドパ血中濃度の高い時期に一致し，顔面，舌，頸部，四肢，体幹に舞踏運動として現れます[95]．Peak-doseジスキネジアの場合，L-ドパの投与方法の減量最適化を行ったうえで，ドパミンアゴニストでL-ドパを置き換えます[95]．Diphasicジスキネジアは L-ドパ血中濃度の上昇期と下降期に二相性に出現し，on時の間はジスキネジアは消失しています[95]．下肢優位に出現し，反復性のバリスム様の動きやジストニアが目立つことが多くなります[95]．舌の**不随意運動**は義歯装着，食事，歯科治療などの障害になります．不随意運動により，口腔粘膜や舌が義歯や歯の鋭縁に接触することによって潰瘍を生じることもあります[96]．不随意運動の原因の一つに義歯の不適合や咬合支持の喪失があげられており，歯科的な対応によって改善する可能性があります．

　パーキンソン病患者の30～80％程度が**嚥下障害**を自覚しているとされますが，嚥下障害の自覚が乏しく，むせのない誤嚥（**不顕性誤嚥**）もみられます[95]（**表25**）．パーキンソン病の摂食嚥下障害は先行期，準備期，口腔期，

パーキンソン病の症状変動

　Wearing off現象はL-ドパの薬効時間が短縮し，次の服薬前に症状が強くなる現象，no-on現象はL-ドパの効果がみられない現象，delayed on現象は効果発現に時間を要する現象をいう[93]．On-off現象は服薬時間に関係なく急激な症状の軽快と増悪が繰り返される現象をいう[93]．

表25　パーキンソン病の摂食嚥下障害の特徴（日本神経学会，2011.[95]）（野﨑，2012.[97]）

①パーキンソン病患者の多くは嚥下障害を自覚している．
②嚥下障害の自覚に乏しく，むせのない誤嚥（不顕性誤嚥）もみられる．
③初期から存在することもある．
④通常は重症度に伴って頻度が高くなるが，必ずしも重症度と関連しない．
⑤抗パーキンソン病薬の副作用としてジスキネジア，口腔乾燥，off時間帯の摂食嚥下機能の低下がある．
⑥自律神経障害による食事性低血圧ではときに失神するため食物による窒息の危険性がある．
⑦パーキンソン病による多様な障害が摂食嚥下に影響する．

表26　パーキンソン病の摂食嚥下障害（日本神経学会，2011.[95]）（野﨑，2012.[97]）

先行期
　うつや認知障害による食物の認知と取り込みの障害
　上肢の運動障害（振戦，筋強剛）による摂食動作の障害
準備期
　舌運動や咀嚼運動の障害
　口腔乾燥
口腔期
　舌運動の障害
　口腔乾燥
咽頭期
　嚥下反射低下・誤嚥
　咽頭運動の減弱
　喉頭挙上の減弱
　首下がり・頸部筋の強剛による咽頭・喉頭運動障害
食道期
　上部食道括約筋の機能不全
　食道蠕動の減弱

咽頭期，食道期全体にわたり起こりえます[95]（**表26**）．口腔期では舌の前後方向への回転様運動と舌根の固縮，咽頭期では嚥下反射惹起の軽度遅延，咽頭収縮筋の収縮の減弱，病状の進行とともにみられる喉頭挙上の障害などが報告されています[96]．

Hoehn-Yahrの重症度分類4では，声量の低下や嚥下機能の低下が顕在化することが多く，誤嚥性肺炎防止のための呼吸訓練，嚥下訓練が必要となります[98]．パーキンソン病の嚥下障害治療は，抗パーキンソン病薬の調整や食物形態の調整，姿勢（前傾姿勢・頸部伸展位，上部胸椎や頸部を丸めた首下がり）の矯正，摂食嚥下リハビリテーションなどを行うことになります[99]．口腔期の障害では口唇・舌・喉頭挙上などの可動域増大訓練が有効と考えられます[96]．薬物療法に加えて嚥下のリハビリテーションが運動低下や廃用の予防として推奨されています[95]．

患者の口腔症状として，口腔乾燥と流涎があげられています．パーキンソン病の治療薬である抗コリン薬は，唾液分泌を抑えるため**口腔乾燥**が生じます．また抗コリン薬服用の有無によらず，パーキンソン病患者の唾液分泌量は低下すると報告されています．唾液分泌量が低下するにもかかわらず，**流涎**が生じ

る原因は嚥下の自動運動の低下を含む嚥下障害による唾液の貯留と考えられています[95]．すなわち，口腔内にたまった唾液が口腔外にこぼれ落ちていると考えられます．流涎は嚥下機能の低下を示唆しているといえます．

構音障害は，呼吸筋の運動障害による拘束性呼吸機能障害によるものと声帯の内転障害による運動低下性構音障害です[95]．抗パーキンソン病薬による治療をまず行います．リハビリテーションで行う言語療法は一定の効果があります[95]．

4 ― 口腔衛生管理

むせのない誤嚥（**不顕性誤嚥**）が存在する可能性があるため，細心の注意が必要となります．

パーキンソン病の諸症状のため，セルフケアが次第に困難になります．適切にセルフケアができないときには，介助が必要になります．男性では髭の剃り残し，女性では化粧のむらなどから**上肢の巧緻動作**の障害を疑うことができます[96]．このようなときには口腔衛生状態の確認が必要です[96]．

上肢の巧緻動作の障害などにより歯ブラシがうまくもてない，歯ブラシを適切に使用できないなどが生じます．状態に合わせた指導が必要となります．電動歯ブラシは口腔衛生の改善に有効な場合がありますが，適切に使用できない場合もあるので十分な注意が必要です．

口腔乾燥に対しては，副作用が疑われる服用薬剤の変更や湿潤剤の使用などが行われています．

5 ― 歯科治療時の注意点

パーキンソン病の諸症状のため，歯科受診が次第に困難になります（**表27**）．抗パーキンソン病薬の効果が発揮されているときに診療を行えるように時間設定を行う必要があります．治療室内外での移動の際には転倒の可能性があるので，移動経路に障害物になるようなものを置かない，患者を急がせるようなことはしないなどの配慮が必要です．治療中は患者の状態を常に観察し，状態の変化にすぐに対応できるようにしておくことも必要です．

表27　パーキンソン病患者の歯科治療時の注意

①姿勢反射障害，歩行障害
　診療室での移動時，歯科用ユニットへの移乗時に転倒の可能性がある．
　患者の歩行経路には障害物になるものを置かない．
　歩行を急がせることなく，患者のペースに合わせる．
②血圧異常
　起立性低血圧：臥位から座位にする場合にはゆっくり行う．
　食事性低血圧：食物による窒息の危険性がある．
③嚥下障害
　歯科診療中は水平位ではなく座位が望ましい．
　口腔内の唾液や水を口腔外に排除する．
　誤嚥性肺炎予防のための口腔衛生管理を行う．
④不随意運動
　歯科治療に支障が生じる場合がある．
　服用の中止，用量・用法の変更，服用薬の変更などを行う．
　義歯の調整などにより改善する可能性がある．
⑤Wearing off 現象
　薬剤の効果が発揮されている時間帯に診療する．
⑥口腔衛生管理
　諸症状により口腔清掃が不良となる．
　誤嚥性肺炎予防のための口腔衛生管理（口腔清掃指導）を行う．
　障害に応じた介助を行う．
⑦補綴装置の設計と管理
　諸症状により補綴装置の装着が困難となる．
　義歯の着脱容易な設計および着脱方法の指導が必要となる．
　口腔粘膜に傷害を与えないよう補綴装置（支台装置）の形態を工夫する．
　誤嚥性肺炎予防のために補綴装置の衛生管理を行う．
　障害に応じた介助を行う．

エピソード ── 失語症

　介護老人保健施設の利用者（女性，70歳代）は右片麻痺，失語症であった．女性は人の言葉は理解しているが，言葉を発することはできない．女性が施設に入所した直後の出来事である．介護スタッフが昼食の配膳を始めようとしたときに，女性は介護スタッフに何かを訴え始めた．女性は手振りで盛んに訴えていた．介護スタッフに思いが伝わらず，女性は次第に興奮してきた．介護スタッフは一所懸命に理解しようとしていたが，まったく理解できず，ついには「あなたのいいたいことはわからない」といってその場を去り，配膳を開始した．その後，別のスタッフが対応して問題は解決した．
　食堂でその女性の隣に座っている女性（90歳代）は「彼女は私のいうことはわかっているが，しゃべれないので彼女がいおうとしていることは私にはなかなかわからない．彼女は頭のよい人だと思うし，理解してあげようと努力しているが，理解できないので本当に疲れるのよ」といっていた．

Chapter 6 高齢者の身体的な特徴

6 骨粗鬆症

1 — 骨粗鬆症と骨折

骨粗鬆症は骨強度が低下し，骨折の危険性が高まった状態をいいます[100]．骨強度は，骨密度のみならず骨質を考慮したものです[101]．しかし，骨強度の70％が骨密度により決まることから，**骨密度の減少**が骨粗鬆症の基本となります[100]．骨粗鬆症は原発性骨粗鬆症と続発性骨粗鬆症に分類されます．原発性骨粗鬆症は閉経後骨粗鬆症，男性骨粗鬆症，若年性骨粗鬆症などがあります[100]．続発性骨粗鬆症はさまざまな疾患に合併する骨代謝異常に伴う骨粗鬆症です[100]．

日本整形外科学会が，運動器（骨，関節，筋肉，神経で構成）の障害のために移動機能（立つ・歩くなど）の低下をきたした状態を表す言葉として「**ロコモティブシンドローム**」を2007年に提唱しました．進行すると介護が必要になるリスクが高くなります．運動器の障害の原因は，運動器の疾患と加齢による運動器機能不全とに大別されます．変形性関節症，骨粗鬆症（骨粗鬆症に伴う円背や易骨折性，あるいは転倒に伴う脆弱性骨折），変形性脊椎症（なかでも神経の圧迫を伴う脊柱管狭窄症）が加齢に伴う運動器疾患の代表的なものです[102]．

骨折は骨粗鬆症の合併症であり，骨粗鬆症の治療目的は**骨折の防止**です[100]．骨粗鬆性骨折の好発部位は脊椎（おもに胸腰椎移行部），大腿骨近位部，橈骨遠位端，上腕骨近位部です[102]．脊椎の骨折以外は，ほとんどの場合，転倒・転落がかかわっています．大腿骨近位部の骨折は「寝たきり」のおもな原因の一つです[102]．当該部位骨折の防止効果がある薬剤としてビスフォスフォネート製剤（BP製剤）が広く使われています[100]．なお，骨折予防のためには筋力の増強，関節可動域の確保といった運動能力の維持・増進や転倒防止を念頭に置いた環境の整備が重要です[103]．

2 — 歯周病との関係

重度歯周病であれば骨粗鬆症の発症リスクが高く，また骨粗鬆症であれば歯の喪失リスクが高い可能性があります[104]．骨粗鬆症と歯周病との関係が考え

られますが，全身の骨量減少と歯周炎に起因する局所の歯槽骨吸収についての関連性は明確な結論は導かれていません[105]．閉経後骨粗鬆症患者では，プロービング時の歯肉出血の割合が高く，歯周病が進行傾向にあるという報告があります[105]．ただし，適切な歯周治療により，歯周病のコントロールは十分可能であることが示唆されています[105]．積極的な骨粗鬆症治療は，歯の喪失，下顎骨骨密度減少，歯槽骨吸収などに対して抑制的な効果を示すことが報告されています[105]．

3 ─ ビスフォスフォネート関連顎骨壊死

高齢者に対する歯科治療では，ビスフォスフォネート関連顎骨壊死（BRONJ：bisphosphonate-related osteonecrosis of the jaw）に関する理解は必須です．診断基準[106]を下記に示します．

①現在あるいは過去に BP 製剤による治療歴がある．
②顎骨への放射線照射歴がない．
③口腔・顎・顔面領域に骨露出や骨壊死が 8 週間以上持続している．

以上，3 項目の診断基準を満たした場合に BRONJ と診断します．骨の露出がみられない場合や，骨露出が 8 週間以下の場合でも臨床経過や症状が該当する場合はステージ 0 の BRONJ と診断することがあります．

臨床症状としては，骨露出・骨壊死，疼痛，腫脹，オトガイ部の知覚異常（Vincent 症状），排膿，潰瘍，口腔内瘻孔や皮膚瘻孔，歯の動揺，深い歯周ポケットがみられます[106]（**図 5，6**）．X 線写真では変化がないものから骨溶解像や骨硬化像を示すものまであり，ステージにより異なります．BRONJ のリスクファクターは 5 種類に大別されています（**表 28**）．窒素含有の注射用 BP 製剤における発生頻度の高さが知られています．局所的ファクターと

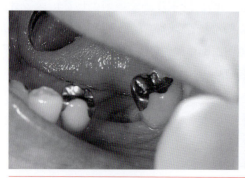
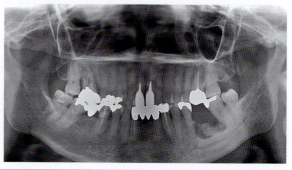

図 5　下顎左側第一大臼歯の抜歯後に発症した BRONJ（三浦雅明先生のご厚意による）

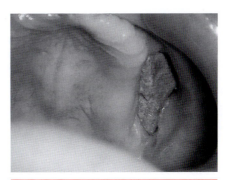

図6 義歯装着者の顎堤に発症したBRONJ
癌骨転移抑制のためにビスフォスフォネート製剤が投与された患者の顎堤に発症した．義歯の適合不良の影響が疑われた．
（大野友久先生のご厚意による）

表28 ビスフォスフォネート関連顎骨壊死（BRONJ）発生のリスクファクター（米田ほか，2012.[106]）

1. BP製剤によるファクター
   窒素含有BP製剤＞窒素非含有BP製剤
   悪性腫瘍用製剤＞骨粗鬆症用製剤
2. 局所的ファクター
   骨への侵襲的歯科治療（抜歯，歯科インプラント埋入*，根尖外科手術，歯周外科など）
   口腔衛生状態の不良
   歯周病や歯周膿瘍などの炎症性疾患の既往
   好発部位：下顎＞上顎，下顎隆起，口蓋隆起，顎舌骨筋線の隆起
3. 全身的ファクター
   がん，腎透析，ヘモグロビン低値，糖尿病，肥満，骨パジェット病
4. 先天的ファクター
   MMP-2遺伝子，チトクロームP450-2C遺伝子などのSNP
5. その他のファクター
   薬物（ステロイド，シクロフォスファミド，エリスロポエチン，サリドマイド，血管新生阻害剤），喫煙，飲酒

*歯科インプラント埋入との関連性は明らかではない．

して骨への**侵襲的歯科治療**，**口腔衛生状態**の不良などがあげられています．BP製剤投与前および投与中の口腔衛生管理の重要性が示されています．侵襲的歯科治療はBP製剤投与開始以前に終了しておくことが望まれます．骨粗鬆症患者は顎堤吸収が進行しており，顎堤保全のためには，義歯床形態と咬合関係に十分留意した義歯が装着されるべきです[107]．BRONJ発症予防のためにも義歯装着者に対しては義歯性潰瘍を形成しないよう義歯調整を定期的に行っていくとともに，義歯清掃を適切に行ってもらうことが重要です．

骨粗鬆症患者に対する侵襲的歯科治療の実施にあたっては，投与期間とリスクファクターの有無によってBP製剤の休薬の判断が分かれます[106]（**表29**）．骨が口腔内に露出する処置を行うときには十分な配慮が必要です．

骨のリモデリングを考慮すると休薬期間は3か月程度が望ましく，投与再開は①術創が再生粘膜上皮に完全に覆われる2週間前後（主疾患の症状によ

表29　BP製剤の休薬の判断（米田ほか，2012.[106]）

①投与期間3年未満かつリスクファクターを有しない患者
　BP製剤の休薬は原則として不要である．事前の適切な口腔衛生管理が前提となる．
②投与期間3年未満かつリスクファクターを有する患者
　処方医と歯科医師が対応を検討する．骨折のリスクが高くない場合には休薬が望ましい．
③投与期間3年以上の患者
　処方医と歯科医師が対応を検討する．骨折のリスクが高くない場合には休薬が望ましい．
休薬期間：3か月程度が望ましい．

悪性腫瘍患者では原則的にBP製剤投与を継続する．

表30　BRONJの治療指針（米田ほか，2012.[106]）

①骨壊死の進行を抑える．
②疼痛や知覚異常の緩和や感染制御により，患者のQOL（生活の質）を維持する．
③患者教育および経過観察を行い，口腔管理を徹底する．

り急ぐ場合），または②十分な骨性治癒が期待できる2か月程度が望ましいとされています[106]．すなわち，骨が口腔内に露出している段階では，BP製剤の投与を再開してはなりません．

　BP製剤を服用している患者は，歯科治療時にはBP製剤服用を歯科医師に伝えるように医師より指示されていると思われます．しかし自己申告やお薬手帳がない場合には，BP製剤の服用時に指示されている注意事項，「起床時に十分な水で服用し，その後しばらくは横にならない」を質問することによって服用の有無について推測ができます．

　悪性腫瘍患者では，原則的にはBP製剤の投与を継続し，侵襲的歯科治療はできるだけ避けます[106]．

　また，ヒト型抗体製剤デノスマブにおいても顎骨壊死が報告されているので，注意が必要です．

　BRONJの治療指針は3項目に集約されています（**表30**）．口腔管理の重要性が強調されており，医療チームに歯科医師・歯科衛生士の参加は欠かせないものとなっています．

Medication-related osteonecrosis of the jaw（MRONJ）

American Association of Oral and Maxillofacial Surgeons（AAOMS）では，2009年にBRONJに関するポジションペーパーを公表している．AAOMSでは骨吸収抑制剤（デノスマブ）と血管新生薬とが関連した顎骨壊死の増加に伴い，2014年のポジションペーパーのタイトルにMRONJという用語を用いている[108]．

Part II
基本知識

Chapter 7

高齢者の精神的な特徴

- 心理的特性の理解は良好な信頼関係の構築に必須である．

- うつ病に起因する口腔内の症状に関する理解は口腔健康管理に必須である．

- 認知症のBPSDに関する理解は口腔健康管理に必須である．

Chapter 7 高齢者の精神的な特徴

1 高齢者の心理的な特徴

1─記　憶

　記憶は，情報を取り込む記銘，情報を蓄える把持，情報を取り出す再生（想起）からなります．記憶は保持される時間によって短期記憶と長期記憶に分類されます．**短期記憶**というのは，新しい情報を意識上にとどめておく能力です[1]．短期記憶は操作を加えられずに原形のまま通常は保持されますが，記憶内容の再構成と他の情報との統合などの処理を受ける場合に，これを作業記憶とよぶことがあります[1]．通常の短期記憶は加齢変化を受けにくいのですが，作業記憶は加齢によって明らかに損なわれます[1]．**長期記憶**ではいったん記憶内容を意識から消し去ったあと，再び想起されます[1]．長期記憶は加齢に伴って著しく障害されます[1]．

　記憶は再生様式から言葉で表現される陳述記憶と言葉で表現できない非陳述記憶に大別できます．**陳述記憶**はエピソード記憶（個人的に体験した出来事の記憶）と意味記憶（語彙の意味や学問的な知識などの記憶）に分類され，**非陳述記憶**には手続き記憶（反復体験により獲得された記憶）とプライミング（先行刺激の受容が後続刺激処理に無意識的に促進効果を与えること）などが含まれます．エピソード記憶は加齢により大きく低下します[1]．意味記憶の加齢変化は少なく，語彙の意味などすでによく学習された知識の再生では加齢による低下はほとんど認められません[1]．自転車の乗り方などの体験の反復によって獲得された手続き記憶は永続性があり，加齢の影響は受けにくくなっています．将来の行動に関する記憶（展望的記憶）については予定を記入したカレンダーなどの外的な補助が展望的記憶の保持に役立ちますが，補助を当てにせず自分で処理を始める必要性が高いほど加齢による低下は大きくなります．

2─知　能

　知能は，流動性知能と結晶性知能に大別されます．流動性知能は新しい学習や環境に適応するための問題解決能力であり，問題解決，空間認知，処理速度などにより評価されます．**流動性知能**は加齢に伴い低下しやすく，蓄積した経験を活かす能力である**結晶性知能**は，語彙，言語知識，一般常識などで評価さ

れ，年月をかけて上昇し高齢になってもその能力は安定し加齢の影響を受けにくいとされています．高齢期における知能の加齢変化は個人差が大きいことが知られています．また，感覚機能の低下や身体疾患などが高齢者の知能の状態に影響します．

言語性検査と動作性検査から構成される知能（IQ）を測るための検査，ウェクスラー成人知能検査（WAIS：Wechsler adult intelligence scale）では，加齢に伴い全検査IQが低下し，動作性IQ（絵画完成，行列推理，記号探しなど）は言語性IQ（単語，知識，理解など）よりも顕著に低下します[2]．

3 ― 人　格

高齢者の人格的な特徴としては，従来，自己中心性や猜疑心が強い，保守性や心気性が高まるなどともいわれてきました．不安，抑うつ，心気傾向に陥りやすいともいわれています．これらの特徴には，認知症やうつ病などの病的状態，知的能力の低下，自己制御力の低下，環境への適応困難などが影響を及ぼしているといわれています．すなわち，知的能力低下による環境適応能力低下に伴う**自己中心性**や頑固性，記憶力・判断力の低下や聴力・視力の低下による周囲への**猜疑心**，適応能力の低下や社会的刺激の減少による内向性や**保守性**，

喪失体験

高齢者はさまざまな喪失体験を積み重ねていく．自己の心身の諸機能の低下（運動能力の低下や知的能力の変化など），社会的な地位や役割の喪失（定年退職に伴う地位・役割の喪失など），愛情対象の喪失（配偶者や兄弟姉妹の死など）などが喪失体験にあげられる．歯の喪失もこの一つである．喪失体験により悲しみや抑うつなどがみられるが，喪失体験から立ち直るには悲しみや抑うつという過程が必要とされている[6]．

喪失体験に向き合い，その状況を受け入れ，適応していくには時間がかかるが，高齢者は喪失体験と向き合うことにより新たな関係を構築していくことになる[6]．喪失への対処が不適切な場合にはうつ病の発症に至るなど，心のバランスを崩してしまうことも少なくない[7]．老いに直面した人には，必然的に多かれ少なかれ何らかの不適応が生じるといえる[8]．こうした不適応状態から抜け出し，再び適応を取り戻すための取り組みが喪（悲哀）の仕事である[8]．

残り少なくなった歯に対する高齢者のこだわりの大きさを実感することは多々あるが，それが抜歯の拒否につながり診療計画の立案に困難をきたすことがある．口腔内に存在する最後の1歯を抜いた瞬間に高齢患者が涙を流したことがある．最後の歯がなくなったと思った瞬間に自然に涙が出たというのが，この患者の言葉であった．このような思いがあることを知っておくことは重要なことである．喪失を受け入れるには時間が必要とされている．歯科医師は歯の状況や治療行為について適切な説明を行い，患者が正しい状況を把握して抜歯という処置を受け入れるまで待つ必要がある．歯科治療に前向きに向き合えるように，喪（悲哀）の仕事が行われやすいように，歯科医師・歯科衛生士は患者を援助する必要がある．

表1　高齢者の心理的特性と対応方法（山崎，1992.[4]）

認識力や理解力が低下する	説明により病気に対する適切な認識を形成する．認識形成の失敗は誤解と自閉的傾向を招く．
対処能力が低下する	手続きや治療法をわかりやすく丁寧に説明する．
不安をもちやすい	安心のできる人間関係をつくる．対面して話をする．
好意を求める気持ちが強くなる	患者に対する受容と共感を示す．
ぐちや不満が多くなる	批判的にものをいわない．患者の置かれた状況に理解を寄せる態度を示す．
用心深く，怖がりになる	患者の不安を取り除く対応が必要である．医療者の方針や提案を受け入れる心構えができるまで待つ．
自尊感情に敏感である	人格を尊重し，治療方針に対する自己決定を促す．
全般的な精神機能が低下する	患者の精神的・身体的な能力低下に配慮して治療を行う．

表2　高齢者との接し方（長谷川，1985.[5]）

1. 十分に時間をかけて説明すること
   高齢者は防衛的で，拒否的態度をとりやすい．
2. 高齢者のスピードに合わせること
   身体的機能，知的機能は低下傾向にある．
3. 適切な面接距離を保持すること
   高齢者の聴力低下に配慮し，聴きやすい側を利用する．
   背中を向けたままの会話では心理的な距離が大きくなる．
4. できるだけ簡単な指示に分けること，患者の理解を確認すること
   高齢者は記銘力＊や判断力が低下している．
5. 非言語的な働きかけを利用する
   温かいまなざし，微笑み，手を軟らかく握るといった身体的接触．

＊記銘とは情報の脳への入力のことである．

　これまで担っていた役割が縮小し関心事が自己に向けられることにより健康状態が気になり，ささいな身体症状を病気に結び付ける**心気性**などが人格的な特徴として指摘されています[3]．用心深さは失敗による自我の傷つきを回避しようとする自然な防御機制と考えられます．

4 ― 心理的特徴と対応方法

　高齢者の歯科医療に携わる際に役立つ心理的配慮を**表1，2**に示します．信頼関係を築くことが歯科治療の成功には欠かせません．患者は医療者の接し方を通して医療者を信頼します．安心して話ができる環境を整え，高齢者の話を聴くことが大切です．高齢者の言葉に**心を傾けて聴く**こと，高齢者の感情に寄り添い理解すること，相手を尊重する気持ちを言葉以外の表情や態度で伝えることが大切であり，歯科医師・歯科衛生士には心のゆとりが必要となります．

Chapter 7 高齢者の精神的な特徴

2 精神疾患

　高齢者によくみられる精神疾患の代表が，うつ病と認知症です．治療と同時に介護・看護が必要な症状や徴候の総称である老年症候群（高齢者に特有な病的状態）では，認知症は「主に慢性疾患に付随する症候で，前期高齢者（65〜74歳）から徐々に増加する症候群（慢性疾患関連）」に，うつは「後期高齢者（75歳以上）に急増する症候で，日常生活活動度（ADL）の低下と密接な関連をもち，介護が重要な一連の症候群（廃用症候群関連）」に分類されます[9, 10]．

1 高齢期の気分障害（うつ病）

(1) うつ病の概念

　うつ病は，気分障害に分類されます．高齢期の気分障害の全般的な特徴は，「遺伝的なかかわりが減り，心理・身体・社会家庭的要因がより大きな意味をもつようになる点にある」とされています[11]．高齢者は社会的な役割の喪失（社会的喪失感），収入の減少（経済的喪失感），伴侶との死別（人間関係の喪失感），疾病の罹患（健康喪失感）などの種々の**喪失体験**によって抑うつ気分が増大しやすくなっています．抑うつ気分は意欲を低下させ，ADLや認知機能を低下させることにつながります．また脳血管疾患後にうつ状態が生じる脳卒中後うつ病，脳血管疾患あるいはその危険因子を有する血管性うつ病があります．

　米国精神医学会のDSM-5のうつ病（大うつ病性障害）の診断基準（**表3**）では，九つの症状（**図1**）のうち，「抑うつ気分」または「興味または喜びの喪失」のどちらかを必ず含む五つ以上の症状が2週間以上続き，社会生活や職業活動に支障をきたす場合に大うつ病と診断されます[12]．高齢者のうつ状態を評価するためには，高齢者向きに作成された**老年期うつ病評価尺度（GDS15**：geriatric depression scale 15）が適しており（**表4**），スクリーニング検査に向いているとされています．

　うつ病の症状として，**抑うつ気分**（憂うつだ），興味や喜びの喪失（何もやりたくない），精神運動の障害（強い焦燥感，運動制止），思考力や集中力の低

表3　DSM-5 大うつ病エピソードの診断基準（高橋ほか監訳，2014.[12]）

A. 以下の症状のうち五つ（またはそれ以上）が同じ2週間の間に存在し，病前の機能からの変化を起こしている．これらの症状のうち少なくとも一つは，(1)抑うつ気分，または(2)興味または喜びの喪失である．
　　注：明らかに他の医学的疾患に起因する症状は含まない．
　(1) その人自身の言葉（例：悲しみ，空虚感，または絶望を感じる）か，他者の観察（例：涙を流しているようにみえる）によって示される，ほとんど1日中，ほとんど毎日の抑うつ気分
　　注：子どもや青年では易怒的な気分もありうる．
　(2) ほとんど1日中，ほとんど毎日の，すべて，またはほとんどすべての活動における興味または喜びの著しい減退（その人の説明，または他者の観察によって示される）
　(3) 食事療法をしていないのに，有意の体重減少，または体重増加（例：1か月で体重の5％以上の変化），またはほとんど毎日の食欲の減退または増加
　　注：子どもの場合，期待される体重増加がみられないことも考慮せよ．
　(4) ほとんど毎日の不眠または過眠
　(5) ほとんど毎日の精神運動焦燥または制止（他者によって観察可能で，ただ単に落ち着きがないとか，のろくなったという主観的感覚でないもの）
　(6) ほとんど毎日の疲労感，または気力の減退
　(7) ほとんど毎日の無価値感，または過剰であるか不適切な罪責感（妄想的であることもある．単に自分をとがめること，または病気になったことに対する罪悪感ではない）
　(8) 思考力や集中力の減退，または決断困難がほとんど毎日認められる（その人自身の言明により，または他者によって観察される）．
　(9) 死についての反復思考（死の恐怖だけではない），特別な計画はないが反復的な自殺念慮，または自殺企図，または自殺するためのはっきりとした計画
B. その症状は，臨床的に意味のある苦痛，または社会的，職業的，または他の重要な領域における機能の障害を引き起こしている．

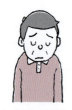
(1) 気分が沈んで憂うつだ

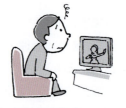
(2) 興味がわかない，楽しくない

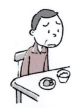
(3) 食欲がない

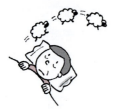
(4) 眠れない，朝早く目がさめる

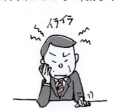
(5) 落ちつきがない，イライラする

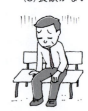
(6) 疲れやすい，やる気が出ない

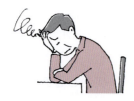
(7) 自分を責める

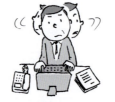
(8) 考えがまとまらない，集中できない

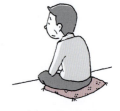
(9) 死にたいと思う

図1　うつ病の九つの症状
図内の(1)〜(9)は表3の(1)〜(9)と対応している．

表4 老年期うつ病評価尺度（GDS15）（松林ほか, 1994.[13]）（日本老年医学会作成委員会, 2011.[14]）

過去一週間ぐらいでの間で，以下の質問事項のうち，あなたのお気持ちに近い答えを，「はい」か「いいえ」のいずれかに○印をつけてください．

1. 毎日の生活に満足していますか　　　　　　　　　　　　　　　　　　　　　（はい，いいえ）
2. 毎日の活動力や周囲に対する興味が低下したと思いますか　　　　　　　　　　（はい，いいえ）
3. 生活が空虚だと思いますか　　　　　　　　　　　　　　　　　　　　　　　　（はい，いいえ）
4. 毎日が退屈だと思うことが多いですか　　　　　　　　　　　　　　　　　　　（はい，いいえ）
5. たいていは機嫌よく過ごすことが多いですか　　　　　　　　　　　　　　　　（はい，いいえ）
6. 将来への漠然とした不安にかられることが多いですか　　　　　　　　　　　　（はい，いいえ）
7. 多くの場合は自分は幸福だと思いますか　　　　　　　　　　　　　　　　　　（はい，いいえ）
8. 自分が無力だなあと思うことが多いですか　　　　　　　　　　　　　　　　　（はい，いいえ）
9. 外出したり何か新しいことをするよりも，家にいたいと思いますか　　　　　　（はい，いいえ）
10. 何よりもまず，物忘れが気になりますか　　　　　　　　　　　　　　　　　（はい，いいえ）
11. いま生きていることが素晴らしいと思いますか　　　　　　　　　　　　　　（はい，いいえ）
12. 生きていても仕方がないという気持ちになることがありますか　　　　　　　（はい，いいえ）
13. 自分が活力にあふれていると思いますか　　　　　　　　　　　　　　　　　（はい，いいえ）
14. 希望がないと思うことがありますか　　　　　　　　　　　　　　　　　　　（はい，いいえ）
15. 周りの人が，あなたより幸せそうにみえますか　　　　　　　　　　　　　　（はい，いいえ）

1,5,7,11,13には「はい」に0点，「いいえ」に1点を，2,3,4,6,8,9,10,12,14,15には，その逆を配点し合計する．5点以上がうつ傾向，10点以上がうつ状態とされている．

表5 高齢者のうつ病の特徴（神﨑, 2013.[16]）

①小うつ病（症状の軽いうつ病）が多い
②不安・焦燥を訴えることが多い
③心気的な症状が多い（身体の不調を訴える）
④身体合併症が多い
⑤認知症との鑑別が難しい（うつ病性仮性認知症）
⑥妄想を起こすことがある

下（考えがまとまらない，仕事の能率が低下する），自責感（必要以上に自分を責める），希死念慮・自殺念慮（生きていても仕方がない）などの精神症状と，睡眠障害（不眠または睡眠過多），食欲の低下または増加，頭痛などの身体症状がみられます．また，感情鈍麻，易怒性，情緒不安定，表情の欠如，会話の減少，激越などの症状もみられます．**気分の日内変動**があり，朝方の気分が悪く，夕方に回復する傾向があります．高齢者のうつ病の特徴は若年者のうつ病と比較して，気分の落ち込みが目立たず，身体症状の訴え，心気傾向，不安・焦燥感・感情不安定といった症状が目立つことです[15]（**表5**）．

心気傾向

心気傾向とは，身体疾患が存在していないにもかかわらず，身体疾患があるに違いないと思い込み，自身の健康を心配することをいう．

(2) 患者の訴える口腔内の症状

　歯科に関連がある症状には，**口腔乾燥，味覚異常，舌痛，顎関節症，口腔内の疼痛**，**歯痛**などがあります[17]．義歯不適合を訴えることもあります．また，うつ病による唾液分泌量の減少と抗うつ薬の副作用としての唾液分泌量の減少により，**口腔乾燥**が生じます．口腔乾燥が義歯の維持を低下させることも義歯不適合の一因となります．症状を訴えるものの，その原因が歯科的に見当たらない場合，症状に対応する器質的な異常がないときには，うつ病，うつ状態の関与が疑われます[17]．意欲・活動性の低下により口腔清掃が不十分になることや口腔乾燥の影響により，口腔衛生状態が悪化しやすくなります．口腔内に明らかな病変がないにもかかわらず不調を訴えるときや，それまでは口腔内の清潔が保たれていたにもかかわらず急激に悪化したとき，食への関心が極度に低下している場合には，注意深い問診や観察が必要です[18]．

　口腔の問題による日常生活の制限は，全身の主観的健康指標や社会環境要因と独立して，抑うつスコアの高値と関係していました[19]．因果関係は不明ですが，歯科的な問題によって引き起こされる機能の障害や不健康感が抑うつ状態と関連していることが推察されます[19]．咀嚼能力の低下がADLの低下，認知機能の低下，抑うつのリスクの高さ，食品摂取の多様性低下と関連していることが示されています[20]．したがって，抑うつ状態への対応とともに歯科的な問題が認められるときには歯科的な問題を解消する必要があります．

(3) 治療

　うつ病の治療では，良好な患者・治療者関係を形成し，「うつ病とはどのような病気か．どのような治療が必要か」を伝え，患者が好ましい対処行動をとることを促すことが治療の基本です[21]．

　うつ病の治療は**休養**，**精神療法**（支持的精神療法），**薬物療法**（抗うつ薬）が中心となっています．心身の負担を取り去ることが重要であり，うつ病患者との接し方として，休息させる，励まさないなどがあげられています（**表6**）．

メモ3

舌痛症

舌に異常がないにもかかわらず，ヒリヒリ，ピリピリなどの舌の痛みの訴えが持続する場合に舌痛症とされる．舌痛症では食事中や会話中には痛みを感じないことが多い．炎症や潰瘍などの痛みの原因が舌にある場合には舌痛症とは診断されない．鉄欠乏性貧血，ビタミンB欠乏症，微量元素の欠乏症など，種々の原因によって舌痛が生じる場合があるので，慎重な診査・診断が必要である．

表6 うつ病患者との接し方

①休息させる．
②叱咤激励はしない．
③重要な決定は先延ばしにする．
④よく話を聞き理解と共感を示す．
⑤医師の指示に従って薬を服用させる．
⑥自殺をしないと約束させる．

表7 うつ病患者の歯科治療時の注意点

原則	歯科治療方針
①患者との信頼関係を構築する． ②精神的・身体的な負担が大きい歯科治療は避ける． ③口腔内の環境を大きく変えない． ④歯科治療に関する重要な決定は先延ばしにする． ⑤金銭的な負担をかけない．	①患者が最も苦慮していることには早期に対応する． 　痛みがある場合には軽減させる処置を行う． ②歯科的な訴えに対する原因を明確にしてから歯科治療を行う． 　不可逆的な歯科処置は原因が不明確なままで実施しない． ③抜歯はとりあえず避ける． 　抜歯は喪失体験である． ④多数歯にわたる補綴歯科治療はとりあえず避ける． 　義歯製作はとりあえず避ける． ⑤無理のない範囲で口腔衛生管理を行う． 　ブラッシング指導や歯周病に対する行動変容は患者にとって苦痛である． ⑥無理のない範囲で定期的な検診を行う．

薬物療法は，抗うつ薬を十分量，十分な期間，服用することが基本となります[21]．なお，抗うつ薬によるオーラルジスキネジア（舌を左右に動かす，口をもぐもぐさせるなどの不随意運動）が現れる可能性があります．オーラルジスキネジアは歯科治療を困難にし，義歯の維持・安定を妨げます．

　口腔症状の**病態説明**は歯科医師のみが行えるものであり，また口腔症状からうつ病になる事例があるため，うつ病に関する歯科医師の理解は重要です[22]．症状に焦点を当て病態説明に全人的治療を行うことにより症状の軽減や消失が望め，心身相関からうつ病の精神症状が改善しうるのです[22]．希望を与え不安を和らげることや，歯科医師自身が自分の感情をコントロールすることも重要です．

　診療計画の立案にあたっては，口腔内の環境を大きく変えない，重要な決定は先延ばしにする，金銭的な負担を軽減するなどの配慮が必要です（**表7**）．

　精神科に紹介するときには，見捨てられたという思いを抱かせないように配慮が必要です．「身体的問題がみいだせないから精神科を受診しなさい」という説明を患者にすると，患者が「かかりつけ医に見捨てられた」という気持ちをもつ可能性があります[21]．紹介する際には，精神科医と協力して心身両面を支えるという姿勢を示し，「うつや不安が症状を増悪させる可能性があるので専門家の助言をきいてみましょう」「歯科的な対応は継続して行います」と

いうことを丁寧に説明します[17, 21]．身体（歯科）疾患の診査を十分に行った結果，身体症状の原因となる身体疾患がないまたは少なく，歯科的な原因は除外されていることを精神科の医師に伝え，抑うつや不安などの精神症状に対する診査・治療を依頼します[17]．

(4) 口腔衛生管理

　意欲・活動性の低下などにより口腔清掃が不十分になります．口腔乾燥も口腔の健康に悪影響を与えるため，う蝕・歯周病の罹患・重篤化など，口腔内状況は悪化していくことになります．しかし，口腔清掃の強要はうつ病の悪化にもつながりかねません[23]．不十分な口腔清掃を補う対応が必要です．ブラッシング指導や歯周病に対する**行動変容**は患者にとって苦痛なので，状況をみながら診療計画に加えるかを検討します[24]．

2 ― 認知症

(1) 認知症の概念

　認知症とは，後天的な脳障害により一度獲得した知的機能が自立した日常生活が困難になるほどに持続的に衰退した状態を指します[25]．認知症の原因疾患は多岐にわたりますが，**アルツハイマー病**（Alzheimer disease）が最多であり，**血管性認知症**（vascular dementia），**レビー小体型認知症**（dementia with Lewy bodies），**前頭側頭型認知症**（frontotemporal dementia）が続きます．アルツハイマー病と血管性認知症といった混合型の認知症もみられます．なお，軽度認知障害（mild cognitive impairment）は認知機能の低下はあっても基本的な日常生活機能は正常である状態を指します（**表8**）．この軽度認知障害は健常者と認知症の中間に位置し，認知症の前段階にある人，あるいは認知症へ移行するリスクが高い人を含む概念です[27]．

　認知症の臨床症状は中核症状と認知症の行動・心理症状（BPSD：behavioral and psychological symptoms of dementia）に大別されます（**図2**）．知的機能とは記憶機能，言語機能，見当識，視空間機能，実行機能（遂

表8　軽度認知障害（日本老年医学会作成委員会，2011.[26]）

- 主観的な物忘れの訴えがある．
- 年齢に比べて記憶力が低下している．
- 日常生活に大きな支障はない．
- 認知症と診断できるほど全般的な認知機能に問題はない．

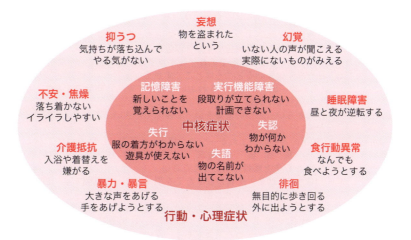

図2 認知症の中核症状とBPSD（JA福井県厚生連より改変して作成）

行機能）を指します[25]．これらの機能の障害は認知症患者に必ずみられる症状であり，**中核症状**といわれます．記憶機能の障害を示す最も頻度の高い症状は物忘れです[25]．特にエピソード記憶に障害が起こります．見当識の障害では場所や時間などがわからなくなりますが，家族がわからなくなることも**見当識障害**（失見当識）です．時間の見当識障害が起こると診療の予約時間がわからなくなり混乱が生じることがあります．また，物事を計画，組織化し，順序立てて遂行する実行機能の障害も生じます．

中核症状は認知症患者に必ずみられますが，認知症の行動・心理症状は必発の症状ではありません．周囲の環境や人々とのかかわりのなかで示す抑うつ，意欲障害，不安，焦燥，幻覚，妄想，脱抑制，昼夜逆転，徘徊，易怒性，介護への抵抗，暴言などの精神症状が**認知症の行動・心理症状**とよばれます[25]．認知症の行動・心理症状の発現と深刻化は家族などの介護負担増加につながります．認知症の症状は原因疾患によって異なり，また個人差，患者の性格，介護者の対応などによって多彩な症状を示します．進行した認知症では身体の異常や痛みが認知症の行動・心理症状の引き金になることがあります[28]．進行した認知症患者の身体異常のなかでも，口腔内のトラブルや痛みは気づきにくいので注意が必要です[28]．認知症患者の歯科治療を的確に，安全に，効率よく行うためには認知症の理解が必須です．

認知症のスクリーニング検査として，わが国では改訂長谷川式簡易知能評価スケール（HDS-R）やmini-mental state examination（MMSE）が使われています．**改訂長谷川式簡易知能評価スケール**は，年齢（設問1），日時の見当識（設問2），場所の見当識（設問3），単語の復唱と遅延再生（設問4と設問7），計算問題（設問5），数字の逆唱（設問6），物品の視覚記銘（設問

表9 改訂長谷川式簡易知能評価スケール（加藤ほか，1991.[29]）

1. お歳はいくつですか？（2年までの誤差は正解．正解で1点）
2. 今日は何年の何月何日ですか？何曜日ですか？
   （年月日，曜日が正解でそれぞれ1点ずつ．計4点）
3. 私たちがいまいるところはどこですか？
   （自発的に出れば2点，5秒おいて家ですか？ 病院ですか？ 施設ですか？ のなかから正しい選択をすれば1点）
4. これからいう三つの言葉をいってみてください．あとでまた聞きますのでよく覚えておいてください．
   （以下の系列のいずれか一つで，採用した系列に○印をつけておく）（各1点．計3点）
   　1：a）桜　b）猫　c）電車　　2：a）梅　b）犬　c）自動車
5. 100から7を順番に引いてください．
   （100－7は？ それからまた7を引くと？ と質問する．最初の答えが不正解の場合，打ち切る．正解ごとに1点．計2点）
6. 私がこれからいう数字を逆からいってください．
   （6-8-2，3-5-2-9を逆にいってもらう．3桁逆唱に失敗したら，打ち切る．各1点．計2点）
7. 先ほど覚えてもらった言葉をもう一度いってみてください．
   （自発的に回答があれば各2点，もし回答がない場合，以下のヒントを与え正解であれば1点）
   　a）植物　　b）動物　　c）乗り物
8. これから五つの品物をみせます．それを隠しますので何があったかいってください．
   （時計，鍵，タバコ，ペン，硬貨など必ず相互に無関係なもの）（各1点．計5点）
9. 知っている野菜の名前をできるだけ多くいってください．
   （答えた野菜の名前を右欄に記入する．途中で詰まり，約10秒待ってもでない場合にはそこで打ち切る）
   　0～5＝0点，6＝1点，7＝2点，8＝3点，9＝4点，10＝5点

判定方法：30点満点で，20点以下だと認知症の疑いとなる．

8），言語の流暢性（設問9）の設問から構成されています[29]（**表9**）．**Mini-mental state examination（MMSE）** は11の設問から構成され，国際的にも広く用いられている質問式の簡易認知機能検査法です[30, 31]（**表10**）．これらの検査とともに，家族や介護者からの聞き取りによる日常活動障害の評価も必要です．

　認知症ケアの基本は認知症患者の心に共感し心に寄り添うケアであり，認知症患者にとって心地よい環境をつくること，不安を起こさせないよう対応することが基本です（**表11**）．周囲の人々の態度や感情に敏感に反応するので，自尊心を傷つけるような言動は慎まなければなりません．臨床の場面でも認知症患者の誇りや自信を引き出すようにします．忙しい臨床のなかでも，患者に伝える情報はわかりやすく簡潔にゆっくりと繰り返すことが必要であり，患者が理解できずに不安を抱くようなことは避けなければなりません．また，家族に対する支援も忘れてはなりません．歯科に関する支援のみならず専門医，地域でのサービスなどの情報提供などは家族を支援することになります．

（2）アルツハイマー病

　アルツハイマー病は緩徐な発症と**持続的な認知機能の低下**を特徴とします[34]．アルツハイマー病の臨床症状の主軸は記憶障害を中心とした認知機能

表10 Mini-mental state examination (MMSE)（Folstein, et al., 1975.[30]）（日本老年医学会作成委員会，2011.[31]）

		質問内容	回答	得点
1	(5点)	今年は何年ですか 今の季節は何ですか 今日は何曜日ですか 今月は何月何日ですか	年 曜日 月　　日	
2	(5点)	ここは何県ですか ここは何市ですか ここは何病院ですか ここは何階ですか ここは何地方ですか（例：関東地方）	県 市 階	
3	(3点)	物品名3個（相互に無関係） 検者は物の名前を1秒に1個ずついう その後，被検者に繰り返させる 正答1個につき1点を与える 3個すべていうまで繰り返す（6回まで） 何回繰り返したかを記せ.　　　回		
4	(5点)	100から順番に7を引き（5回まで），あるいは「フジノヤマ」を逆唱させる		
5	(3点)	3で提示した物品名を再度復唱させる		
6	(2点)	（時計をみせながら）これは何ですか （鉛筆をみせながら）これは何ですか		
7	(1点)	次の文章を繰り返させる 「みんなで，力を合わせて綱を引きます」		
8	(3点)	（3段階の命令） 「右手にこの紙を持ってください」 「それを半分に折りたたんでください」 「机の上に置いてください」		
9	(1点)	（次の文章を読んでその指示に従ってください） 「眼を閉じなさい」		
10	(1点)	（何か文章を書いてください）		
11	(1点)	（次の図形を書いてください）		
			合計得点	

30点満点中23点以下は認知症の疑いあり

障害であり，記銘力障害だけがみられる時期が数年続き，その後，言語障害，失行，視空間能力障害など他の認知機能障害が明らかになってくるというのが一般的認識です[27]．言語障害，失行，視空間能力障害の出現よりも前に実行機能障害や注意障害が生じることも多いと考えられます[27]．

　40歳以降（多くは65歳以上）に発病し，緩徐に進行します[26]（**表12**）．記憶障害としては手続き障害よりも意味記憶，意味記憶よりもエピソード記憶

表11 認知症ケアの原則（室伏，1990.[32]）を改変）（下山，2010.[33]）

- なじみの人間関係（仲間）をつくる．
- 高齢者の言動を受容し，理解する．
- 高齢者のペースやレベルに合わせる．
- 高齢者にふさわしい状況を与える．
- 説得よりも納得を図る．
- よい刺激を少しずつでも絶えず与える．
- 孤独に放置しない，寝込ませない．
- 重要なことを簡単にパターン化して目の前で行いながら繰り返して教える．
- 高齢者のよい点を認め，よい付き合いをする．
- 高齢者の「今」を大切にする．

表12 アルツハイマー病（日本老年医学会作成委員会，2011.[26]）

- 認知症のなかでも最も多いタイプであり，40歳以降（多くは65歳以上）に発病し，緩徐に進行する．
- 近時記憶障害（物の置き忘れなど）で始まり，時間や場所などの見当識障害を伴う．
- 記憶障害としては手続き記憶（自転車に乗れる）よりも意味記憶（自転車が何だかわかる），意味記憶よりもエピソード記憶（自転車に乗ってどこに行ったかがわかる）の障害が生じやすい．
- 物盗られ妄想や被害妄想をしばしば伴う．
- 頭部MRI冠状断で海馬の萎縮がみられる．
- 脳血流SPECTでは後部帯状回，楔前部，側頭頭頂葉連合皮質に血流低下が認められることが多い．

の障害が生じやすくなっています[26]．エピソード記憶の障害の例として，食事をしたにもかかわらず食事をまだしていないと患者がいうことがあげられます．即時記憶（長くとも1分ほど）は良好ですが，近時記憶（数分から数か月まで）は早期から障害されます[34]．軽度アルツハイマー病の記憶障害は近時記憶障害，エピソード記憶の障害から始まり，時間をおいて覚えた単語を再度思い出す遅延再生課題での障害が顕著です[34]．中等度アルツハイマー病では，即時記憶障害と近い順からの遠隔記憶（数か月以上から年の単位）の障害も進行し，意味記憶障害と失語によって使用できる単語数の減少が加わり[34]，「あれ」「それ」などの代名詞が多い会話となります．中期には時間や場所の見当識障害がみられますが，迷子や徘徊の原因となります[34]．症状が重度になると，整容，着衣，摂食，排便などの基本的事柄も不可能になり，常時介護が必要になります．口腔清掃といったセルフケアも不可能となり，末期には立つ，座るなどの基本的な運動能力の喪失に向かって進行します[34]．

家族が気づく**初期症状**は，すぐ忘れる，人や物の名前が出てこない，置き忘れやしまい忘れ，蛇口の閉め忘れ，火の消し忘れ，薬の飲み忘れなどの記憶障害に基づく症状が多くなっています[34]．時間や場所の見当識障害の場合もあります[34]．

初期には記憶障害や実行機能障害に病識があるため，不安，うつ状態，睡眠障害，心気的な訴えなどの心理症状が出ます[34]．中期には病識がなくなるた

め多幸的なことが多く，やがて無関心，無感情へと進行します[34]．物盗られ妄想や被害妄想をしばしば伴います[26]．中等度から高度のアルツハイマー病では食行動の変化・過食，社会的逸脱行動などもみられます[34]．

　アルツハイマー病では，末期になるまで基本的には嚥下反射が保たれます[28]．合併症がない純粋なアルツハイマー病の自然経過では，重度の時期の身体症状は排泄の障害，起立・歩行障害，**嚥下障害**の順で出現することが多くなります[35]．嚥下反射が極度に低下あるいは消失すると，治療に抵抗する誤嚥性肺炎を繰り返し，最期は治らない肺炎と多臓器不全によって死に至ります[35]．アルツハイマー病の長期経過のなかで，肺炎などの感染症，心筋梗塞や脳梗塞などの動脈硬化性疾患，悪性腫瘍などの合併症を引き起こすことが多くみられます[28]．認知の障害のため適切な時期に適切な医療を受診できないことが，合併症の重症化や突然死の多さにつながっています[28]．

(3) 血管性認知症

　脳血管疾患の後遺症としての認知症の総称です[25]．脳血管疾患の発症と認知機能障害の出現との間に時間的な関連があり，認知症の責任病巣となりうる部位に脳血管疾患病巣が相応の大きさと広がりをもちます[26]（**表13**）．一般に意欲の低下と前頭葉機能の低下（自発性低下，感情平板化，実行機能障害など）が目立ちます[25]．アルツハイマー病に比較して，パーキンソン様症状，歩行障害，易転倒性，**嚥下機能低下**などの身体症状が強くなります[25]．

　高血圧や糖尿病といった**生活習慣病**を基礎疾患としてもつこと，または冠動脈疾患，末梢動脈疾患といった他の**動脈硬化性疾患**を合併していることが多くみられます[26]．血管性認知症では比較的早い時期から嚥下障害が起こります[28]．摂食嚥下リハビリテーションによって嚥下機能の維持・改善を図れる場合があります[28]．

表13　血管性認知症（日本老年医学会作成委員会，2011.[26]）

- 脳血管障害の発症と認知機能障害の出現との間に時間的な関連があり，認知症の責任病巣となりうる部位に脳血管障害病巣が相応の大きさと広がりをもつ．
- 記憶障害と二つ以上の認知機能（見当識，注意力，言語，視空間認知，実行機能，行為）に障害がある．
- 認知機能の急速な低下，動揺性，段階的な悪化がある．
- 人格・感情変化，うつ，意欲低下，思考緩慢，動作緩慢，実行機能障害などの症状が認められる．
- 高血圧や糖尿病といった生活習慣病を基礎疾患としてもつこと，または冠動脈疾患，末梢動脈疾患といった他の動脈硬化性疾患を合併していることが多い．
- 頭部MRIで脳血管障害病変（多発ラクナ梗塞を含む）もしくは皮質下白質病変を認める．
- 脳血流SPECTでは脳血管障害病巣の血流低下のほか，前頭葉の血流低下をしばしば認める．

表14 レビー小体型認知症（日本老年医学会作成委員会，2011.[26]）

- 現実的で詳細な内容の繰り返し出現する幻視（白い服を着た女の人が部屋の中にいるなど），妄想，うつ，認知機能の変動，注意と覚醒レベルの変動が認められる．
- パーキンソン症状（筋強剛，無動，姿勢反射障害，安静時振戦）や自律神経障害（起立性低血圧，便秘など）を伴いやすい．
- 転倒しやすい．視空間機能障害がみられる．
- REM期睡眠行動異常症（大声をあげる，隣で寝ている配偶者を殴るなどの睡眠中の異常行動）がある．
- 抗精神病薬に対する過敏性が認められる．
- 脳血流SPECTで後頭葉（楔部）の血流低下がみられる．
- MIBGシンチグラムで心筋の取り込み低下がみられる．

(4) レビー小体型認知症

レビー小体型認知症は初老期・老年期に発症し，幻視に代表される特有の精神症状とパーキンソニズムを示す神経変性疾患です[27]（**表14**）．社会的・職業的機能に障害を及ぼす程度の進行性の認知障害が存在します[36]．初期には顕著な記憶障害が目立たないこともありますが，進行とともに明らかになります[36]．初発症状は，頻度が高い順に認知障害，パーキンソニズム，精神症状，**幻視**です[37]．アルツハイマー病や血管性認知症に比べると，認知機能障害の進行は速くなります[37]．

レビー小体型認知症では，比較的早い時期から**嚥下障害**が起こります[28]．嚥下障害は少量のL-ドパで改善することがあります[28]．

(5) 前頭側頭型認知症

前頭側頭型認知症は前頭側頭葉変性症の一亜型であり，アルツハイマー病よりも発症年齢が若いため65歳以下の初老期でみられる認知症の代表的疾患です[25]．人格障害・情緒障害などが初発症状であり[38]，記憶は比較的保たれるのが特徴です．中核的特徴として，①潜行性に発症し徐々に進行，②早期からの社会的対人関係の低下（礼儀正しさの障害など），③早期からの対人接触の調整障害，④早期からの情動鈍麻（感情表出の全般的な貧困），⑤早期からの病識低下があげられます[36]．

前頭側頭型認知症の特徴として，**自己行動の統制の障害**，情動鈍麻，病識欠如，反社会的行動が早期から認められます[26]（**表15**）．人を無視・馬鹿にした態度，診察に対して非協力・不真面目，ひねくれた態度などの対人的態度の特異さが目立ち[38]，診療中でも帰りたくなると帰ろうとする立ち去り行動，診療中に十分に考えずに医師の質問に「わからない」と単純に答える考え無精がみられます[36]．常同的な行動は意図したものではなく，自ら行動を止めることはできません．毎日同じ道順で歩き（**常同行動**），途中で万引きをするといった軽犯罪（自己行動の統制の障害による**反社会的行動**）を引き起こすこと

表15 前頭側頭型認知症（日本老年医学会作成委員会，2011.[26])

- 自己行動の統制の障害（脱抑制，本能のおもむくままの行動，わが道をいく行動），情動鈍麻，病識欠如，反社会的行動（犯罪またはそれに近い行為を悪意なく行う）が早期から認められる．
- 身だしなみに対する無頓着，精神面の硬直性（頑固），易怒性，易転導性（注意の対象が容易に変わる）と注意の維持困難（じっとしていられない，立ち去り行為），常同行動（毎日同じ行為を繰り返さないと気がすまない），保続（違う質問に同じ答えを繰り返す），反響言語（オウム返し），目についたものを使用してしまうなどの行動異常（前頭葉機能障害）がみられる．
- 頭部MRIで前頭葉，側頭葉の萎縮が認められ，脳血流SPECTで同部位の血流低下が認められる．

もあります．なお，アルツハイマー病でみられる徘徊とは異なり，いつも同じ道順で歩くため迷子にはなりません．

目についたものすべてを口に運ぼうとする口唇傾向や物を反射的に握って離さない強制把握も本疾患の特徴です[25]．食行動異常（食欲・嗜好・食習慣の変化）が高い頻度でみられます．特定の料理のみを作る，同じ物ばかりを食べようとする**常同的食行動異常**がしばしば認められます．また，食物を口に詰め込み，誤嚥・窒息を招くことがあるので注意が必要です．

(6) 口腔内状況

施設入所高齢者とデイサービス利用高齢者を対象にした調査では，①認知症患者と非認知症患者の現在歯数に有意差はない（現在歯数は平均6.8歯），②認知症患者においても非認知症患者においても残根が多い（残根歯数の平均1.8歯），③全部床義歯の装着が必要と判断された認知症高齢者の義歯使用率は非認知症高齢者よりも低いと報告されています[39]．地域在住高齢者に対する調査では，認知症高齢者の口腔内の特徴として，残根の存在，補綴処置がされていない歯の欠損，義歯の清掃不良などがあげられています[40]．

認知症患者と非認知症患者とで現在歯数に差がない理由としては，要介護高齢者の口腔内状態は先天的要因およびそれまでの生活習慣，全身疾患，歯科治療などの環境要因の影響が大きいことが考えられます[39]．認知症高齢者の義歯使用率が低い理由は，多くの原因が関与しています（**表16**）．

(7) 歯科受診の可否

認知症は歯科受診を妨げる要因の一つです．歯科処置・診療を受けるのに必要な能力は認知症が高度になるにつれて低下が認められます[41]．認知症が高度になるにつれ，痛みなどの**主訴の表現能力**は低下します[41, 42]．義歯性潰瘍があるにもかかわらず認知症患者が痛みを訴えずにいることがあることからも，主訴の表現力の低下が理解できます．口腔内の痛み，不快感を訴える能力

表16　認知症高齢者の義歯使用率が低いおもな理由（池邉ほか，1997.[39]）

- 義歯の必要性に対する理解の乏しさ
- 義歯の自己管理の困難さとそれに伴う義歯の紛失
- 身体的・精神的機能の低下に伴う義歯の使用困難
- 義歯に対する諦め
- 通院困難
- 家族や介護者の歯科全般にわたる知識不足や無関心

の低下を補うために，家族や介護者による口腔内の日常的な観察が必要とされています．また，歯髄炎や口内炎による痛み，義歯の不適合などにより**食欲低下**や**食物摂取量の減少**が起こる可能性があることを忘れてはなりません．食欲低下や食事摂取量の減少がみられたときには，口腔内の状態を確認する必要があります．

　歯科治療を受けるうえで必要な顎位の保持，開閉口，顔の向きの変更，中心咬合位での咬合に関しては認知症の影響はあまりみられません[41, 42]．しかし，認知症患者の治療では口を開いてくれないために治療ができないということが起こります．この場合，初診時に拒否的な態度をとっても，なじみの人間関係ができると歯科治療が可能になる場合があるため，初診時には人間関係の構築から始め，歯科治療を急がないという選択肢もあります．義歯の装着は拒否しますが，口腔清掃には積極的であった認知症患者を治療したことがあります．これは，口腔清掃により口腔内が気持ちよくなりますが，義歯を装着すると痛いという経験によるものと思われました．不快感，疼痛を与えると**診療拒否**につながります．心地よい体験により歯科診療に対する協力が得られるようにします．なお，患者と歯科スタッフの**安全性**に関する項目として，暴力をふるう認知症患者は1割程度と報告されています[41, 42]．

　認知症に関する知識と技術をもつ歯科医師であれば，重症例を除けば十分に歯科治療は可能です[41]．なお，治療に際しては，家庭環境や生い立ちなどの理解，十分な介助と注意深い観察が必要とされています．

(8) 有床義歯使用の可能性

　認知症患者の家族や介護者から可撤性義歯の製作を依頼されることがあります．認知症患者に対して可撤性義歯を製作するときには，患者の歯科受診と患者による義歯装着の可能性の判断が重要です．義歯装着当初には異物である義歯に慣れていくことが必要であり，ときに痛みを我慢しながら使用することも必要となります．この段階を乗り越えられないと義歯が使用できません．認知症が進行してから初めて義歯を装着する場合では，認知症が進行する前に義歯を装着している場合と比べて義歯使用の可能性が低くなると思われます．

さらに，義歯を日常生活で使いこなすことが求められます．**義歯を着脱する能力**は，義歯の清掃を行いながら義歯を継続的に使用するうえで必要です．義歯装着ができない認知症患者では，義歯装着行為の途上で義歯という物品の使用法やその形態の正しい認識ができず，自分の体と義歯との対応関係および空間的位置関係がつかめず義歯装着に失敗することが確認されています[43]（**表17**）．認知症患者の義歯装着の障害は，失認および失行に相当すると考えられます[43]．

アルツハイマー病の評価法であるFAST（functional assessment staging）と義歯使用の対応では，FAST 6（高度の認知機能低下）に移行する時期から義歯使用に介助が必要となり，FAST 6後半から義歯使用困難な者が顕著に増加する傾向が認められます[45]．義歯使用困難または拒否により一度義歯を外したケースでは，その後長期にわたり義歯が外されていることが多く，再装着を試みられないことがほとんどです[45]．しかしFAST 7（非常に高度の認知機能低下）前半では，約半数は義歯使用が可能となるので，認知症の進行により義歯装着が困難となり義歯を外すことになったとしても，再度装着を試みることも必要です[45]．

臨床では，**新義歯装着の可能性**を判断する必要があります（**表18**）．認知症高齢者の義歯適応の可否を判定する情報として洗面と衣服の着脱が有用と報告されています[46]．要介護高齢者では，有床義歯使用に最も強く影響するのは着衣であり，認知症の影響も認められています[47]．また，アルツハイマー病患者の**義歯治療の適応判断**には，洗面の可否，衣服の着脱の可否に生年月日の認識の正否を加えることにより，より的確な判断ができると報告されていま

表17　義歯着脱に必要な能力（中村，1995.[44]）

・自発的で能動的な意思
・空間あるいは身体の位置および動きの正確な認知
・義歯を挙上するに足る上肢の筋力
・手や口腔周囲の筋を含めた巧緻な協調運動
・注意力の持続

表18　認知症患者に対する有床義歯製作の要点

新義歯装着の適応基準[43, 46, 47]
　ADLと認知機能を評価する．
　①衣服の着脱（衣服の着脱ができる）
　②洗面（洗面ができる）
　③生年月日の認識（生年月日が分かる）
認知症が進行してから新義歯に慣れるのは困難である．
　新義歯の製作と使用中義歯の継続使用の得失を検討する．
　使い慣れた義歯の継続的な装着が認知症患者には望ましい．
　新義歯製作時に使い慣れた義歯の形態などを参考にする．
義歯の管理は義歯装着者と介護者が行う．
　義歯の着脱・清掃には種々の能力が必要である．

す[43]．65歳以上の入院患者を対象にした調査では，義歯使用に強く影響する要因は精神機能，身体機能，栄養状態であり，75〜84歳では身体機能と生活の自立度，栄養状態が義歯使用に影響を与え，85歳以上では認知症の進行程度が強く影響するという報告があります[48]．すなわち，ADL評価と認知症のレベルの把握が重要といえます．義歯製作を行わないという決断もときには必要です．また，重度認知症患者でも義歯を使用できる反面，認知症が重度でないにもかかわらず義歯を装着していない患者では新義歯の製作や義歯の使用は困難な場合があることから，現在までの義歯治療や義歯の使用経験も義歯装着や使用に影響していると考えられます[49]．したがって，義歯製作が困難になる前に適切な義歯を製作し，使用し続けてもらうことが義歯装着率を上げることになります．使用している義歯がある場合には，安易に義歯製作を決定せず，リラインなどによりその義歯を調整して使用することも考えなければなりません．義歯を製作する場合には，異物感の少ないものを製作するために，患者が現在使用している義歯の形態を参考にすることも必要です．

義歯着脱に影響する要因として，介護を担う人々の理解があげられます．義歯を使用していない人が要介護者の義歯の着脱を行うのは困難と考えられます．義歯使用者や介護者に対して，着脱を含めた義歯管理に関する指導を行うことが義歯の装着につながります．また義歯使用者や介護者が着脱しやすい義歯の設計が必要です．維持には優れますが，患者や介護者による着脱が困難な義歯では，口腔の環境を良好に維持できません．

(9) 歯科治療の方針

多職種による協働のなかで，認知症患者の歯科治療を行うことが基本となります．多職種で情報や理念の共有が必要となります．歯科医師，歯科衛生士が孤立することがないよう，他職種との協力関係を築くことが大切です．認知症高齢者には本人，介護者に咀嚼の重要性を理解させ，定期的な歯科検診，義歯調整，口腔衛生管理を行い，可能な限り義歯を使用できる環境を作る必要があります[50]（**表19**）．介護者による口腔衛生や義歯の維持管理の協力態勢を確立することは必須です[39]．認知症患者の歯科診療は認知症の進行に伴い困難になっていくため，口腔の健康管理を重視した歯科治療を目指すことになります[51]．インプラント義歯を装着している患者では来院可能な時期にインプラント体の撤去，スリーピングなどを行う必要があります[51]．

認知症初期は，歯科医療の受療能力が保たれている時期です．身体的ならびに精神的な障害が重度になる前に，集中的かつ**積極的な介入**により口腔内の状態を改善し，管理しやすい口腔内環境とします[52]．歯科治療の終了後には，

表19 歯科治療方針

口腔の健康管理体制を確立する
　介護者による管理が重要となる．
　定期的に歯科的介入を行う．
　認知症患者は口腔内の疼痛・不快感を言葉で訴えないことがある．
良好な口腔衛生・口腔機能を確立する
　認知症が軽度な時期に歯科治療を行い，その後はその状況を維持する．
認知症の進行に伴い歯科介入の目的が変化する
　歯科疾患や肺炎の予防などを目的とした口腔衛生管理はいずれの時期においても重要である．
　積極的な歯科治療（口腔機能および口腔衛生の改善）
　　↓
　食支援，食事指導（低栄養の予防と全身状態の改善）
　　↓
　口腔衛生管理（口腔内の疼痛や不快症状の緩和）

　口腔内環境を良好な状態に維持・管理するために定期的なリコールや適切なメインテナンスを行います[39]．また，定期的な歯科的介入はなじみの人間関係を構築できるので，認知症進行に伴う歯科治療の拒否傾向を緩和する可能性があります．認知症が軽度・中等度では，比較的積極的な歯科治療が可能であることが多いのですが，重度になると積極的な治療が難しくなり対症療法的な対応とならざるをえない可能性が高くなります[53]．

　認知症中期には，食形態の維持よりも食事量の維持に治療の目的が移行し，**低栄養の予防**と低栄養によって引き起こされるさまざまな感染症の予防が目的となります[52]．後期では，誤嚥性肺炎予防や窒息予防を目的として**口腔衛生管理**や**疼痛除去**など緩和的なものになります[52]．

　歯科治療の必要性を納得してもらうことが必要ですが，たとえ必要性を理解できなくとも信頼関係を構築し，苦痛や恐怖心を与えないことが重要です．残された能力を活用する，敬意をもって接し患者の名前をよぶ，会話のなかで気持ちや感情を確認してありのままを受け止めることが望まれます．

　就寝時に義歯を装着しないことが原則になっていますが，義歯の一時的な非装着が不穏や義歯の装着拒否につながることがあります．義歯装着については柔軟な対応が求められます．

（10）摂食嚥下障害

　認知症の摂食嚥下障害は，認知症の原因疾患によって様相が大きく異なります．アルツハイマー病では，血管性認知症よりも咽頭期嚥下障害が少なくなります[54]．中等度から重度のアルツハイマー病では先行期・準備期・口腔期の障害が顕在化し，自立摂食機能低下が進行しますが，この時期から1年程度経過してから**摂食嚥下機能低下**が顕在化し，それに伴い栄養状態が低下します[54]．アルツハイマー病がさらに進行すると，**口腔顔面失行**が進行して口腔

内に入った食物の咀嚼や食塊形成，移送の協調運動が不良になり，同時に徐々に咽頭の反射も低下します[54]．さらに，認知症が進行すると，口腔咽頭の廃用性萎縮による機能低下に加え，嚥下反射や喀出反射も障害され，それにより咽頭反射の障害が顕在化し，**咽頭期障害**が生じます[54]．認知症が重症化すれば，これまで無意識に行われていた摂食嚥下機能が破綻し，それこそ声かけをしながらでないと食物が口の中に残ったままという状態になってしまいます[55]．

認知症患者の摂食嚥下障害への対応を考える際には，認知機能低下という要因を考慮し，①**摂食開始困難**（自ら食べはじめることができない），②**摂食中断**（最後まで食べ続けることができない），③**食べ方の乱れ**（適量がすくえない，食べ方が速いなど）に着目することが重要です[54]．食べることに対する支援・援助が必要になりますが，食行動の障害の程度によって介助の内容は異なります．自立摂食開始につながるきっかけは，注意障害により混乱している中等度のアルツハイマー病では「言語的誘導」や「非言語的誘導」も有効であったが，重度のアルツハイマー病では「**スタートポジション誘導**（両手に食具・器を持つことを支援）」や食事に関連した動作の支援など，視覚や嗅覚，聴覚だけではなく触覚など感覚刺激を利用した慣れ親しんだ動きを誘導する支援が有効であったと報告されています[54]．

(11) 口腔衛生管理

認知症患者では，口腔内環境への配慮が疎かになりがちです．アルツハイマー病の中等度の時期になると，口腔清掃を自分で行う能力が失われてきます[28]．家族や介護者が口腔清掃を行うことを前提に，口腔清掃が実施しやすい環境にしておくことが望まれます．中等度以降の認知症では，常に口腔清掃に介助が必要ですが，介護負担のために介護者は口腔にまで気が回らないことも多々あります[28]．介護者への教育的介入は，口腔清掃の指導のみに偏ることなく，認知症の介護全体の状況を考慮した効果的指導を行う必要があります[28]．

口腔清掃はセルフケアが基本です．口腔清掃が可能ならば，患者自らが口腔清掃を行うように誘導し，介護者の見守りのなかで患者に口腔清掃を行ってもらいます．口腔衛生・口腔機能の維持のために，認知症患者では**介護者**が積極的に口腔清掃を行う必要があります．このとき不快感・痛みを与えないことが重要です．口腔清掃を行うときは安心・安楽の状態を維持し，状況を理解できるように患者に説明します．口腔清掃中にも患者の状態を観察しながら，反復して説明します．説明に際しては，「これからブラッシングをします」を「これからお口の汚れを取ります」というように患者にわかりやすい表現を用います．開口状態が維持できないときにはシリコーン樹脂製や硬質ポリウレタン製の

開口補助具を使います．口腔清掃時に誤嚥が生じないように**体位**に注意し，唾液や水が咽頭方向に向かわないようにします．口腔清掃時に協力が得られないときには体や手の動きを抑制する必要が生じるときがあります．頭部の動きを抑制するときには，患者の後方から介護者の体や腕を用いて頭部を安定させます．患者の手の動きを抑制するときには握手をします．

　アルツハイマー病の評価法に，**FAST**（functional assessment staging）があります．このFASTに口腔の問題を付記したものが発表されています[56]（**表20**）．ステージ3（軽度の認知機能低下）では，歯科診療では特に問題が生じるケースは少なくなっています[57]．今までブラッシング法は保持されているものの，新たな清掃用具の使用や手技などの受け入れが困難となるケースがあります[57]．ステージ4（中等度の認知機能低下）では，支払いなど受付でのトラブル，予約時間順守困難などのトラブルが起こる可能性はあるものの，歯科治療自体では問題はありません[57]．しかし，新たな清掃用具の使用や手技などの受け入れ困難はさらに顕在化します[57]．終末期の最終フェーズでは，口腔衛生管理を主眼とした口腔管理のニーズが高まります[58]．認知症が進行すると介入が難しくなりますが，軽度なときからの口腔管理を行うことは介入の継続につながります．

　認知症高齢者の死因は**肺炎**が最も多くなっています．在宅高齢者の肺炎の本態は明らかな誤嚥のエピソードを欠く**不顕性誤嚥**であり，気道のクリアランスなどの局所の感染防御能の低下，全身状態，栄養状態，免疫機能の低下が加わり，肺炎を発症します[28]．口腔清掃の実施は肺炎防止，歯科疾患の予防や口腔機能の低下予防に効果があります．義歯の清掃不良は義歯性口内炎のリスクが増すため，積極的な清掃が望まれます．なお，義歯洗浄剤を誤って飲むという事故があるので，義歯洗浄剤や口腔清掃用品の厳重な管理が必要です．

夕暮れ症候群，たそがれ症候群

　介護老人保健施設に入所している女性（90歳代）は夕食の時間に憂うつになる．食堂で向かいに座っている認知症の女性（80歳代）が夕食のときに「私は今日家に帰ります」とほぼ毎日いう．そのたびに「今日はすでに暗くなって危ないから明日帰ったら」「荷物の準備ができていないでしょう．明日荷物を整理して帰ることにしたら」などといわなければならない．これが毎日繰り返される．「もういい加減にしてほしい．しかし認知症の人にそれをいっても仕方がない．施設にいても疲れることは多い」といっていた．

　対応としては，①「帰りたい」という気持ちを否定せず受け止める，②ここに居てほしいことを伝える，③居心地のよい環境にするなどが考えられる．

表20 FASTに対応した口腔機能などの変遷とその対応（平野，2013.[57]）（平野，2014.[58]）

Fast stage	臨床診断	FASTにおける特徴	口腔ケア（セルフケア）	口腔機能（摂食・嚥下機能）	口腔のケア（支援・介助）
1 認知機能の障害なし	正常	・主観的および客観的機能低下は認められない	正常	正常	健常者と同じ対応
2 非常に軽度の認知機能の低下	年齢相応	・物の置き忘れを訴える ・喚語困難			
3 軽度の認知機能低下	境界状態	・熟練を要する仕事の場面では機能低下が同僚によって認められる ・新しい場所に旅行することは困難	従来のブラッシング法は保持されるものの、口腔清掃にむらが生じる 新たな清掃器具、手技などの指導の受け入れが困難となるケースがある	正常	認知症との診断がされていないケースが多く、口腔清掃の低下を契機に認知症と診断される可能性がある時期である
4 中等度の認知機能低下	軽度AD	・夕食に客を招く段取りをつけたり、家計を管理したり、買い物をしたりする程度の仕事でも支障をきたす	従来のブラッシング法は何とか保持されるものの、口腔清掃状況に低下を認める 新たな清掃器具、手技などの指導の受け入れは極めて困難となる		複雑な指導の受け入れが困難となるため、単純な指導を適宜行うことにより口腔清掃の自立を促すことが必要となる。 一部介助も必要となる時期であるが、介助の受け入れは自尊心が障害となり困難な場合が多い
5 やや高度の認知機能低下	中等度のAD	・介助なしでは適切な洋服を選んで着ることができない ・入浴させるときに、なだめすかすなどの説得の必要性が出現する	自らのブラッシング行為は遂行困難となる	認知機能の低下により、先行期に障害を認めるケースがある 食事摂取に偏りが出現し、自己の嗜好性に合った品目のみの摂取などを認めることがある	口腔清掃を促すことにより口腔清掃の自立は困難ながら保持できるが、介助は導入に配慮が必要で、不適切な導入は介助拒否となることもある 対象者の食事への嗜好性に配慮した食事提供が必要となる
6 高度の認知機能低下	やや高度のAD	・不適切な着衣 ・入浴に介助を要する ・入浴を嫌がる ・トイレの水を流せなくなる ・尿、便失禁	セルフケアが困難となる 清潔行為が困難となるためブラッシングなども行わなくなるが、歯ブラシなどを提示するとブラッシング行為は行うことがあるが、清掃行為としての認識は低下	先行期障害が顕著 食具の使用が限られる 摂食嚥下機能は保持されているが、一口量、ペーシングが不良となりそれが原因でむせ、食べこぼしなどが出現する	口腔清掃は一部介助が必要となり全介助のケースもあるが、対象者の不快感を極力軽減する配慮が必要となる 使用可能な食具を選択しその際、一口量が過剰にならない配慮が必要となる 食事の配膳などにも配慮が必要となり、ケースによっては一品ごとに提供することも効果的である
7 非常に高度の認知機能低下	高度のAD	・言語機能の低下 ・理解しうる語彙は限られた単語となる ・歩行能力、着座能力、笑う能力の喪失 ・昏迷および昏睡	セルフケアが顕著に困難となる	食具の使用が困難となる 多くの場合嚥下反射の遅延が認められるものの、咀嚼機能、嚥下機能は保持されている 姿勢の保持が困難となり、そのために摂食嚥下障害が出現する 廃用症候により摂食嚥下障害の出現も認められる	口腔清掃は全介助となり、口腔内感覚の惹起を目的に食事提供前の口腔ケアも効果的なケースもある 食事環境（配膳、食形態、姿勢など）の整備に配慮が必要となり、食事も一部介助から全介助となるケース、さらには経口摂取が困難となり経管栄養などの方法も必要となる

文 献

■ Chapter 1　口腔衛生管理

1) 下山和弘：高齢者の口腔ケアの重要性．花王ハイジーンソリューション，15：2-6，2014．
2) 循環器病の診断と治療に関するガイドライン（2007年度合同研究班報告）．感染性心内膜炎の予防と治療に関するガイドライン（2008年改訂版）．
3) ヴァージニア・ヘンダーソン：改訂版　看護の基本となるもの．湯槇ます・小玉香津子共訳，日本看護協会出版部，東京，1992．
4) 下山和弘：高齢者によくみられる歯科疾患．ジェロントロジー，17：233-237，2005．
5) 下山和弘，岩佐康行：高齢者の終末期における口腔ケア．Geriatr Med，50：1403-1406，2012．
6) 寝たきり者の口腔衛生指導マニュアル作成委員会編：訪問指導．寝たきり者の口腔衛生指導マニュアル，新企画出版，東京，1993，29-90．
7) Kayser-Jones J, Bird WF, Paul SM, et al: An instrument to assess the oral health status of nursing home residents. Gerontologist, 35: 814-824, 1995.
8) Chalmers JM, King PL, Spencer AJ, et al: The oral health assessment tool: validity and reliability. Aust Dent J, 50: 191-199, 2005.
9) Oral Health Assessment Tool (OHAT). http://dentistryfujita-hu.jp/content/files/PDF/OHAT%20160120.pdf
10) 松尾浩一郎，中川量晴：口腔アセスメントシート Oral Health Assessment Tool 日本語版（OHAT-J）の作成と信頼性，妥当性の検討．日障誌，37：1-7，2016．
11) Eilers J, Berger AM, Petersen MC: Development, testing, and application of the oral assessment guide. Oncol Nurs Forum, 15: 325-330, 1988.
12) 村松真澄：Eilers 口腔アセスメントガイドと口腔ケアプロトコール．看護技術，58(1)：12-16，2012．
13) Andersson P, Hallberg IR, Renvert S: Inter-rater reliability of an oral assessment guide for elderly patients residing in a rehabilitation ward. Spec Care Dentist, 22: 181-186, 2002.
14) 岸本裕充，塚本敦美：口腔のアセスメントおよびケア方法概論（1）口腔のアセスメント．入院患者に対するオーラルマネジメント，足立了平，河合峰雄，岸本裕充，他編，8020推進財団，2008，8-17．
15) 岩佐康行：意識障害者への口腔ケア．老年歯学，19：325-331，2005．
16) 下山和弘：口腔清掃の実施手順．高齢者歯科ガイドブック，植松　宏，稲葉　繁，渡辺　誠編，第1版，医歯薬出版，東京，2003，335-337．
17) 下山和弘：開口を拒否する患者への対応．日本老年歯科医学会監修口腔ケアガイドブック，下山和弘，米山武義，那須郁夫編，第1版，口腔保健協会，東京，2008，138-139．
18) 道　健一：開口障害，閉口障害．最新口腔外科学，塩地重利，富田喜内監修，第4版，医歯薬出版，東京，1999，47-48．
19) 茶山裕子：口を開けてもらえない人への対応．老年歯学，17：353-357，2003．
20) 飯田佑子，生田　稔：口が開かない（開口困難）．入院患者の口腔・咽頭ケアポケットマニュアル，道脇幸博，向山　仁編，第1版，医歯薬出版，東京，2013，123-126．
21) Kojima C, Fujishima I, Ohkuma R, et al: Jaw opening and swallow triggering method for bilateral-brain-damaged patients: K-point stimulation. Dysphagia, 17: 273-277, 2002.
22) 角　保徳：口腔乾燥症．老年歯科医学用語辞典，日本老年歯科医学会編，第2版，医歯薬出版，東京，2016，90．
23) 日本口腔粘膜学会用語・分類検討委員会：日本口腔粘膜学会の口腔乾燥症（ドライマウス）の分類案．日口腔粘膜誌，14：86-88，2008．
24) 山根源之：口腔乾燥症患者に対する口腔ケア．日本老年歯科医学会監修口腔ケアガイドブック，下山和弘，米山武義，那須郁夫編，第1版，口腔保健協会，東京，2008，134-135．
25) 高田由美子：口渇．看護学大事典第2版，和田　攻，南　裕子，小峰光博編，医学書院，東京，2010，982．
26) 鴨井久一：口腔乾燥症．看護学大事典第2版，和田　攻，南　裕子，小峰光博編，医学書院，東京，2010，989．
27) 岩肌基子，出光俊郎：痂皮．看護学大事典第2版，和田　攻，南　裕子，小峰光博編，医学書院，東京，2010，541．
28) 岩肌基子，出光俊郎：痂皮形成．看護学大事典第2版，和田　攻，南　裕子，小峰光博編，医学書院，東京，2010，541．
29) 菅　武雄：剝離上皮の堆積のある患者に対する口腔ケア．日本老年歯科医学会監修口腔ケアガイドブック，下山和弘，米山武義，那須郁夫編，第1版，口腔保健協会，東京，2008，174-175．
30) 矢冨　裕：出血傾向．臨床検査のガイドライン JSLM2012．日本臨床検査医学会，東京，2012，149-152．
31) 毛利　博：出血性素因．看護学大事典第2版，和田　攻，南　裕子，小峰光博編，医学書院，東京，2010，1395-1396．
32) 厚生労働省：重篤副作用疾患別対応マニュアル　出血傾向．2007．
33) 毛利　博：出血時間．看護学大事典第2版，和田　攻，南　裕子，小峰光博編，医学書院，東京，2010，1394．
34) 米山彰子：血小板数算定．看護学大事典第2版，和田　攻，南　裕子，小峰光博編，医学書院，東京，2010，915．
35) 米山彰子：血液凝固時間．看護学大事典第2版，和田　攻，南　裕子，小峰光博編，医学書院，東京，2010，888．
36) 新倉春男：プロトロンビン時間．看護学大事典第2版，和田　攻，南　裕子，小峰光博編，医学書院，東京，2010，2600．
37) 新倉春男：活性化部分トロンボプラスチン時間．看護学大事典第2版，和田　攻，南　裕子，小峰光博編，医学書院，東京，2010，530．
38) 新倉春男：フィブリノゲン．看護学大事典第2版，和田　攻，南　裕子，小峰光博編，医学書院，東京，2010，2514．
39) 新倉春男：フィブリン．看護学大事典第2版，和田　攻，南　裕子，小峰光博編，医学書院，東京，2010，2514．
40) 新倉春男：フィブリン分解産物．看護学大事典第2版，和田　攻，南　裕子，小峰光博編，医学書院，東京，2010，2515．
41) 奥田泰久：非ステロイド系抗炎症剤．看護学大事典第2版，和田　攻，南　裕子，小峰光博編，医学書院，東京，2012，2447-2448．
42) 大渡凡人：全身的偶発症リスクマネジメント　高齢者歯科診療のストラテジー，医歯薬出版，東京，2012，51-58．
43) 新田正和：集中治療の現況．新潟医誌会，129：45-50，2015．
44) 今中秀光：人工呼吸器関連肺炎（VAP）の予防と対策．Anesthesia 21 Century, 14: 2801-2805, 2012.
45) 日本集中治療医学会 ICU 機能評価委員会：人工呼吸器関連肺炎予防バンドル 2010 改訂版，2010，1-8．
46) Institute for Healthcare Improvement: IHI Ventilator Bundle. 2013.
47) 長谷川隆一，志馬伸朗：人工呼吸器関連肺炎（ventilator-associated pneumonia, VAP）はゼロにできるか？．日集中医誌，21：9-16，2014．
48) El-Rabbany M, Zaghlol N, Bhandari M, et al: Prophylactic oral health procedures to prevent hospital-acquired and ventilator-associated pneumonia: a systematic review. Int J Nurs Stud, 52: 452-464, 2015.
49) Yao LY, Chang CK, Maa SH, et al: Brushing teeth with purified water to reduce ventilator-associated pneumonia. J Nurs Res, 19: 289-297, 2011.
50) Gu WJ, Gong YZ, Pan L, et al: Impact of oral care with versus without toothbrushing on the prevention of ventilator-associated pneumonia: a systematic review and meta-analysis of randomized controlled trials. Crit Care, 16: R190, 2012.
51) Alhazzani W, Smith O, Muscedere J, et al: Toothbrushing for critically ill mechanically ventilated patients: a systematic review and meta-analysis of randomized trials evaluating ventilator-associated pneumonia. Crit Care Med, 41: 646-655, 2013.
52) 藤岡智恵：新人（異動者）が短期で育つ質問と回答例　人工呼吸器を装着しているケース／気管挿管中のケース．重症集中ケア，13：32-36，2014．
53) 日本呼吸療法医学会気管吸引ガイドライン改訂ワーキンググループ：気管吸引ガイドライン 2013（成人で人工気道を有する患者のための）．人工呼吸，30：75-91，2013．
54) 医薬品医療機器総合機構：気管チューブの取扱い時の注意について．PMDA 医療安全情報 No.30，2012．
55) 茂野香おる：口腔吸引．看護学大事典第2版，和田　攻，南　裕子，小峰光博編，医学書院，東京，2010，989．
56) 山口里枝：支持療法（supportive care）ピックアップ　口腔ケア．ナーシング・トゥデイ，28(6)：20-25，2013．
57) 篠原正徳：がん化学療法と口腔ケアー．臨と研，91：1317-1325，2014．
58) 百合草健圭志：がん化学療法・放射線治療と口腔ケア．日医師会誌，144：517-520，2015．
59) 倉光　薫：癌化学療法．看護学大事典第2版，和田　攻，南　裕子，小峰光博編，医学書院，東京，2010，568-569．

60) 倉光　薫：抗癌剤．看護学大事典第2版，和田　攻，南　裕子，小峰光博編，医学書院，東京，2010，984．
61) 厚生労働省：重篤副作用疾患別対応マニュアル　抗がん剤による口内炎．2009．
62) 森　文子：癌化学療法を受ける人への看護ケア．看護学大事典第2版，和田　攻，南　裕子，小峰光博編，医学書院，東京，2010，569．
63) 大田洋二郎：副作用対策のコツとピットフォール　口腔粘膜炎．外来化学療法，3：183-185，2012．
64) 日本臨床腫瘍研究グループ：有害事象共通用語規準 v4.0 日本語版 JCOG 版．http://www.jcog.jp/doctor/tool/CTCAEv4_J_20150910.pdf
65) 阿部由直：放射線治療．看護学大事典第2版，和田　攻，南　裕子，小峰光博編，医学書院，東京，2010，2675．
66) 片倉　朗：がんと口腔のかかわり．5疾病の口腔ケア．藤本篤士，武井典子，片倉　朗，他編，第1版，医歯薬出版，東京，2013，30-33．
67) 藤本美生：放射線治療を受ける人の看護ケア．看護学大事典第2版，和田　攻，南　裕子，小峰光博編，医学書院，東京，2010，2675-2676．
68) 重松明男：造血細胞移植の概要・疫学．造血細胞移植患者の口腔ケアガイドライン，日本口腔ケア学会編，口腔保健協会，東京，2015，3-7．
69) 茂木伸夫：造血細胞移植患者の口腔ケアの目的．造血細胞移植患者の口腔ケアガイドライン，日本口腔ケア学会編，口腔保健協会，東京，2015，1-2．
70) 茂木伸夫，他：口腔の有害事象．造血細胞移植患者の口腔ケアガイドライン，日本口腔ケア学会編，口腔保健協会，東京，2015，18-24．
71) 根岸明秀：口腔の評価．造血細胞移植患者の口腔ケアガイドライン，日本口腔ケア学会編，口腔保健協会，東京，2015，8-17．
72) 杉崎順平，阿部晶子，阿部貴恵：口腔有害事象の予防．造血細胞移植患者の口腔ケアガイドライン，日本口腔ケア学会編，口腔保健協会，東京，2015，25-43．
73) 松崎道男：GVHD．看護学大事典第2版，和田　攻，南　裕子，小峰光博編，医学書院，東京，2010，55．
74) 松崎道男：拒絶反応．看護学大事典第2版，和田　攻，南　裕子，小峰光博編，医学書院，東京，2010，782．
75) 日本緩和医療学会緩和医療ガイドライン委員会編：終末期がん患者の輸液療法に関するガイドライン2013年版．金原出版，東京，2013．
76) 岩渕博史：出血・口臭．口腔の緩和医療・緩和ケア—がん患者・非がん疾患患者と向き合う診断・治療・ケアの実際—．大田洋二郎，阪口英夫，平野浩彦編，第1版，永末書店，京都，2013，96-97．
77) 箕岡真子：認知症高齢者の終末期医療における倫理的課題．Geriatr Med, 50：1407-1410, 2012.
78) 上野尚雄：最後まで「その人らしく」過ごしてもらうために～食べること，話すことを支援する（終末期の口腔トラブル）～．歯界展望，124：1176-1180，2014．
79) 上野尚雄，大田洋二郎：口臭のメカニズムとケアの選択．がん患者と対療，19：110-115，2008．
80) 井関雅子：オピオイド．看護学大事典第2版，和田　攻，南　裕子，小峰光博編，医学書院，東京，2010，409．
81) 下山和弘，秋本和宏：舌清掃の目的とその方法．老年歯学，15：305-308，2001．
82) 岩佐康行：口腔に瘢痕がある患者に対する口腔ケア．日本老年歯科医学会監修口腔ケアガイドブック，下山和弘，那須郁夫，米山武義編，第1版，口腔保健協会，東京，2008，143-144．
83) 大渡凡人：口腔保湿剤 oral moisturizers (saliva substitutes). 歯科におけるくすりの使い方 2015-2018．金子明寛，須田英明，佐野公人，他編，第1版，デンタルダイヤモンド社，東京，2014，378-386．
84) 竜　正大：口腔衛生と口腔環境（口腔湿潤剤，含嗽剤）．老年歯科医学，森戸光彦，山根源之，櫻井　薫，他編，第1版，医歯薬出版，東京，2015，250-256．
85) Tada A, Miura H: Prevention of aspiration pneumonia (AP) with oral care. Arch Gerontol Geriatr, 55：16-21, 2012.
86) 厚生労働省医薬食品局：医薬品・医療用具等安全性情報 197 号．2004．
87) 岩沢篤郎，中村良子：ポビドンヨード製剤の使用上の留意点．Infect Control, 11：376-382, 2002.
88) 藤本篤士：認知症患者に対する口腔ケア．日本老年歯科医学会監修口腔ケアガイドブック，下山和弘，那須郁夫，米山武義編，第1版，口腔保健協会，東京，2008，128-129．
89) 岩佐康行：意識障害者に対する口腔ケア．日本老年歯科医学会監修口腔ケアガイドブック，下山和弘，那須郁夫，米山武義編，第1版，口腔保健協会，東京，2008，140-142．
90) 浜田泰三，二川浩樹，夕田貞之：義歯の洗浄　デンチャープラーク・フリーの最前線．デンタルダイヤモンド社，東京，2002，76-105．
91) 馬場一美，塚崎弘明，笛木賢治，他：義歯管理に関する臨床的エビデンス．日歯医師会誌，66：764-774，2013．

■ Chapter 2　口腔機能管理

1) 日本補綴歯科学会：咀嚼障害評価法のガイドライン—主として咀嚼能力検査法—．歯科医療領域3疾患の診療ガイドライン，2002，35-41．
2) 内田達郎，下山和弘，長尾正憲，他：全部床義歯装着者の咀嚼能力とその変化の評価を目的とした摂取状況調査表の検討．補綴誌，36：766-771，1992．
3) 内田達郎，高橋保樹，村上貴子，他：全部床義歯装着者の咀嚼能力評価法に関する研究—摂取可能率と咀嚼値の関連について—．口病誌，69：188-193，2002．
4) 越野　寿，平井敏博：摂取可能食品アンケートを用いた全部床義歯装着者の咀嚼能力検査．日咀嚼会誌，18：72-74，2008．
5) 濱　洋平，金澤　学，駒ヶ嶺友梨子，他：小児から高齢患者まで大活躍！簡単にできる咀嚼能力評価．Quintessence, 33：2354-2363, 2014.
6) 平野滋三，高橋保樹，渡辺一麿，他：色変わりチューインガムによる義歯装着者の咀嚼能力測定の試み．補綴誌，45：730-736，2001．
7) 科学技術振興機構：生活の質の向上に向け，咀嚼能力を正確で簡便に評価するシステムの開発に成功．科学技術振興機構報第981号，2013．
8) 小野高裕，安井　栄，野首孝祠：超高齢社会で注目される咀嚼能力評価の意義と可能性　なぜ今咀嚼能力なのか？．Quintessence, 32：1660-1663, 2013.
9) 田村文誉：観察のポイント．高齢者の口腔機能評価NAVI．菊谷　武編，第1版，医歯薬出版，東京，2010，96-104．
10) 井上富雄編：基礎歯科生理学．森本俊文，山田好秋，二ノ宮裕三，岩田幸一編，第6版，医歯薬出版，東京，2015，328-349．
11) 林　豊彦，藤村哲也：よくわかる顎口腔機能．日本顎口腔機能学会編，医歯薬出版，東京，2005，24-28．
12) 菊谷　武：咀嚼の評価．高齢者の口腔機能評価NAVI．菊谷　武編，第1版，医歯薬出版，東京，2010，105-107．
13) 長谷川賢一：情報収集．図解言語聴覚療法技術ガイド，深浦順一，長谷川賢一，立石雅子，佐竹恒夫編，第1版，文光堂，東京，2014，496-499
14) 大熊るり，藤島一郎，小島千枝子，他：摂食・嚥下障害スクリーニングのための質問紙の開発．日摂食嚥下リハ会誌，6：3-8, 2002．
15) 藤島一郎：脳卒中の摂食・嚥下障害．第2版，医歯薬出版，東京，1998，55-58．
16) Belafsky PC, Mouadeb DA, Rees CJ, et al.: Validity and reliability of the Eating Assessment Tool (EAT-10). Ann Otol Rhinol Laryngol, 117: 919-924, 2008.
17) Nestlé Health Science：EAT-10．https://www.nestlehealthscience.jp/inform/tool
18) 小口和代，才藤栄一，水野雅康，他：機能的嚥下障害スクリーニングテスト「反復唾液嚥下テスト」(the Repetitive Saliva Swallowing Test: RSST) の検討（1）正常値の検討．リハ医，37：375-382，2000．
19) 戸原　玄，下山和弘：反復唾液嚥下テストの意義と実施上の要点．老年歯学，20：373-375，2006．
20) 戸原　玄：各種スクリーニングテスト．摂食・嚥下リハビリテーション．才藤栄一，向井美惠監修，第2版，医歯薬出版，東京，2007，137-142．
21) 元橋靖友：訪問で行う摂食・嚥下障害のスクリーニング．訪問で行う摂食・嚥下リハビリテーションのチームアプローチ．戸原　玄編，第1版，全日本病院出版会，東京，2007，18-27．
22) 日本摂食嚥下リハビリテーション学会医療検討委員会：摂食嚥下障害の評価【簡易版】．2015．
23) 窪田俊夫，三島博信，花田　実，他：脳血管障害における麻痺性嚥下障害—スクリーニングテストとその臨床応用について—．総合リハ，10：271-276，1982．
24) 野原幹司：摂食・嚥下機能評価時の観察ポイント・検査．訪問歯科診療ではじまる摂食・嚥下障害へのアプローチ．戸原　玄，野原幹司，石田　瞭編，第1版，医歯薬出版，東京，2007，34-57．
25) 野原幹司：訪問で行う摂食・嚥下障害の検査．訪問で行う摂食・嚥下リハビリテーションのチームアプローチ．戸原　玄編，第1版，全日本病院出版会，東京，2007，28-35．
26) 日本摂食・嚥下リハビリテーション学会医療検討委員会：嚥下内視鏡検査の手順 2012 改訂（修正版）．日摂食嚥下リハ会誌，17：87-99, 2013．

27) 日本摂食嚥下リハビリテーション学会医療検討委員会：嚥下造影の検査法（詳細版）日本摂食嚥下リハビリテーション学会医療検討委員会2014年度版．日摂食嚥下リハ会誌，18：166-186, 2014．
28) 馬場　尊：嚥下造影（VF）．摂食・嚥下リハビリテーション，才藤栄一，向井美惠監修，第2版，医歯薬出版，東京，2007, 143-152．
29) 清水充子：言語聴覚士の立場からみた機能評価．セミナー　わかる！摂食・嚥下リハビリテーション1巻　評価法と対処法，植松　宏監修，第1版，医歯薬出版，東京，2005, 118-135．
30) 馬場　尊：診察．摂食・嚥下リハビリテーション，才藤栄一，向井美惠監修，第2版，医歯薬出版，東京，2007, 130-135．
31) 戸原　玄：訪問で行う摂食・嚥下障害の診察・評価．訪問で行う摂食・嚥下リハビリテーションのチームアプローチ，戸原　玄編，第1版，全日本病院出版部，東京，2007, 6-17．
32) 高山幹子：開鼻声．看護学大事典第2版，和田　攻，南　裕子，小峰光博編，医学書院，東京，2010, 452．
33) 西脇恵子，菊谷　武：患者の声質からわかること－口腔・咽喉頭の機能低下．高齢者の口腔機能評価NAVI，菊谷　武編，第1版，医歯薬出版，東京，2010, 30-36．
34) 深津玲子：構音障害．今日のリハビリテーション指針，伊藤利之，江藤文夫，木村彰男編，第1版，医学書院，東京，2013, 395-396．
35) 林都志夫，平沼謙二，根本一男，他：全部床義歯補綴学，林都志夫編，第3版，医歯薬出版，東京，1993, 303-308．
36) 原　修一，三浦宏子，山﨑きよ子，他：養護老人ホーム入所高齢者におけるオーラルディアドコキネシスとADLとの関連性．日老医誌，49：330-335, 2012．
37) 西尾正輝：標準ディサースリア検査．第1版，インテルナ出版，東京，2004, 1-14．
38) 西尾正輝：ディサースリア臨床標準テキスト，第1版，医歯薬出版，東京，2007, 1-5．
39) 西尾正輝：標準ディサースリア検査．第1版，インテルナ出版，東京，2004, 15-21．
40) 西尾正輝：ディサースリア臨床標準テキスト，第1版，医歯薬出版，東京，2007, 57-75．
41) 西尾正輝：ディサースリア臨床標準テキスト，第1版，医歯薬出版，東京，2007, 29-36．
42) 厚生労働省：口腔機能向上マニュアル．介護予防マニュアル（改訂版：平成24年3月）について，83-96．
43) 角　保徳：歯科医師・歯科衛生士のための専門的な口腔ケア　超高齢社会に求められる全身と口腔への視点・知識．第1版，医歯薬出版，東京，2012, 58-60．
44) 菊谷　武：評価法．介護予防のための口腔機能向上マニュアル，菊谷　武編，第1版，建帛社，東京，2006, 29-47．
45) 緒方敦子：失行症．今日のリハビリテーション指針，伊藤利之，江藤文夫，木村彰男編，第1版，医学書院，東京，2013, 77-79．
46) 西尾正輝：運動性発話障害．新編言語治療マニュアル，伊藤元信，笹沼澄子編，第1版，医歯薬出版，東京，2002, 271-305．
47) 西尾正輝：ディサースリア臨床標準テキスト．第1版，医歯薬出版，東京，2007, 81-119．
48) 菊谷　武：口腔機能の評価－摂食・嚥下，発声発語における口腔の意義．高齢者の口腔機能評価NAVI，菊谷　武編，第1版，医歯薬出版，東京，2010, 48-65．
49) 戸原　玄：摂食・嚥下訓練．訪問歯科診療ではじめる摂食・嚥下障害へのアプローチ，戸原　玄，野原幹司，石田　瞭編，第1版，医歯薬出版，東京，2007, 78-94．
50) 日本摂食嚥下リハビリテーション学会医療検討委員会：訓練法のまとめ（2014版）．日摂食嚥下リハ会誌，18：55-89, 2014．
51) 矢守麻奈：摂食・嚥下障害（成人系）の訓練とその関連事項　基礎的訓練における手技．図解言語聴覚療法技術ガイド，深浦順一，長谷川賢一，立石雅子，佐竹恒夫編，第1版，文光堂，東京，2014, 511-517．
52) あいち介護予防支援センター愛知県版口腔機能向上プログラム作成委員会：口腔機能向上プログラム（愛知県版），愛知県健康福祉部高齢福祉課監修，2012．
53) 東京都高齢者研究・福祉振興財団編：トレーニング用資料．実践！介護予防口腔機能向上マニュアル，第1版，東京都高齢者研究・福祉振興財団，東京，2006, 91-103．
54) 植田耕一郎：摂食・嚥下障害の訓練（治療）法．高齢者歯科ガイドブック，植松　宏，稲葉　繁，渡辺　誠編，第1版，医歯薬出版，東京，2003, 254-265．
55) 江島通太郎：マッサージ．看護学大事典，和田　攻，南　裕子，小峰光博総編，第2版，医学書院，東京，2010, 2739．
56) 秦　和文：ストレッチ．看護学大事典，和田　攻，南　裕子，小峰光博総編，第2版，医学書院，東京，2010, 1650．
57) 藏谷範子：リラクセーション．看護学大事典，和田　攻，南　裕子，小峰光博総編，第2版，医学書院，東京，2010, 2946．
58) 戸原　玄，寺中　智，植松　宏：摂食・嚥下訓練の代表的手法．セミナー　わかる！摂食・嚥下リハビリテーション1巻　評価法と対処法，第1版，医歯薬出版，東京，2005, 156-173．
59) 植田耕一郎：脳卒中患者の口腔ケア－第2版．医歯薬出版，東京，2015, 90-147．
60) 厚生労働省：介護予防について．介護予防マニュアル（改訂版：平成24年3月）について，1-37．

■ Chaper 3　噛んで食べるということ─健康とのかかわりのなかで

1) 阿部伸一：基本のきほん 摂食嚥下の機能解剖．医歯薬出版，東京，2014．
2) 山田好秋：嚥下．基礎歯科生理学，第6版，森本俊文，山田好秋，二ノ宮裕三，岩田幸一編，医歯薬出版，東京，2015, 355-369．
3) 森本俊文，増田裕次：口唇・頬・顔面運動．基礎歯科生理学，第6版，森本俊文，山田好秋，二ノ宮裕三，岩田幸一編，医歯薬出版，東京，2015, 324-327．
4) 森本俊文，増田裕次：舌運動．基礎歯科生理学，第6版，森本俊文，山田好秋，二ノ宮裕三，岩田幸一編，医歯薬出版，東京，2015, 320-323．
5) 井出吉信：口腔の構造．摂食・嚥下リハビリテーション，第2版，才藤栄一，向井美惠監修，医歯薬出版，東京，2007, 30-37．
6) 日本補綴歯科学会編：咀嚼運動．歯科補綴学専門用語集，第4版，医歯薬出版，東京，2015, 65．
7) 井上富雄：咀嚼．基礎歯科生理学，第6版，森本俊文，山田好秋，二ノ宮裕三，岩田幸一編，医歯薬出版，東京，2015, 328-349．
8) 下山和弘，秋本和宏：口腔の加齢変化─形態と機能─．老年歯科医学，森戸光彦，山根源之，櫻井　薫，羽村　章，下山和弘，柿木保明編，医歯薬出版，東京，2015, 57-61．
9) 戸原　玄：問診・スクリーニング．訪問歯科診療ではじめる摂食・嚥下障害へのアプローチ，第1版，戸原　玄，野原幹司，石田　瞭編，医歯薬出版，東京，2007, 20-33．
10) 木戸寿明：食物動態からみた高齢者の咀嚼能力．エイジングと歯科補綴，補綴臨床別冊1999，医歯薬出版，東京，1999, 70-71．
11) 岡田澄子：成人の間接訓練法の基本．摂食・嚥下リハビリテーション，第2版，才藤栄一，向井美惠監修，医歯薬出版，東京，2007, 180-184．
12) 馬場一美：歯の欠損による三次性障害．スタンダード部分床義歯補綴学，第2版，藍　稔，五十嵐順正編，学建書院，東京，2010, 26-27．
13) 石崎　憲，安藤友彦，鴨打雅之，他：遅発性オーラルジスキネジアの発現と診査所見との関連性─服用薬，ADLおよび咬合状態について─．老年歯学，14：86-91, 1999．
14) 越川憲明，妻鹿純一：オーラルディスキネジア．歯界展望，98：748-752, 2001．
15) 日本補綴歯科学会編：顎関節症．歯科補綴学専門用語集，第4版，医歯薬出版，東京，2015, 16．
16) 日本補綴歯科学会編：顎機能障害．歯科補綴学専門用語集，第4版，医歯薬出版，東京，2015, 17．
17) 日本補綴歯科学会編：オーラルディスキネジア．歯科補綴学専門用語集，第4版，医歯薬出版，東京，2015, 10-11．
18) 池田善之，塩田洋平，成田達哉，他：加齢に伴う咀嚼能力の変化─咬合力，咬合接触面積，グルコース溶出量，咀嚼運動時間様相─．日咀嚼会誌，24：59-66, 2014．
19) 渡辺　誠，今村太郎，鹿沼晶夫，他：比色法を用いた咀嚼能率の簡易測定法の開発：義歯装着者における咀嚼能率．補綴誌，26：687-696, 1982．
20) 野首孝祠：咀嚼能力検査．日口腔検会誌，2：14-21, 2010．
21) 日本補綴歯科学会編：咀嚼能力．歯科補綴学専門用語集，第4版，医歯薬出版，東京，2015, 66-67．
22) 日本補綴歯科学会編：咀嚼能率．歯科補綴学専門用語集，第4版，医歯薬出版，東京，2015, 66．
23) 阿部伸一：食べる機能に関与する器官．口腔，111：410-419, 2007．
24) 古屋純一：全部床義歯装着が高齢無歯顎者の嚥下機能に及ぼす影響．口病誌，66：361-369, 1999．

25) Yoshikawa M, Yoshida M, Nagasaki T, et al: Influence of aging and denture use on liquid swallowing in healthy dentulous and edentulous older people. J Am Geriatr Soc, 54: 444-449, 2006.
26) 田村文誉, 冨田かおり, 岡野哲子, 他：総義歯の有無が無歯顎者の嚥下時口唇圧に及ぼす影響. 老年歯学, 19：169-173, 2004.
27) 服部史子：高齢者における総義歯装着と嚥下機能の関連―Videofluorography による検討―. 口腔誌, 71：102-111, 2004.
28) 田村文誉, 鈴木司郎, 向井美惠：無歯顎患者における垂直的顎位の変化が嚥下時舌運動に及ぼす影響―超音波前額断撮影法による検討―. 日摂食嚥下リハ会誌, 7：134-142, 2003.
29) 井上　誠：摂食嚥下のメカニズムと対策　歯科の立場から. 新潟医会誌, 124：430-432, 2010.
30) Emami E, de Souza RF, Kabawat M, et al: The impact of edentulism on oral and general health. Int J Dent, 2013, http://dx.doi.org/10.1155/2013/498305.
31) 池邉一典：咬合・咀嚼は健康長寿にどのように貢献しているか―文献レビューを中心に―. 日補綴会誌, 4：388-396, 2012.
32) 坂田利家：咀嚼は内臓脂肪蓄積を予防し, メタボリック症候群の病態を改善する. 日衛学誌, 3(2)：6-13, 2009.
33) Kikutani T, Yoshida M, Enoki H, et al: Relationship between nutrition status and dental occlusion in community-dwelling frail elderly people. Geriatr Gerontol Int, 13: 50-54, 2013.
34) 菊谷　武, 西脇恵子, 稲葉　繁, 他：介護老人福祉施設における利用者の口腔機能が栄養改善に与える影響. 日老医誌, 41：396-401, 2004.
35) 菊谷　武, 米山武義, 手嶋登志子, 他：口腔機能訓練と食支援が高齢者の栄養改善に与える効果. 老年歯学, 20：208-213, 2005.
36) 神森秀樹, 葭原明弘, 安藤雄一, 他：健常高齢者における咀嚼能力が栄養摂取に及ぼす影響. 口腔衛生会誌, 53：13-22, 2003.
37) 吉村美紀, 江口智美：食物繊維と咀嚼. Functional Food, 7：13-17, 2013.
38) 竹井佳代子, 吉年田陽子, 小野高裕, 他：咀嚼能力関連因子と食行動との関連：吹田研究. 日咀嚼会誌, 23：81-89, 2013.
39) Sahyoun NR, Krall E: Low dietary quality among older adults with self-perceived ill-fitting dentures. J Am Diet Assoc, 103: 1494-1499, 2003.
40) 原田　敦：サルコペニアの概念と現状ならびに診断について. アンチ・エイジ医, 9：526-529, 2013.
41) 飯島勝矢：虚弱・サルコペニア予防における医科歯科連携の重要性～高齢者の食力を維持・向上するために～. http://www.iog.u-tokyo.ac.jp/wp-content/uploads/2015/03/46 f02 abb5 afeb6 c3 d51 f4024717 cebe2.pdf
42) 石井直方：運動とサルコペニア予防の関係. サルコペニアの基礎と臨床, 鈴木隆雄監修, 真興交易医書出版部, 東京, 2011, 155-162.
43) Tamura T, Kikutani T, Tohara T, et al: Tongue thickness relates to nutritional status in the elderly. Dysphagia, 27：556-561, 2012.
44) 平野浩彦, 細野　純監修：実践！介護予防　口腔機能向上マニュアル. 東京都高齢者研究・福祉振興財団, 東京, 2006, 14.
45) 下方浩史, 安藤富士子：疫学研究からのサルコペニアとそのリスク―特に栄養との関連. 日老医誌, 49：721-725, 2012.
46) 谷本芳美, 渡辺美樹, 杉浦裕希子, 他：地域高齢者におけるサルコペニアに関連する要因の検討. 日本公衛誌, 60：683-690, 2013.
47) 岩佐康行：全身とのかかわりを知ろう！歯科だからできる食事指導はどこだ？. Quintessence, 32：1510-1516, 2013.
48) 鈴木隆雄：転倒・骨折. 改訂第3版老年医学テキスト, 日本老年医学会編, メジカルビュー社, 東京, 2008, 104-107.
49) 村木重之：筋力と筋量の経年的変化および運動器疾患との関連. 医のあゆみ, 236：470-474, 2011.
50) 宮本さゆみ, 内田宏美：転倒予防に関する研究の動向と看護科教育における今後の課題. 島根大医紀, 32：23-33, 2009.
51) Okuyama N, Yamaga T, Yoshihara A, et al: Influence of dental occlusion on physical fitness decline in a healthy Japanese elderly population. Arch Gerontol Geriatr, 52: 172-176, 2011.
52) 渡辺一騎：全部床義歯の装着が無歯顎者の身体平衡に及ぼす影響. 口病誌, 66：8-14, 1999.
53) Fujinami Y, Hayakawa I, Hirano S, et al: Changes in postural control of complete denture wearers after receiving new dentures: gait and body sway. Prosthodont Res Pract, 2: 11-19, 2003.
54) Okubo M, Fujinami Y, Minakuchi S: The effect of complete dentures on body balance during standing and walking in elderly people. J Prosthodont Res, 54: 42-47, 2010.
55) Kimura M, Watanabe M, Tanimoto Y, et al: Occlusal support including that from artificial teeth as an indicator for health promotion among community-dwelling elderly in Japan. Geriatr Gerontol Int, 13: 539-546, 2013.
56) Yoshida M, Morikawa H, Kanehisa Y, et al: Relationship between dental occlusion and falls among the elderly with dementia. Prosthodont Res Pract, 5: 52-56, 2006.
57) Yamamoto T, Kondo K, Misawa J, et al: Dental status and incident falls among older Japanese: a prospective cohort study. BMJ Open, 2: e001262, 2012.
58) Penfield W and Rasmussen W: The cerebral cortex of man. Macmillan, New York, 1950.
59) 角　保徳：認知症. 老年歯科医学用語辞典　第2版, 日本老年歯科医学会編, 医歯薬出版, 東京, 2016, 229-230.
60) Kondo K, Niino M, Shido K: A case-control study of Alzheimer's disease in Japan: significance of life-styles. Dementia, 5: 314-326, 1994.
61) 平井敏博：健康科学を基盤とした歯科補綴学の構築―咬合・咀嚼が創る健康長寿の実現へ向けて―. 補綴誌, 51：691-698, 2007.
62) Elsig F, Schimmel M, Duvernay E, et al: Tooth loss, chewing efficiency and cognitive impairment in geriatric patients. Gerodontology, 32: 149-156, 2015.
63) Kimura Y, Ogawa H, Yoshihara A, et al: Evaluation of chewing ability and its relationship with activities of daily living, depression, cognitive status and food intake in the community-dwelling elderly. Geriatr Gerontol Int, 13: 718-725, 2013.
64) Teixeira FB, de Melo Pereira Fernandes L, Noronha PAT, et al: Masticatory deficiency as a risk factor for cognitive dysfunction. Int J Med Sci, 11: 209-214, 2014.
65) 木本克彦, 小野弓絵, 小野塚實：咀嚼機能と脳―補綴治療の果たす役割―. 補綴誌, 46：349-362, 2013.
66) 富田美穂子, 中村浩二, 福井克仁：咀嚼が短期記憶能力に及ぼす効果. 口科誌, 56：350-355, 2007.
67) 小島弘充, 佐久間重光, 竹中　誠, 他：近赤外線分光法を用いた2Hzガム咀嚼時における前頭前野血流動態の測定. 愛知学院大歯誌, 50：435-440, 2012.
68) 庄和利人：大臼歯部における咬合の有無が咀嚼時の脳活動に及ぼす影響：fMRI研究. 口病誌, 81：38-44, 2014.
69) Yamamoto T, Kondo K, Hirai H, et al: Association between self-reported dental health status and onset of dementia: a 4-year prospective cohort study of older Japanese adults from the Aichi Gerontological Evaluation Study (AGES) project. Psychosom Med, 74: 241-248, 2012.
70) 安細敏弘, 高田　豊：健康増進に向けた咀嚼の位置づけとは. 九州歯会誌, 65(3)：53-59, 2011.
71) 富田美穂子, 江崎友紀：咬合改善による前頭葉機能の回復. 老年歯学, 19：199-204, 2003.
72) 高橋龍太郎：高齢者のQOL. 改訂第3版老年医学テキスト, 日本老年医学会編, メジカルビュー社, 東京, 2008, 226-229.
73) 森崎直子, 三浦宏子, 守屋信吾, 他：在宅要介護高齢者の摂食・嚥下機能と健康関連QOLとの関連性. 日老誌, 51：259-263, 2014.
74) 丹羽政美, 楳田　雄, 久岡清子, 他：チューイングによるストレス緩和の脳内機構：fMRIによる研究. 神奈川歯学, 46：7-17, 2011.
75) 山崎久美子：歯がない人の気持ち, 高齢者の義歯補綴, 榎本貞司編, 永末書店, 京都, 1992, 154-160.
76) Takeuchi K, Aida J, Kondo K, et al: Social participation and dental health status among older Japanese adults: a population-based cross-sectional study. PLoS One, 8: e61741, 2013.
77) 鮫島輝美：喪失. 看護大事典第2版, 和田　攻, 南　裕子, 小峰光博編, 医学書院, 東京, 2010, 1816.
78) Österberg T, Carlsson GE, Sundh V, et al: Number of teeth: a predictor of mortality in 70-year-old subjects. Community Dent Oral Epidemiol, 36: 258-268, 2008.
79) 高田　豊, 安細敏弘：咀嚼機能と長寿―80歳住民での12年間コホート研究から―. 日補綴会誌, 4：375-379, 2012.
80) 矢谷博文, 赤川安正：咬合・咀嚼は健康長寿にどのように貢献しているのか. 日補綴会誌, 4：372-374, 2012.
81) 那須郁夫, 斎藤安彦：全国高齢者における健康状態別余命の推計, とくに咀嚼能力との関連について. 日本公衛誌, 53：411-423, 2006.

■ Chapter 4　高齢者の栄養
1) 池上博司：高齢者の栄養状態の特徴．改訂第3版老年医学テキスト，日本老年医学会編，メジカルビュー社，東京，2008，160-163．
2) 葛谷雅文：栄養状態の評価．老年医学系統講義テキスト，日本老年医学会編，第1版，西村書店，東京，2013，87-90．
3) 葛谷雅文：高齢者の栄養状態の評価．改訂第3版老年医学テキスト，日本老年医学会編，メジカルビュー社，東京，2008，163-165．
4) 若林秀隆：低栄養患者における口から食べることのメリット―サルコペニアへの対応を含めて．日歯評論，73：128-136，2013．
5) 日本老年医学会編：健康長寿診療ハンドブック―実地医家のための老年医学のエッセンス．日本老年医学会，東京，2011，48-51．
6) 高橋洋樹，森　昌朋：肥満症診断基準ガイドライン2011の特徴と意義．日臨，71：257-261，2013．
7) 田中佑佳，杉野博崇，中西秀樹，他：褥瘡患者において血清アルブミン値は栄養状態を表す良い指標か？．日病態栄養誌，14（1）：9-15，2011．
8) 日本静脈経腸栄養学会編：栄養アセスメント．静脈経腸栄養ガイドライン―第3版，照林社，東京，2013，6-12．
9) Nestlé：Mini Nutritional Assessment（MNA）　簡易栄養状態評価表．http://www.mna-elderly.com/forms/MNA_japanese.pdf
10) 厚生労働省：栄養マネジメント加算及び経口移行加算等に関する事務処理手順例及び様式例の提示について．平成17年9月7日厚生労働省老健局老人保健課長通知老老発第0907002号．
11) 日本摂食・嚥下リハビリテーション学会医療検討委員会：摂食・嚥下障害の評価（簡易版）日本摂食・嚥下リハビリテーション学会医療検討委員会案．日摂食嚥下リハ会誌，15：96-101，2011．
12) 日本静脈経腸栄養学会編：栄養投与量の決定．静脈経腸栄養ガイドライン―第3版，照林社，東京，2013，140-148．
13) 宮澤　靖：各種病態におけるエネルギー，基礎代謝の特徴と，至適エネルギー投与量（高齢者および長期臥床患者）．静脈経腸栄養，24：1065-1070，2009．
14) 石田　瞭：栄養管理．訪問歯科診療ではじめる摂食・嚥下障害へのアプローチ，戸原　玄，野原幹司，石田　瞭編，医歯薬出版，東京，2007，96-103．
15) 厚生労働省：日本人の食事摂取基準（2015年版）．
16) 大荷満生：高齢者の栄養治療．改訂第3版老年医学テキスト，日本老年医学会編，メジカルビュー社，東京，2008，169-170．
17) 大谷久美：開口障害を有する要介護・脳梗塞後遺症患者に対する口腔衛生管理．日歯周病会誌，52：62-72，2010．
18) 大熊るり：安全な経鼻経管栄養の方法．誤嚥性肺炎　抗菌薬だけに頼らない肺炎治療，藤谷順子，鳥羽研二編，第1版，医歯薬出版，東京，2011，86-93．
19) 鈴木　裕：胃ろう栄養の適応と問題点．日老医誌，49：126-129，2012．
20) 脳卒中合同ガイドライン委員会：嚥下障害に対するリハビリテーション．脳卒中治療ガイドライン2009，318-321．
21) 北山泰久：適応からみたPEG．静脈経腸栄養，29：1003-1008，2014．
22) 鈴木　裕，上野文昭，蟹江治ībe：経皮内視鏡的胃瘻造設術ガイドライン．消化器内視鏡ガイドライン，日本消化器内視鏡学会監修，第3版，医学書院，東京，310-323，2006．
23) 大熊るり：経管栄養の合併症．誤嚥性肺炎　抗菌薬だけに頼らない肺炎治療，藤谷順子，鳥羽研二編，第1版，医歯薬出版，東京，2011，94-102．
24) 井上善文：静脈栄養の基礎知識．レジデントノート，13：2189-2200，2011．
25) 浅桐公男，田中芳明：中心静脈栄養の適応と実際．Med Pract，29：1507-1510，2012．
26) 秀村生生，深柄和彦：中心静脈栄養．診断と治療，100：225-230，2012．
27) 日本老年医学会：高齢者ケアの意思決定プロセスに関するガイドライン　人工的水分・栄養補給の導入を中心として．2012．
28) 松崎政三：摂食・嚥下障害をもつ高齢者の栄養管理．介護食ハンドブック，手嶋登志子編，第2版，医歯薬出版，東京，2010，28-39．
29) 手嶋登志子：介護食とは何か．介護食ハンドブック，手嶋登志子編，第2版，医歯薬出版，東京，2010，23-25．
30) 山本悦子：嚥下食．看護大事典第2版，和田　攻，南　裕子，小峰光博編，医学書院，東京，2010，376．
31) 中村美彩子：訪問で行う食事指導．訪問で行う摂食・嚥下リハビリテーションのチームアプローチ，戸原　玄編，全日本病院出版会，東京，2007，70-76．
32) 浅田美江，鎌倉やよい：生活のコーディネート．摂食・嚥下リハビリテーション第2版，才藤栄一，向井美惠編，医歯薬出版，東京，2007，265-267．
33) 厚生労働省：特別用途食品の表示許可について．平成21年2月12日食安発第0212001号．
34) 日本介護食品協議会：ユニバーサルデザインフードとは．http://www.udf.jp/
35) 日本摂食・嚥下リハビリテーション学会医療検討委員会：日本摂食・嚥下リハビリテーション学会嚥下調整食分類2013．日摂食嚥下リハ会誌，17：255-267，2013．

■ Chapter 5　安全・安楽の確保
1) 下山和弘：口腔清掃時の安全性・安楽性の確保と口腔過敏症の対処．高齢者歯科ガイドブック，植松　宏，稲葉　繁，渡辺　誠編，第1版，医歯薬出版，東京，2003，340-342．
2) 三菱総合研究所編：高齢者介護施設における感染対策マニュアル．平成24年度厚生労働省老人保健事業推進費等補助金（老人保健健康増進等事業分），介護施設の重度化に対応したケアのあり方に関する研究事業，2013．
3) 北海道大学病院感染制御部：標準予防策（スタンダード・プリコーション）．北大病院感染対策マニュアル，第5版，2014．
4) 日本環境感染学会監修：病院感染防止マニュアル．薬業日報社，東京，2001．
5) 環境省大臣官房廃棄物・リサイクル対策部：廃棄物処理法に基づく感染性廃棄物処理マニュアル．2012．
6) 日本皮膚科学会褥瘡診療ガイドライン策定委員会：褥瘡診療ガイドライン（第3版）．日皮会誌，125：2023-2048，2015．
7) 山口みのり：座位．看護大事典第2版，和田　攻，南　裕子，小峰光博編，医学書院，東京，2010，1148．
8) 山口みのり：ファウラー位．看護大事典第2版，和田　攻，南　裕子，小峰光博編，医学書院，東京，2010，2507．
9) 植田耕一郎：脳卒中患者の口腔ケア第2版．医歯薬出版，東京，2015，119-122．
10) 藤島一郎：脳卒中の摂食・嚥下障害第2版，医歯薬出版，東京，1998，88-95．
11) 山口みのり：臥位．看護大事典第2版，和田　攻，南　裕子，小峰光博編，医学書院，東京，2010，424．
12) 渡邊　裕：口腔ケア時の安全・安楽．日本老年歯科医学会監修口腔ケアガイドブック，下山和弘，米山武義，那須郁夫編，第1版，口腔保健協会，東京，2008，10-23．
13) 田村文誉，綾野理加，水上美樹，他：要介護者の口腔内過敏症状にかかわる要因分析．口腔衛生会誌，49：794-802，1999．
14) 日本摂食嚥下リハビリテーション学会医療検討委員会：訓練法のまとめ（2014版）．日摂食嚥下リハ会誌，18：55-89，2014．
15) 下山和弘：要介護者の義歯治療の勘所．第1版，医歯薬出版，東京，2015，169-172．
16) 消費者庁：高齢者の誤飲・誤食事故に御注意ください！．2015．
17) 国民生活センター：注意！高齢者に目立つ薬の包装シートの誤飲事故―飲み込んだPTP包装が喉や食道を傷つけるおそれも―．2010．
18) 国民生活センター：お菓子にそっくりなせっけん等を誤食．2009．
19) 日本中毒情報センター：保健師・薬剤師・看護師向け中毒情報データベース：家庭用品，自然毒．http://www.j-poison-ic.or.jp/homepage.nsf
20) 豊里　晃，倉田行伸，前川孝治，他：歯科用治療椅子の体位変換が血圧と脈拍数に及ぼす影響　高齢者と若年者の比較．日歯麻会誌，33：433-438，2005．
21) 大渡凡人：全身的偶発症とリスクマネジメント　高齢者歯科診療のストラテジー．第1版，医歯薬出版，東京，2012，83-84．
22) 寺尾壽夫：食後性低血圧．看護学大事典第2版，和田　攻，南　裕子，小峰光博編，医学書院，東京，2010，1474．
23) 高橋　智：認知症のBPSD．日老医誌，48：195-204，2011．
24) 小木曽加奈子，阿澤泰子，阿部隆春，他：認知症高齢者の「易怒・興奮」の言動とよい反応が得られたケア―介護老人保健施設における看護職と介護職の捉え方の違いに着目して―．人間福祉学研究，6：125-138，2013．
25) 藤本篤士：痴呆性高齢者への口腔ケア．老年歯学，18：40-43，2003．

■ Chapter 6　高齢者の身体的な特徴
1) 内閣府：平成27年度版高齢社会白書，2015，19-29．

2) 大渡凡人：全身的偶発症とリスクマネジメント 高齢者歯科診療のストラテジー．第1版，医歯薬出版，東京，2012，12-14．
3) 大類 孝：肺炎．改訂第3版老年医学テキスト，日本老年医学会編，メジカルビュー社，東京，2008，376-380．
4) 高田 淳：虚血性心疾患．改訂第3版老年医学テキスト，日本老年医学会編，メジカルビュー社，東京，2008，400-403．
5) 高橋真紀，蜂須賀研二：リハビリテーション．老年医学系統講義テキスト，日本老年医学会編，第1版，西村書店，東京，2013．188-191．
6) 鳥羽研二：老年症候群とは．老年医学系統講義テキスト，日本老年医学会編，第1版，西村書店，東京，2013，92-95．
7) 鳥羽研二：老年症候群．改訂第3版老年医学テキスト，日本老年医学会編，メジカルビュー社，東京，2008，66-71．
8) 小澤利男：老年医学総合機能評価（CGA）．改訂第3版老年医学テキスト，日本老年医学会編，メジカルビュー社，東京，2008，209-212．
9) 荒井秀典：高齢者総合機能評価とその意義．老年医学系統講義テキスト，日本老年医学会編，第1版，西村書店，東京，2013，62-64．
10) 日本老年医学会編：健康長寿診療ハンドブック—実地医家のための老年医学のエッセンス．第1版，日本老年医学会，東京，2011，5-11．
11) 荒井秀典：生活機能の評価．老年医学系統講義テキスト，日本老年医学会編，第1版，西村書店，東京，2013，65-68．
12) National Institute of Neurological Disorders and Stroke : Classification of cerebrovascular diseases III. Stroke, 21: 637-676, 1990.
13) 岩本俊彦：脳血管障害（脳血管疾患）．改訂第3版老年医学テキスト，日本老年医学会編，メジカルビュー社，東京，2008，359-364．
14) 一過性脳虚血発作．看護学大辞典第2版，和田 攻，南 裕子，小峰光博編，医学書院，東京，2010，254．
15) 石神重信，越智文雄，新舎望由：脳血管障害—急性期—．最新リハビリテーション医学 第2版，米本恭三監修，医歯薬出版，東京，2005，210-218．
16) 矢野雄三：脳出血．看護学大辞典第2版，和田 攻，南 裕子，小峰光博編，医学書院，東京，2010，2301．
17) 加勢田美恵子：くも膜下出血．看護学大辞典第2版，和田 攻，南 裕子，小峰光博編，医学書院，東京，2010，821-822．
18) 野本達也：脳梗塞．看護学大辞典第2版，和田 攻，南 裕子，小峰光博編，医学書院，東京，2010，2297-2298．
19) 下堂園恵，川平和美，田中信行：脳血管障害—回復期・維持期—．最新リハビリテーション医学第2版，米本恭三監修，医歯薬出版，東京，2005，219-227．
20) 石鍋圭子：運動障害のある人の看護ケア．看護学大辞典第2版，和田 攻，南 裕子，小峰光博編，医学書院，東京，2010，336-337．
21) 古賀道明：片麻痺．看護学大辞典第2版，和田 攻，南 裕子，小峰光博編，医学書院，東京，2010，2654-2655．
22) 竹田育子，山脇健盛：麻痺／しびれ．診断と治療，99：31-35，2011．
23) 臼田 滋：片麻痺．脳血管障害の治療と看護，岡本幸市，佐々木富男，小暮総子編，南江堂，東京，2001，102-106．
24) 國田広規：痙性．看護学大辞典第2版，和田 攻，南 裕子，小峰光博編，医学書院，東京，2010，862．
25) 青木伸晃：共同運動．看護学大辞典第2版，和田 攻，南 裕子，小峰光博編，医学書院，東京，2010，765．
26) 細川恵子：連合反応．看護学大辞典第2版，和田 攻，南 裕子，小峰光博編，医学書院，東京，2010，2984．
27) 森田定雄：歩行障害．最新リハビリテーション医学第2版，米本恭三監修，医歯薬出版，東京，2005，96-103．
28) 尾花正義：脳卒中後片麻痺 異常歩行とその治療．Geriatr Med，43：21-26，2005．
29) 枝広あや子：脳卒中維持期の口腔保清チェック．臨床，39：1370-1376，2013．
30) 牧下英夫：失語症と構音障害の違いは．脳卒中最前線—急性期の診断からリハビリテーションまで—第4版，福井圀彦，藤田 勉，宮坂元麿編，医歯薬出版，東京，2009，244-248．
31) 安保雅博，米本恭三：高次脳機能障害—言語障害—．最新リハビリテーション医学第2版，米本恭三監修，医歯薬出版，東京，2005，163-170．
32) 深津玲子：言語機能障害．今日のリハビリテーション指針，伊藤利之，江藤文夫，木村彰男編，第1版，医学書院，東京，2013，392-398．
33) 古賀道明：ブローカ失語．看護学大辞典第2版，和田 攻，南 裕子，小峰光博編，医学書院，東京，2010，2593．
34) 松房利憲：失語．脳血管障害の治療と看護，岡本幸市，佐々木富男，小暮総子編，南江堂，東京，2001，134-137．
35) 岸田修二：ウェルニッケ失語症．看護学大辞典第2版，和田 攻，南 裕子，小峰光博編，医学書院，東京，2010，319．
36) 吉畑博代，本多留実，長谷川純，他：失語症．新編言語治療マニュアル，伊藤元信，笹沼澄子編，第1版，医歯薬出版，東京，2002，225-270．
37) 臼田 滋：構音障害．脳血管障害の治療と看護，岡本幸市，佐々木富男，小暮総子編，南江堂，東京，2001，153-155．
38) 臼田 滋：失認．脳血管障害の治療と看護，岡本幸市，佐々木富男，小暮総子編，南江堂，東京，2001，142-144．
39) 加藤元一郎：相貌失認．看護学大辞典第2版，和田 攻，南 裕子，小峰光博編，医学書院，東京，2010，1826．
40) 加藤元一郎：視空間失認．看護学大辞典第2版，和田 攻，南 裕子，小峰光博編，医学書院，東京，2010，1259．
41) 石合純夫：左に注意が向かない，何が考えられるか—半側空間無視とその対策．脳卒中最前線—急性期の診断からリハビリテーションまで—第4版，福井圀彦，藤田 勉，宮坂元麿編，医歯薬出版，東京，2009，292-302．
42) 中村広一，大仲功一，川邊裕文，他：半側無視を伴う脳梗塞患者にみられた義歯取扱いの障害について．老年歯学，11：34-38，1996．
43) 前野 崇：半側無視．今日のリハビリテーション指針，伊藤利之，江藤文夫，木村彰男編，第1版，医学書院，東京，2013，75-77．
44) 宮里勝政：身体失認．看護学大辞典第2版，和田 攻，南 裕子，小峰光博編，医学書院，東京，2010，1582．
45) 寺尾壽夫：身体部位失認．看護学大辞典第2版，和田 攻，南 裕子，小峰光博編，医学書院，東京，2010，1585．
46) 原 寛美：高次脳機能障害—失行・失認，認知障害のリハビリテーション—．最新リハビリテーション医学第2版，米本恭三監修，医歯薬出版，東京，2005，156-162．
47) 松房利憲：失行．脳血管障害の治療と看護，岡本幸市，佐々木富男，小暮総子編，南江堂，東京，2001，138-141．
48) 加藤元一郎：肢節運動失行．看護学大辞典第2版，和田 攻，南 裕子，小峰光博編，医学書院，東京，2010，1294．
49) 加藤元一郎：観念運動失行．看護学大辞典第2版，和田 攻，南 裕子，小峰光博編，医学書院，東京，2010，647-648．
50) 遠藤邦彦：右片麻痺があり，左手で歯ブラシが使えない—失行症とその対策．脳卒中最前線—急性期の診断からリハビリテーションまで—第4版，福井圀彦，藤田 勉，宮坂元麿編，医歯薬出版，東京，2009，303-306．
51) 加藤元一郎：観念失行．看護学大辞典第2版，和田 攻，南 裕子，小峰光博編，医学書院，東京，2010，648．
52) 緒方敦子：失行症．今日のリハビリテーション指針，伊藤利之，江藤文夫，木村彰男編，第1版，医学書院，東京，2013，77-79．
53) 加藤元一郎：構成失行．看護学大辞典第2版，和田 攻，南 裕子，小峰光博編，医学書院，東京，2010，1023．
54) 大東祥孝：着衣失行．看護学大辞典第2版，和田 攻，南 裕子，小峰光博編，医学書院，東京，2010，1982．
55) 石川ふみよ：失行の看護ケア．看護学大辞典第2版，和田 攻，南 裕子，小峰光博編，医学書院，東京，2010，1312．
56) 才藤栄一：摂食・嚥下障害．最新リハビリテーション医学第2版，米本恭三監修，医歯薬出版，東京，2005，122-132．
57) 藤島一郎：脳血管障害．摂食・嚥下リハビリテーション医学，才藤栄一，向井美惠監修，医歯薬出版，東京，2007，276-285．
58) 藤村昌彦，佐々木英忠：嚥下反射・咳反射の改善のために．誤嚥性肺炎 抗菌薬だけに頼らない肺炎治療，藤谷順子，鳥羽研二編，第1版，医歯薬出版，東京，2011，69-76．
59) 宇高不可思，亀山正邦：QOLを重視した脳卒中患者の治療．神経治療，20：107-114，2003．
60) 渡辺俊之：補助的治療 抑うつ状態—診断と治療について—．綜合醫學，51：3289-3294，2002．
61) 渡辺俊之，豊倉 穣，児玉三彦：脳卒中患者の精神症状 リハ現場からのアプローチ うつ状態へのアプローチ．J Clin Rehabil，8：216-221，1999．
62) 木村真人：老年期の抑うつ・アパシー．老年精医誌，20：1224-1232，2009．
63) 三好正堂，石井惟友：脳卒中患者の精神症状 リハ現場からのアプローチ 意欲・動発性障害の病理．J Clin Rehabil，8：211-215，1999．
64) 出田 透，中西亮二，山永裕明，他：脳卒中患者の精神症状 リハ現場からのアプローチ 感情失禁，易怒性へのアプローチ．J Clin Rehabil，8：222-228，1999．
65) 須貝佑一：脳血管性認知症．治療増刊号，91：1250-1253，2009．
66) 田中恒孝：血管性認知症の特徴は．脳卒中最前線—急性期の診断からリハビリテーションまで—第4版，福井圀彦，藤田 勉，宮坂元麿編，医歯薬出版，東京，2009，340-347．
67) 横山絵里子：血管性認知症．今日のリハビリテーション指針，伊藤利之，江藤文夫，木村彰男編，第1版，医学書院，東京，2013，90-92．
68) 松房利憲：痴呆．脳血管障害の治療と看護，岡本幸市，佐々木富男，小暮総子編，南江堂，東京，2001，145-148．

69) 浦部晶夫, 島田和幸, 川合眞一編：脳卒中治療薬, 抗認知症薬. 今日の治療薬（2015年版）, 南江堂, 東京, 2015, 915-926.
70) 先崎 章：高次脳機能障害. 今日のリハビリテーション指針, 伊藤利之, 江藤文夫, 木村彰男編, 第1版, 医学書院, 東京, 2013, 68-75.
71) 高畠英昭, 増山隆一：脳卒中患者の口腔ケア自立度について～脳卒中地域連携パス・データをもとに～. 歯界展望, 122：740-744, 2013.
72) 道中俊成, 石川孝則, 松井英俊：脳神経外科疾患患者に携わる看護師が実践する口腔ケアの知識と課題に関する研究. 看統研, 8：28-41, 2006.
73) 脳卒中合同ガイドライン委員会：脳卒中治療ガイドライン2009.
74) 大谷久美：開口障害を有する要介護・脳梗塞後遺症患者に対する口腔衛生管理. 日歯周病会誌, 52：62-72, 2010.
75) 角町正勝：あきらめないで！口から食べること―食べる機能の再建をめざす口腔リハビリテーションの実際―. 松風, 京都, 2002, 94-101.
76) 角町正勝, 本多啓子, 新庄文明：急性期から維持期にいたる訪問歯科診療対象者の特性. 老年歯学, 19：20-24, 2004.
77) 稲垣麻恵, 織田洋輔, 松下一紀, 他：急性期脳卒中患者の誤嚥性肺炎発生が早期離床に与える影響. みんなの理療, 25：35-37, 2013.
78) Takahata H, Tsutsumi K, Baba H, et al.: Early intervention to promote oral feeding in patients with intracerebral hemorrhage: a retrospective cohort study. BMC Neurology, 11: 6, 2011.
79) 今村嘉宜：急性期病院で必要とされる口腔ケア 急性期を脱した直後の脳卒中患者の口腔内実態調査から. デンタルハイジーン, 24：64-69, 2004.
80) 渡邊 裕, 山根源之：医療施設（病院）における歯科診療. 日本老年歯科医学会監修 高齢者歯科診療ガイドブック, 下山和弘, 櫻井 薫, 深山治久, 米山武義編, 第1版, 口腔保健協会, 東京, 2010, 115-126.
81) 石綿圭子：維持期リハビリテーション. 看護学大辞典第2版, 和田 攻, 南 裕子, 小峰光博編, 医学書院, 東京, 2010, 229.
82) 齊藤美香：麻痺や可動域制限があり電動歯ブラシ使用を指導する際の要点は？. 5疾病の口腔ケア, 藤本篤士, 武井典子, 片倉 朗, 他編, 第1版, 医歯薬出版, 東京, 2013, 92-93.
83) 植田耕一郎：脳卒中患者の口腔ケア. 第2版, 医歯薬出版, 東京, 2015, 117-122.
84) 大渡凡人：全身的の偶発症とリスクマネジメント 高齢者歯科診療のストラテジー. 第1版, 医歯薬出版, 東京, 2012, 190-205.
85) 日本有病者歯科医療学会, 日本口腔外科学会, 日本老年歯科医学会編：科学的根拠に基づく抗血栓療法患者の抜歯に関するガイドライン2015年改訂版, 学術社, 東京, 2015.
86) 岩佐康行：ケアミックス病院内歯科での地域連携活動. 日歯評論, 69(11)：79-85, 2009.
87) 渡邊 裕：疾患を考慮した歯科治療計画. 日歯評論, 69(11)：61-70, 2009.
88) 平成22年度循環器病研究開発費「新しい脳卒中医療の開拓と均てん化のためのシステム構築に関する研究」班. http://kintenka.stroke-ncvc.jp/index.html
89) 鈴木秀一郎, 下濱 俊：Parkinson病, Parkinson症候群. 老年医学系統講義テキスト, 日本老年医学会編, 第1版, 西村書店, 東京, 2013, 267-270.
90) 平井俊策：パーキンソン病. 改訂第3版老年医学テキスト, 日本老年医学会編, メジカルビュー社, 東京, 2008, 368-371.
91) 進藤政臣：主要症候－振戦・筋固縮・無動・歩行障害. パーキンソン病―診断と治療―, 柳澤信夫編, 第1版, 金原出版, 東京, 2000, 17-26.
92) 長谷川康博：自律神経症候. パーキンソン病―診断と治療―, 柳澤信夫編, 第1版, 金原出版, 東京, 2000, 27-34.
93) 浦部晶夫, 島田和幸, 川合眞一編：パーキンソン病治療薬. 今日の治療薬（2015年版）, 南江堂, 東京, 2015, 899-914.
94) 日本神経学会：パーキンソン病治療ガイドライン2011, 日本神経学会監修, 61-62. http://www.neurology-jp.org/guidelinem/parkinson.html
95) 日本神経学会：パーキンソン病治療ガイドライン2011, 日本神経学会監修, 101-129. http://www.neurology-jp.org/guidelinem/parkinson.html
96) 鄭 漢忠：パーキンソン病患者の口腔ケア. 難病と在宅ケア, 10：52-54, 2004.
97) 野﨑園子：パーキンソン病. 疾患別に診る嚥下障害, 藤島一郎監修, 医歯薬出版, 東京, 2012, 177-185.
98) 和田直樹：Parkinson病. 今日のリハビリテーション指針, 伊藤利之, 江藤文夫, 木村彰男編, 第1版, 医学書院, 東京, 2013, 28-32.
99) 山本敏之：進化するパーキンソン病診療 嚥下障害の原因と対応. Prog Med, 34：281-284, 2014.
100) 三木隆己, 嶋田裕之：骨粗鬆症. 老年医学系統講義テキスト, 日本老年医学会編, 第1版, 西村書店, 東京, 2013, 240-244.
101) 音琴淳一：骨粗鬆症について. 日顎咬合会誌, 34：107-114, 2014.
102) 松井康象, 藤田 敦：関節疾患, ロコモティブシンドローム. 老年医学系統講義テキスト, 日本老年医学会編, 第1版, 西村書店, 東京, 2013, 245-249.
103) 細井孝之：骨粗鬆症. 老年医学テキスト改訂第3版, 日本老年医学会編, メジカルビュー社, 東京, 490-497, 2008.
104) 田口 明：歯周病と骨粗鬆症. Bone, 28：339-345, 2014.
105) 稲垣幸司, 永డ太郎, 山本弦太, 他：骨粗鬆症と歯周病の関係に関する潮流から. Bone, 25：449-460, 2011.
106) 米田俊之, 萩野 浩, 杉本昌嗣, 他：ビスフォスフォネート関連顎骨壊死に対するポジションペーパー（改訂追補2012年版）.
107) 平井敏博, 石島 勉, 橘川美子, 他：骨粗鬆症と高齢無歯顎患者の顎堤吸収. 歯界展望, 81：881-891, 1993.
108) Ruggiero SL, Dodson TB, Fantasia J, et al.: American Association of Oral and Maxillofacial Surgeons position paper on medication-related osteonecrosis of the jaw—2014 update. J Oral Maxillofac Surg, 72：1938-1956, 2014.

■ Chaper 7　高齢者の精神的な特徴

1) 飯島 節：加齢と記憶. 新老年学, 大内尉義, 秋山弘子編, 第3版, 東京大学出版会, 東京, 2010, 529-531.
2) 武田雅俊：高齢者における精神疾患の特徴. 新老年学, 大内尉義, 秋山弘子編, 第3版, 東京大学出版会, 東京, 2010, 1183-1187.
3) 竹internet聡美：高齢糖尿病患者の身体的・社会的・心理的特徴とアセスメント. ナーシング・トゥデイ, 28(5)：17-23, 2013.
4) 山崎久美子：高齢者の心理的特性. 高齢者歯科診療マニュアル, 田中義弘, 新庄文明編, 永末書店, 京都, 1992, 30-31.
5) 長谷川和夫：こころの老化. 老年者歯科, デンタルダイヤモンド社, 東京, 1985, 52-58.
6) 竹中星加：老年期をいかに生きるか：喪失体験と再生. Geriatr Med, 44：27-31, 2006.
7) 松永寿人：現在における高齢者のうつ病～その特徴と治療～. 兵庫医大医会誌, 36：37-42, 2011.
8) 白波瀬丈一郎：自らを寿ぐる老いに向けてのパラダイムシフト. 老年精神医誌, 24：11-17, 2013.
9) 鳥羽研二：老年症候群. 改訂第3版老年医学テキスト, 日本老年医学会編, メジカルビュー社, 東京, 2008, 66-71.
10) 鳥羽研二：老年症候群とは. 老年医学系統講義テキスト, 日本老年医学会編, 第1版, 西村書店, 東京, 2013, 92-95.
11) 朝田 隆：うつ. 老年医学系統講義テキスト, 日本老年医学会編, 第1版, 西村書店, 東京, 2013, 107-108.
12) 高橋三郎, 大野 裕監訳：DSM-5精神疾患の診断・統計マニュアル. 医学書院, 東京, 2014, 160-167.
13) 松林公蔵, 小澤利男：老年者の情緒に関する研究. Geriatr Med, 32：541-546, 1994.
14) 日本老年医学会作成委員会：老年期うつ病評価尺度（Geriatric depression scale 15；GDS 15）の日本語訳. 健康長寿診療ハンドブック―実地医家のための老年医学のエッセンス, 日本老年医学会編, 第1版, 日本老年医学会, 東京, 2011, 140.
15) 武田雅俊：老年期うつ病. 改訂第3版老年医学テキスト, 日本老年医学会編, メジカルビュー社, 東京, 2008, 350-353.
16) 神崎恒一：うつ傾向の評価. 老年医学系統講義テキスト, 日本老年医学会編, 第1版, 西村書店, 東京, 2013, 81-83.
17) 石井隆資：うつ病患者に出現する歯科的症状とその対応. 歯学, 93(春季特別号)：128-131, 2006.
18) 渡邉 誠, 大井 孝, 小嶺祐子：加齢による高齢者の変化を知ろう！～高齢者のからだとこころ. デンタルハイジーン, 30：1099-1103, 2010.
19) 大井 孝, 栗本鮎美, 板橋志保, 他：中高齢者の抑うつに関わる歯科的要因：大迫研究. 老年歯学, 23：308-318, 2008.
20) Kimura Y, Ogawa H, Yoshihara A et al.: Evaluation of chewing ability and its relationship with activities of daily living, depression, cognitive status and food intake in the community-dwelling elderly. Geriatr Gerontol Int, 13：718-725, 2013.
21) 日本うつ病学会気分障害の治療ガイドライン作成委員会：日本うつ病学会治療ガイドラインⅡ. 大うつ病性障害2012, 日本うつ病学会, 2012.
22) 石田 寛：うつ状態から発症した非定型顔面痛. 慢性疼痛, 30：161-168, 2011.
23) 安彦善裕, 松岡紘史：Dental で Mental を理解することの重要性. 歯界展望, 121：562-563, 2013.
24) 佐藤田鶴子：うつ病（軽度）もしくはうつ状態. 日本歯科評論増刊2011 疾患を有する高齢者が来院したら？, ヒョーロン・パブリッシャーズ, 東京, 2011, 18-24.

25) 荒井啓行：認知症．老年医学系統講義テキスト，日本老年医学会編，第1版，西村書店，東京，2013，257-265．
26) 日本老年医学会作成委員会：認知・行動障害．健康長寿診療ハンドブック―実地医家のための老年医学のエッセンス，日本老年医学会編，第1版，日本老年医学会，東京，2011，12-24．
27) 長濱康弘：アルツハイマー病，レビー小体型認知症の高次脳機能障害．高次脳機能研，31：250-260，2011．
28) 平原佐斗司：認知症高齢者への歯科的対応　歯科診療に必要な認知症の基礎知識．日歯評論，70：143-150，2010．
29) 加藤伸司，下垣　光，小野寺敦志，他：改訂長谷川式簡易知能評価スケール（HDS-R）の作成．老年精医誌，2：1339-1347，1991．
30) Folstein MF, Folstein SE, McHugh PR: "Mini-mental state": a practical method for grading the cognitive state of patients for the clinician. J Psychial Res, 12：189-198, 1975.
31) 日本老年医学会作成委員会：Mini Mental State Examination（MMSE）．健康長寿診療ハンドブック―実地医家のための老年医学のエッセンス，日本老年医学会編，第1版，日本老年医学会，東京，2011，135．
32) 室伏君士：痴呆性老人のケア．日医師会誌，103：NR64-NR66，1990．
33) 下山和弘：心理的・精神的な特徴．日本老年歯科医学会監修高齢者歯科診療ガイドブック，下山和弘，櫻井　薫，深山治久，米山武義編，第1版，口腔保健協会，東京，2010，27-34．
34) 東海林幹夫：アルツハイマー病　臨床症状と臨床経過．認知症テキストブック，日本認知症学会編，第1版，中外医学社，東京，2008，234-238．
35) 平原佐斗司：チャレンジ！非がん疾患の緩和ケア．第1版，南山堂，東京，2011，60-61．
36) 数井裕光：精神疾患　その他の認知症．新老年学，大内尉義，秋山弘子編，第3版，東京大学出版会，東京，2010，1216-1224．
37) 吉田光宏，山田正仁：レビー小体型認知症　臨床症状と経過．認知症テキストブック，日本認知症学会編，第1版，中外医学社，東京，2008，268-271．
38) 山脇正永：認知症．疾患別に診る嚥下障害，藤島一郎監修，第1版，医歯薬出版，東京，2012，279-289．
39) 池邉一典，難波秀和，谷岡　望，他：介護の必要な高齢者の口腔内状態と義歯使用状況―生活環境および痴呆の有無による影響―．老年歯学，12：100-106，1997．
40) 小向井英記，桐田忠昭，露木基勝，他：超高齢化地域における身体障害老人と痴呆性老人の生活状況及び口腔内状況の課題とその対策についての検討―第1報　生活状況と口腔機能障害・口腔疾患・義歯の状況について―．老年歯学，16：55-64，2001．
41) 鈴木　章，久野彰子，河原正朋，他：痴呆の程度と歯科受療に必要な能力．老年歯学，9：97-103，1994．
42) 久保金弥，伊藤正樹，岩久文彦：老人保健施設入所歯科患者における痴呆の有無と歯科受療に必要な能力との関係について．老年歯学，15：293-297，2001．
43) 中村広一：痴呆患者における義歯装着行為の障害に関する臨床的検討．老年歯学，16：350-355，2002．
44) 中村広一：精神神経疾患患者の義歯取扱い能力に関する臨床的検討．有病者歯科医療，4：1-6，1995．
45) 平野浩彦：認知症高齢者の歯科治療計画プロセスに必要な視点．日補綴会誌，6：249-254，2014．
46) 竹腰恵治，小谷順一郎，上田　裕：重度痴呆性老人の義歯装着可否の目安について．老年歯学，10：100-106，1995．
47) 小柴慶一，小笠原正，野村圭子，他：要介護高齢者における有床義歯の適応に関する研究．老年歯学，10：194-203，1996．
48) 藤本篤士，小城明子，植松　宏：高齢者の栄養摂取方法に関する研究―義歯使用に影響を及ぼす要因について―．老年歯学，18：191-198，2003．
49) 貞森紳丞，佐藤幸夫，中居伸行，他：重度痴呆高齢者における義歯装着状況と痴呆症状および日常生活活動能力との関連―単科精神病院の痴呆専門病棟の1年後の観察から―．老年歯学，17：332-336，2003．
50) 佐藤文彦，井上淳子，杉本志保，他：介護老人福祉施設における痴呆群，非痴呆群の口腔内所見の検討―3年間の比較―．老年歯学，18：332-338，2004．
51) 下山和弘：要介護者の義歯治療の勘所．第1版，医歯薬出版，東京，2015，2-30．
52) 菊谷　武：認知症高齢者への歯科的対応　認知症患者に対する歯科治療ゴールの設定．日歯評論，70(2)：112-117，2010．
53) 糸田昌隆：認知症高齢者への歯科的対応　認知症患者における義歯調整・作製．日歯評論，70(3)：110-116，2010．
54) 枝広あや子：認知症高齢者の摂食・嚥下障害．老年精医誌，25（増刊号Ⅰ）：117-122，2014．
55) 松井敏史，小川隆一，国重知子，他：認知症と摂食・嚥下障害．Geriatr Med, 45：1277-1282, 2007.
56) 平野浩彦，本間　昭：実践！認知症を支える口腔のケア．東京都高齢者研究福祉振興財団，2007．
57) 平野浩彦：認知症初期状態の患者に対して求められる歯科治療―認知症の"くち"を支える基礎知識．日歯評論，73(2)：120-129，2013．
58) 平野浩彦：認知症の人の円滑な食支援・口腔のケアを行うために．日認知症ケア会誌，12：661-670，2014．

索 引

■ あ

圧迫止血　16
誤りなし学習　161
アルコール擦式消毒薬　130
アルツハイマー病　142, 194, 196
安静時振戦　175

■ い

維持期リハビリテーション　170
意思決定プロセス　117
胃食道逆流　116
移植片対宿主病　24
一過性脳虚血発作　152
易怒性　165
意味記憶　186
胃瘻　114
咽頭期障害　206

■ う

ウェクスラー成人知能検査　187
ウェルニッケ失語　156
うがい　64
うつ病　189
運動器の機能向上　98
運動ニューロン　62

■ え

栄養　95
液体嚥下　93
エピソード記憶　186
エプロン　132
嚥下時無呼吸　88
嚥下障害　177, 199
嚥下性無呼吸　73
嚥下造影　59
嚥下体操　73
嚥下内視鏡検査　58
嚥下反射　89
えん下困難者用食品　120

■ お

お粥　125
オピオイド　27
オーラルジスキネジア　91, 92, 193
オーラルディアドコキネシス　62
音波　29
音波歯ブラシ　28

■ か

臥位　137
開口訓練　78
開口障害　10
開口補助器具　12, 40
開口補助具　207
介護食　119, 123
介護負担　206
介護保険制度　81
介護予防　91
疥癬　134
改訂長谷川式簡易知能評価スケール　195
改訂水飲みテスト　56

海馬　100
開鼻声　60
過栄養　106
化学的清掃　42, 45
角化型疥癬　134
顎下腺　80
顎関節症　91, 192
顎機能障害　91, 92
覚醒　139
ガーグリングテスト　64
加速歩行　175
片麻痺　153
片麻痺歩行　155
活動係数　111
カテーテル　116
カーテン徴候　67
可撤性義歯　202
寡動　175
痂皮　14
癌　25
カンジダ　24
感情失禁　164
間接訓練　69
間接の接触　134
感染性廃棄物処理　132
感染予防　129
含嗽　22, 64
含嗽剤　40
観念運動失行　160
観念失行　161

■ き

記憶　186
記憶障害　165
機械的清掃　42, 45
気管吸引　18
利き手交換　153, 171
義歯　96
義歯安定剤　44
義歯清掃　42
義歯洗浄剤　43
偽性球麻痺　157, 162
気息性嗄声　60
基礎代謝量　111
気分障害　189
基本チェックリスト　81
基本的日常生活動作　150, 151
吸引　19
急性期リハビリテーション　168
球麻痺　157, 162
仰臥位　136, 140
共感　143
共同運動　154
局所脳機能障害　152
虚弱　149
起立性低血圧　141
筋強剛　175
筋固縮　175
筋力増強訓練　76

■ く

くも膜下出血　152

クラスプ　44
クロルヘキシジン　38
クワシオルコル　110

■ け

傾聴　143
経腸栄養法　113
軽度認知障害　194
経皮内視鏡的胃瘻造設術　114
頸部屈曲　137
頸部伸展　137
頸部聴診法　58
血管性認知症　165, 194, 199
結晶性知能　186
血小板数　15
血清アルブミン　107
血流増加　101
健康関連QOL　103
健康寿命　146
健康余命　104
言語の攻撃行動　142
言語の誘導　206
見当識障害　165, 195
健忘失語　157

■ こ

鉤　44
抗うつ薬　192
構音障害　61, 157
口蓋　88
口渇　13, 27
口腔アセスメント　6
口腔衛生管理　2, 170, 179, 194, 205
口腔乾燥　9, 178, 192
口腔乾燥症　12, 13
口腔顔面失行　160, 205
口腔顔面失行検査　65
口腔期　86
口腔機能管理　49
口腔機能向上プログラム　82
口腔ケア用ウェットガーゼ　37
口腔ケア用ウェットティッシュ　37
口腔健康管理　2
口腔湿潤剤　37, 38
口腔清掃　22, 24, 143, 169
口腔清掃の自立度判定　6
口腔体操　73
口腔内過敏症状　139
口腔粘膜炎　20
抗血小板薬　172
咬合　100
咬合支持　93, 99
鉤歯　31
高次脳機能障害　166
口臭　27
口唇　88
構成失行　161
高速運動歯ブラシ　28
喉頭室　94
喉頭侵入　94
行動・心理症状　194
行動変容　194
高齢者総合機能評価　150

217

誤嚥 94
誤嚥性肺炎 115, 169
小刻み歩行 175
呼吸 73
ゴーグル 132
骨格筋量 97
骨折 181
骨粗鬆症 181
根面板 31

■ さ
座位 136
最長発声持続時間 60
錯語 156
サルコペニア 97, 107
三叉神経 100

■ し
視覚失認 159
耳下腺 80
歯科用開口器 12, 40
歯間ブラシ 28
視空間失認 159
支持的精神療法 192
歯周病 181
ジスキネジア 177
姿勢反射障害 175
肢節運動失行 160
歯痛 192
膝下高 110
失見当識 195
失行 160
失語症 155, 180
湿性嗄声 60
失認 159
質問紙 54
歯肉出血 15
シャキア・エクササイズ 78
主観的包括的栄養評価 108
手指消毒 129
手段的日常生活動作 151
出血傾向 9
寿命 104
手用歯ブラシ 28
準備期 86
情緒障害 200
常同行動 200
常同的食行動異常 201
消毒薬 38
静脈栄養法 113, 116
小連結子 44
上腕筋囲長 107
上腕三頭筋皮下脂肪厚 107, 110
上腕周囲長 107, 110
食塊 88
食事介助 119
食事場面 154
食道入口部開大 88
食物残渣 53
食欲低下 202
人格 187
人格障害 200
心気性 188
人工呼吸器 17
人工呼吸器関連肺炎 18
人工的な水分・栄養補給法 113, 117

身体失認 159
身体的攻撃行動 142
振動刺激訓練 78
診療拒否 202

■ す
錐体外路 62
錐体路 62
水分 139
水平位 140
すくみ足 175
スタートポジション誘導 206
スタンダードプリコーション 129
ストレス 103
ストレス係数 111
ストレッチ 73
ストレッチ訓練 76
スポンジブラシ 32

■ せ
生活習慣病 106, 199
生活の質 102
精神療法 192
声門 94
舌 97
舌下腺 80
摂食嚥下 86
摂食嚥下障害 53, 119, 162, 205
摂食嚥下リハビリテーション 69
舌苔 67
舌痛 192
舌痛症 192
舌ブラシ 32
セミファウラー位 136, 137
セルフケア 3, 168, 170
全失語 155
全身放射線照射 23
前頭前野 102
前頭側頭型認知症 142, 194
全部床義歯 94
専門的ケア 3

■ そ
総エネルギー摂取量 96
総エネルギー必要量 111
喪失体験 103, 187
側臥位 136
側頭葉 100
組織プラスミノゲンアクチベータ 15
咀嚼運動 101
咀嚼期 86
咀嚼機能 50
咀嚼能率 91
咀嚼能力 89
咀嚼能力測定用グミゼリー 51
咀嚼能力判定ガム 51

■ た
体位 136, 207
体位変換 141
体重減少率 107
大量化学療法 23
唾液 139
唾液腺マッサージ 79
たそがれ症候群 207
脱感作 139

短期記憶 186
タンパク質・エネルギー低栄養状態 106

■ ち
知能 186, 187
着衣失行 161
中核症状 194, 195
中心咬合位 202
中心静脈栄養 116
中枢性パターン発生器 100
中前頭回 101
超音波 29
超音波歯ブラシ 28
長期記憶 186
超皮質性運動失語 156
超皮質性感覚失語 157
陳述記憶 186

■ て
手洗い 129
低栄養 110, 205
ディサースリア 62
ティッシュコンディショナー 43
デノスマブ 184
デンタルフロス 28
デンチャープラーク 42
転倒 98
伝導失語 156
電動歯ブラシ 28, 171
展望的記憶 186

■ と
頭部挙上訓練 78
動脈硬化性疾患 199
特別用途食品 120
閉じこもり 103
ドパミン 175
とろみ 123
とろみ調整食品 121

■ な
軟口蓋 67
軟質リライン材 43

■ に
二次予防事業 81
日常的ケア 3
日内変動 176
日本人の食事摂取基準 111
日本摂食・嚥下リハビリテーション学会
　嚥下調整食分類2013 123
ニューロン 95
認知症 100, 147, 194

■ ね
粘膜清掃 32
粘膜ブラシ 32

■ の
脳 100
脳血管疾患 90, 147, 152
脳梗塞 152
脳出血 152
脳卒中 152
脳卒中後抑うつ状態 163

ノンメタルクラスプデンチャー　47

■ は

パーキンソニズム　200
パーキンソン病　175
バーセル指数　96
肺炎　207
バイオフィルム　42
廃用症候群　149
白色ワセリン　38
剝離上皮　14
剝離上皮膜　37
破折線　44
抜歯　103
発声発語器官検査　63
反社会的行動　200
半側空間無視　159
反復唾液嚥下テスト　55

■ ひ

鼻咽腔閉鎖不全　60, 67
非言語的誘導　206
ヒスタミン含有ニューロン　95
非ステロイド性抗炎症薬　17
ビスフォスフォネート関連顎骨壊死　182
ヒゼンダニ　134
非陳述記憶　186
肥満　106
標準予防策　129

■ ふ

ファウラー位　136, 137
フィブリノゲン　16
フィブリン　16
フェイスシールド　132
不顕性誤嚥　177, 179, 207
不随意運動　177
フードテスト　57
部分床義歯　45
プライミング　186
ブローイング訓練　79
ブローカ失語　156
プロセスモデル　88
プロトロンビン時間　15

■ へ

ヘパリン　15
変性疾患　90
扁桃体　100

■ ほ

防護用具　130
放射線治療　22
保湿　22
補綴歯科治療　93
ポビドンヨード　39, 40

■ ま

マスク　132

マッサージ　73
末梢静脈栄養法　116
麻痺性構音障害　157
マラスムス　110
マラスムス・クワシオルコル型　110

■ み

味覚異常　192
味覚失認　160
ミキサー食　116
水飲みテスト　56

■ む

無動　175

■ め

メタボリック症候群　95
メタボリックシンドローム　96
免疫抑制剤　23

■ や

薬物療法　192

■ ゆ

優位半球損傷　166
夕暮れ症候群　207
有床義歯　202
ユニバーサルデザインフード　121

■ よ

抑制　143

■ ら

ラバーダム　140

■ り

流涎　178
流動性知能　186
リライン　204
リラクセーション　73
リンシングテスト　64

■ る

るいそう　110

■ れ

劣位半球損傷　166
レトロモラーパッド　11
レビー小体型認知症　194, 200
連合反応　155

■ ろ

老年期うつ病評価尺度　189
老年症候群　149

■ わ

ワルファリン　15, 172
ワンタフトブラシ　28

■ 数字・欧文

5期モデル　87
ACT-FAST　173
ADL　64, 149, 151
AHN　113
BADL　150, 151
Barthel index　64, 96
BDR 指標　6
BEE　111
BMI　107
BPSD　194
Broca 失語　156
BRONJ　182
delayed on 現象　177
DSM-5　189
Eichner の分類　52
FAST　203, 207
frail　149
GDS15　189
GVHD　24
Harris-Benedict 式　111
Hoehn-Yahr の重症度分類　178
IADL　151
INR　172
IQ　187
K-point　11
L-ドパ　200
MMSE　64, 196
MNA　108
MRONJ　184
MWST　56
no-on 現象　177
NSAIDs　17
OAG　8
OHAT-J　7
on-off 現象　176, 177
oral hygiene index　6
PEG　114
PEM　106
plaque control record　6
PTP 包装シート　141
QOL　2, 102
ROAG　8
RSST　55
SGA　108
stage Ⅱ移送　88
TIA　152
timed up & go test　99
t-PA　15
VAP　18
VE　58
VF　59
Vincent 症状　182
WAIS　187
wearing off 現象　176, 177
Wernicke 失語　156

【著者略歴】
下山和弘
しも やま かず ひろ

1979 年　東京医科歯科大学歯学部卒業
1983 年　東京医科歯科大学大学院歯学研究科歯科補綴学専攻修了（歯学博士）
　　　　 東京医科歯科大学歯学部附属病院医員
1984 年　東京医科歯科大学歯学部助手
1991 年　東京医科歯科大学歯学部附属病院講師
2000 年　東京医科歯科大学大学院助教授
2004 年　東京医科歯科大学歯学部教授

基礎からわかる
高齢者の口腔健康管理　　　　　　ISBN978-4-263-44471-9

2016 年 6 月 20 日　第 1 版第 1 刷発行

著　者　下　山　和　弘
発行者　大　畑　秀　穂
発行所　医歯薬出版株式会社

〒113-8612　東京都文京区本駒込1-7-10
TEL.（03）5395-7638（編集）・7630（販売）
FAX.（03）5395-7639（編集）・7633（販売）
http://www.ishiyaku.co.jp/
郵便振替番号 00190-5-13816

乱丁，落丁の際はお取り替えいたします　　　　印刷・あづま堂印刷／製本・皆川製本所

© Ishiyaku Publishers, Inc., 2016. Printed in Japan

本書の複製権・翻訳権・翻案権・上映権・譲渡権・貸与権・公衆送信権（送信可能化権を含む）・口述権は，医歯薬出版（株）が保有します．
本書を無断で複製する行為（コピー，スキャン，デジタルデータ化など）は，「私的使用のための複製」などの著作権法上の限られた例外を除き禁じられています．また私的使用に該当する場合であっても，請負業者等の第三者に依頼し上記の行為を行うことは違法となります．

[JCOPY]〈(社)出版者著作権管理機構 委託出版物〉
本書をコピーやスキャン等により複製される場合は，そのつど事前に(社)出版者著作権管理機構（電話 03-3513-6969，FAX 03-3513-6979，e-mail：info@jcopy.or.jp）の許諾を得てください．